思想觀念的帶動者

文化現象的觀察者

本土經驗的整理者

生命故事的關懷者

心靈工坊 PsyGarden

Holistic

探索身體，追求智性，呼喊靈性
攀向更高遠的意義與價值
是幸福，是恩典，更是內在心靈的基本需求
企求穿越回歸眞我的旅程

找回內心的寧靜：憂鬱症的正念認知療法（第二版）

Mindfulness-Based Cognitive Therapy for Depression (Second Edition)

著—辛德・西格爾（Zindel V. Segal）
馬克・威廉斯（J. Mark G. Williams）
約翰・蒂斯岱（John D. Teasdale）

譯—石世明

專業推薦

這本書不只是對憂鬱症的治療，也對整個心理治療領域帶來了徹底的變革，將正念的修練帶入許多針對失調症狀的治療，並且激發出大量的研究。這本書第二版所提供的詳細應用引導，是經由十年來的經驗所精煉而成。本書也描述了急遽成長中的實證資料，說明以正念為基礎的介入模式確實有效。這是臨床治療師與研究者的「必備」書籍。

——蘇姍・諾倫-霍克西馬博士（Susan Nolen-Hoeksema, PhD）

耶魯大學心理學系系主任、教授

一個深刻的憂鬱症新療法，這十年來改變了認知治療的面貌。在這個優異的版本中，作者提出了清楚易懂的MBCT教學引導。第二版加入了幾個重要的新章節，主要針對教學中慈悲精神的體現，以及探問的程序。作者回顧令人印象深刻的MBCT研究，闡述這療法實際上如何產生效果。各個理論取徑、各種資歷的臨床醫師，都將在本書中得到領悟和實務技巧，為他們的心理治療實作注入生命力。

——克里斯多弗・格莫博士（Christopher K. Germer, PhD）

美國麻薩諸塞州阿靈頓執業醫師

我喜愛這本書，它不只是一本書，更像一位值得信任的好朋友。如果你致力於幫助憂鬱症高風險者保持健康，想要保護他們免受未來復發之苦，那麼你所需要的一切都在這本書中。這個課程根植於嚴謹的臨床研究、完整的理論和堅定的信念——相信人有能力學習全然且有智慧地活在每一個當下。第一版中的核心架構，包括每一堂課的逐步說明、課堂教學謄稿、講義，以及豐富的案例，在這個版本中都保留了下來，同時加入了無數的新寶藏。

——蘇娜・迪米吉恩博士（Sona Dimidjian, PhD）
科羅拉多大學博德分校心理學和神經科學教授

推薦序

在心中開啟一道旋轉門

《找回內心的寧靜：憂鬱症的正念認知療法》第一版與第二版間的變化，刻畫了正念認知療法的發展歷程與精神：三位原來對正念禪修抱持懷疑保留態度的認知心理治療師，為了發展預防憂鬱症復發的治療方法，一九九三年開始到美國跟卡巴金博士學習正念減壓（MBSR），之後歷經十年臨床實徵研究，逐漸在認知治療的基礎上融入正念精神與方法，於二〇〇二年建構MBCT方法，這是MBCT第一版的故事。歷經十年臨床應用與教學反思探索研究，二〇一三年第二版又展現作者們這十年來正念實踐的臨床研究成果。這不只是一本書的第一版與第二版，而是MBCT創建者十年研究提煉的正念認知心靈結晶，既具有清晰系統化的認知教學結構，又充滿完整人性的溫暖豐厚底蘊。

不知為何，每當想起MBSR創建者卡巴金（Kabat-Zinn）博士與MBCT創建者之一威廉斯（Mark Williams）教授，總會浮現柏拉圖一手指向天空，亞里斯多德一手指向大地，兩人並行走入雅典學院廣場那張不朽畫像。卡巴金博士充滿靈感直觀當下即是的柏拉圖式闊闊風格，與MBCT大師們亞里斯多德式所開創的具邏輯結構的嚴謹方法，MBSR與MBCT這兩種方法，好像冥冥中繼承這不同風格的靈性DNA。作為MBSR與MBCT的教師，我始終感覺這兩種方法猶如柏拉圖與亞里斯多德哲學落實人間的實踐方法，最奇妙的是，它卻孕育於佛法禪修的大地，深信每個人都是自性圓滿具足潛能的種子。作為正念教師，並不是要去治療甚麼，矯正甚麼，而是與每位來到課程的學員一起灌溉自心的正念、慈悲與智慧種子，讓自己的心靈潛能如其所是的自然成長。

閱讀這本書，可以從自我療癒者、正念學習者與正念教師的不同角度閱讀。其實，作為正念教師，也必然是自我療癒者與正念學習者。閱讀第二版的歷程，深深感動的尤其是第八章〈正念認知治療中的仁慈與自我悲憫〉，第十二章〈探問練習經驗與練習探問技巧〉，以及第十八章〈ＭＢＣＴ的主軸：三分鐘呼吸空間〉。無論是醫護心理社工領域的專業助人者、教師學生，或者監獄毒品受刑人，發展對自己與他人的慈悲都是正念練習的基礎，在第八章中，對於培育慈悲的意義與方法，有很深刻具體的闡釋。正念教學方法特別之處，不只是體驗性的練習引導，更在直指人心的探詢（Inquiry）方法，這兼具禪宗師徒間現場對話的「一拶」（Dharma combat），與蘇格拉底接生婆式辯證的探詢方法，是作為正念教師最不容易上手的教學藝術，本書第十二章針對探問練習經驗與練習探問技巧，有深入睿智的詮釋引導。

〈ＭＢＣＴ的主軸：三分鐘呼吸空間〉，不只是本書經典之作，也是ＭＢＣＴ練習方法的核心。當我們的心陷入混亂、僵化慣性而困惑迷失時，感覺往往像卡在一個狹窄空間，進退無門、動彈不得。三分鐘呼吸空間練習就如在心中開啟一道旋轉門，在混亂沮喪焦慮憤怒時，只要記得靜心呼吸三分鐘，覺察、聚焦呼吸、擴展全身，返回當下，依本書三分鐘呼吸的幾個層次與步驟持續練習，就能學習自覺的換檔，再度成為自心的主人。在現代忙亂的生活中，我們往往無法記起太多練習，也常常沒時間靜坐，三分鐘呼吸空間無疑是人在江湖，身不由己時，可以重新取得生命自主性的絕妙好招。

無論您是偶然駐足瀏覽此書，是找尋生命意義的靈性關懷者，是想解決某種心理困擾的療癒尋求者，開始學習正念的助人專業者，或者已接受專業培訓的正念教師，相信這本書都可以是您正念旅程的心靈良伴，慢慢享受與MBCT的正念相逢吧！

李燕蕙
南華大學生死學系副教授
正念助人學會理事長
德國歐洲正念中心 MBSR 教師
英國牛津正念中心 MBCT 認證教師

譯者序

以「你」為基礎的正念治療

二〇一三年二月，我到美國參加卡巴金和薩奇・聖多瑞里（Saki Santorelli）所帶領的「正念減壓心身醫學專業訓練」，一百五十位學員來自各國健康照顧領域的不同專業。一天，一位學員在探問時間提出：「練習似乎是正念的核心，但如果學員沒有進行在家練習，有什麼辦法要求他們？」卡巴金毫不猶豫立即回應：「我從不要求學員練習，但我練習的時間一定比他們還要多」。這個答案撼動人心，也開啟了我的正念學習之門。

本書三位作者一九九〇年初期發展憂鬱症的正念認知治療時，也遇到類似問題。一開始，他們把正念當作技術，在課程中播放卡巴金的錄音，要求學員回家依此練習。從傳統心理治療來看，這很合理，畢竟受困擾的是病人，在家練習是給病人做。治療師的工作在於清楚知道病理，精確將解決辦法教給病人就行了。

十年磨一劍

很快地，作者發現正念團體成效不彰，學員並沒有按照精心設計的課程來進行。徘徊在是否放棄正念取向的十字路口時，他們又重回減壓門診，這次作者深刻體會到「帶領人能夠以如此不同的方式來處理負面情緒，來自帶領人不間斷的正念練習，因此，他們是基於自己正念修習的體驗來教授正念技巧」（第三章）。於是作者決意修習正念，透過內在體驗正念，明白重點在於帶領人透過與學員的互動來體現（embody）正念。十年磨一劍，二〇〇二年的第一版建立了正念認知治療八週課程的清晰架構，精確說明每項練習背後的原理，如何柔順地帶領團體進行，回應學員所遭遇到的不同難題。

此後，一股正念風潮如雨後春筍般在世界各地展開，各學科（如神經心理學）紛紛加入應用與研究行列。三位作者持續正念修習，十年後再磨一劍，在本書中更深入展現帶領人自身修習正念的重要性——「如果沒有這樣的經驗，根本不能稱為以正念為基礎，因為『以正念為基礎』實際上意謂著，從帶領人的正念練習經驗為基礎的教學」（第五章）。因此，不斷進行正念修習讓帶領人得以體現「存在」的品質——開放、當下、穩定、好奇、耐心、仁慈、悲憫；即使在所處的狀況下，從這一刻到下一刻我們並不知道會發生什麼事。

帶領人的整體修習，清楚展現在每個當下與團體學員互動的品質，這是課程促發學員深入與轉化經驗的關鍵。作者透過「探問」這個新增的重要章節，試圖說出不可說的部分。大體而言，探問即是在學員進行在家練習或在課堂練習之後，學員和帶領人之間的彼此交流，帶領人透過回應與提問，調整學員將正念覺察帶到經驗的方式，同時也體現正念的態度。

難以描述的力量

譯者在翻譯這段期間，有機會多次帶領正式的八週正念團體，一邊透過實際經驗與現象，來琢磨本書所要傳達的內涵。的確，在帶領人熟悉課程架構和各種練習之後，投入重點就轉移到：如何引導成員從經驗中提煉體悟，進而深化練習。而每次「精彩」的探問與交流的發生，清楚有力地將整個團體帶往另一個境界。

用以下這個例子來說明：二〇一四年底，卡巴金第一次訪台時，剛好有機會到和信醫院與一群參加過八週正念課程的乳癌病友座談，在短暫的呼吸練習之後，有位成員略帶羞怯地問：

「剛剛練習我閉著眼睛，沒有看到大師正念的表情，可以請您再示範一次嗎？」（全場笑）卡巴金回答：「嗯，我剛剛的表情和現在一模一樣，因為此刻我很正念地跟你講話」。接著一位成員分享自己半夜身體出血，情急之下透過呼吸練習而將心安住，卡巴金問：「你是一位媽媽，平時都在照顧別人……是否在某個時候你曾感到被照顧？……在這次呼吸練習，你有沒有感到彷彿有雙來自宇宙的手，將你捧在手心，擁入懷中？」

這樣的探問有著全然的個人風格——生動、幽默、慈愛、關懷，透過探問者的臉，臉上的紋路，講話特有的表情、手勢和語調，也就是立基在無數次的正念修習後，帶領人所呈顯出的一切（the presence），與學員存在經驗的水乳交融，而產生微妙的化學質變。這就是作者透過探問所揭櫫的一種難以描述的轉化力量。作者磨出的第一支劍有形，精確而犀利；第二支劍卻是無形地根植在帶領人的個人修習當中，讓有形的簡化為實質的交流，穿透在每一次的正念練習當中。

相信內在智慧

跟隨著本書的方法和指引，帶領正念團體過程中，我見證到非常多學員因練習而產生的深度改變，彷彿人們總能在困境中發現美好的禮物。例如：一位癌症病人呼吸練習到第四週時，仍無法專注，並一再要求自己「更」專注，在一次掙扎時，她突然低頭看到永遠做不到自己要求的那個「不完美的自己」，頓時驚訝、惶恐、愧疚、淚水排山倒海而來，呼吸逐漸安穩後，她鼓起勇氣擁抱那個自己。

因此，本書將原文的「instructor」翻譯為帶領人，用意是要打破老師（指導者）對學員的上下關係。或許一開始是帶領人在帶領課程，但練習後學員所觸碰到的經驗，卻往往協助團體深化，每次的驚嘆不得不讓帶領人謙卑聆聽，這是一個相互帶領的過程。

此譯本的出版，感謝李燕蕙教授引介此書，她對正念的推廣有目共睹，感謝心靈工坊的支持與編輯嘉俊、特約編輯民傑的協助。特別感謝香港馬淑華（S. Helen Ma）教授在百忙之中協助校閱本書，翻譯期間每當閱讀她在不同場合寫下的紙本手改稿，字裡行間細膩的斟酌，她的正念實踐和願華人世界能善用此書的美意，帶給我如沐春風般的溫柔力量。

最後，運用本書，作為一個踏踏實實的正念修習者，你可以在團體中，在講台上，在不同的受苦現場，一起汲取內在智慧，共同擁抱看似「充滿災難」的生命。

石世明
臺灣正念發展協會理事
和信治癌中心醫院臨床心理師

書序

在本書第一版序文的開始，我寫道：「在我心中，《找回內心的寧靜：憂鬱症的正念認知療法》是一本開創性的書。」現在我不能再這麼說了。十年前，它確實具開創性。現在，更恰當且精確的說法是：這本嶄新、修訂後的更新版本，可說是帶來了變革性的意涵。作為專業書籍，特別是治療手冊，這本書為可信度、精確性和關係性，設立了新的標竿，這不只因為它的結構，更重要的是在於如何表達——換言之，在於這本書跟讀者，以及跟這個主題所建立的關係。

這個版本是挺然獨秀的，超乎所有人對第一版的期待；當然，這本書打從一開始，它的真正用意就是：為憂鬱症復發高風險者帶來深刻的改變。它的出現引發了世界各地的興趣，相關的臨床實踐與研究如排山倒海而來——更確切地說，心理學和心理治療內部開展出了一個全新、有深度，且以實證為基礎的研究領域，這是十五年前所不存在的現象。圖表一描繪了科學及醫學領域中有關正念的研究文獻的增加趨勢；毫無疑問，本書的第一版以及它所立基的研究，是圖表中正念研究科學論文數目成長曲線的主要動力來源。在我寫這篇序文時，這個曲線並沒有減緩的跡象。

第一版出版十年後，我閱讀這個新的版本，有兩件事讓我訝異。第一，書中加入了許多精緻的新素材，不只是以新章節呈現，也對文本進行了細膩的修改與重新結構，並且精鍊、擴展和強化了這十年來的經驗所釐清的一些事物——包括在臨床上有效運用正念認知治療所需要的關鍵元素，以及更進一步瞭解這個療法背後必須清楚說明的理論架構。第二件讓我驚喜的是：來回比對第一版和第二版，以確切瞭解更動的部分與更動的方式時，我再次被第一版的透徹、優美和清楚論證深深打動——而書中的語調如此誠懇、合邏輯、樸實和謙卑。我居然都忘了，所有書中的精華自始自終都存在。作者們睿智地保留了此書滿行滿列的知識，因為教授MBCT的基本原理、結構、課程內容和挑戰並沒有改變。在本書中，作者不露痕跡地揉入他們當初討論後在第一版中刻意選擇沒有放入的基本要素。現在我們手上這本書，是全新的、超級馬力版本的MBCT，可以稱之為MBCT 2.0。兩個版本的精髓一致，然而第二版更合乎時代、更易於親近、更完整，也更能給予幫助，同時也更清楚說明如何進行這樣的介入治療，畢竟這是治療手

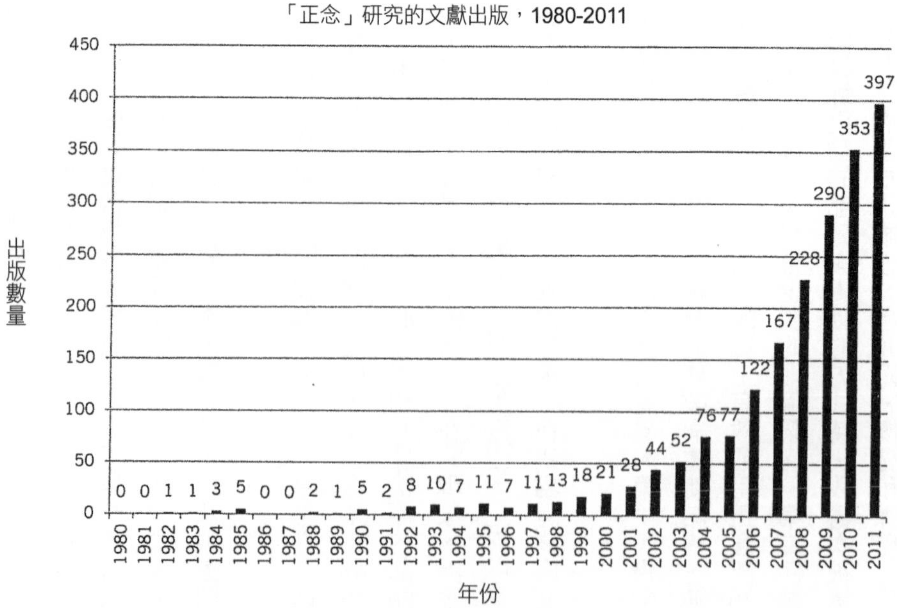

圖一

以正念「Mindfulness」一詞搜尋ISI的論文索引資料庫（Web of Knowledge）中的關鍵字與論文摘要，圖表是二〇一二年三月十九日的搜尋結果。搜尋只限於英文出版文獻的論文摘要。數據整理：David Black, MPH, PhD, Cousins Center for Psychoneuroimmunology, Semel Institute for Neoroscience and Human Behavior, University of California.（來自Williams and Kabat-Zinn, 2011）

冊的目的。

如同第一版，作者們再次展露治療大師的風範，這是顯而易見的，尤其是當他們對易罹患憂鬱症的人運用自我悲憫的修習法時，所體現的敏感度和嚴謹態度。三位作者都是善巧的正念帶領人。關於「探問」的新章節，精心細緻闡述的，就是正念取向的介入方法之中最讓治療師感到晦澀難解且膽怯的部分。現在或許還是有點膽怯，但至少不再是晦澀難解了。作者以一種我從來沒有看過的方式，以精確、敏感和善巧的手法，解析所無法解析的，書寫所無法書寫的。我想，所有正念修習的帶領人，都必將受益於作者的溫柔、清晰與鼓舞。

我一向懷疑，認為不太可能把正念介入法的各面向清楚「書寫」下來，去指導那些想要實施這個療法的人；因為我們的首要原則是：教學來自於帶領人自身的修習。因此，課程內容需要透過帶領人的練習經驗來賦予真實的血肉與活力。在本書中，作者清楚指出這也是他們的觀點——換言之，帶領人個人的正念修習絕對必要，而非只是建議選項，因為那是課程中深度、多面向和細膩的必備資源。但他們並不是說，如果你沒有扎根於持續的正念修習中，就不能夠使用本書的相關元素；他們只是明確地說，只有根植於帶領人的個人練習時，這樣的執行才可稱為MBCT。作者們帶著堅持與慈悲的心提出這樣的觀點。為什麼呢？因為，除非你長期置身在練習經驗當中，否則你根本不可能將這項練習傳授給他人，並帶著真誠的態度，深度參與到他人的經驗中。如同作者所言，如果不是這樣，那就不可能是「以正念為基礎」的介入，因而也就不可能是MBCT了。

品嚐一下這樣的表達：

> 正念認知治療課程的最終目的，是協助人們從根本處改變自己跟那些造成憂鬱症復發的想法、感覺和身體感受之間的關係。帶領人自身的基本理解和態度取向，將對這個過程產生極為重要的影響。不管帶領人是否意識到這一點，他們自身的理解影響著每次練習所呈現出來的樣子，也決定著每個互動的進行方式。這些影響所累積起來的效果是，不管帶領人表面的話語傳遞著什麼訊息，比這一切更具威力的，是他個人根本的、內在不言自明的觀點。（本書93頁）

這就是為什麼帶領人（留意他們不說是「治療師」）必須清楚知道這些基本的內在觀點，同時透過自身的練習，來提煉和調節他們與這些基本觀點的關係。

在本書的另一處，他們說：「事實上，MBCT課程的品質標示，在於學員被視為客人而非病人，課程裡有溫暖的殷勤款待，以及我們對學員展露的勇氣，即使只是來參與課程的勇氣，所給予的敬意。」（本書179頁）

又像是：

> 研究資料和臨床經驗皆指出，唯有學會採取不同的姿態跟自己的想法及感覺的「戰場」（battleground）產生關連時，將來才能夠提早指認出困難處境，並且有技巧地應付。採取不同的姿態，就是要涉入一個有別於我們所習慣的，**也有別於許多治療法所預設的**心智模式。這意思是將「解決、修理問題」的舊有模式，取代為允許事物如其所是的新模式，這讓我們更清楚該如何妥善回應困難情境。（本書125頁，粗體為作者所加）

這種不修理和不作為的作風，治療師在剛開始時似乎顯得難以看透，但在其中培育的，是病人和治療師雙方深層轉化與滿足的潛能。有違常理嗎？也許吧！值得我們認真看待嗎？這是無庸置疑的。本書非常成功地點出，這種「**與事物建立關係**」的方式如何開展，如何發揮到極致。

除了探問過程的章節，第二版的新素材包括正念瑜伽；第六週課程之後的一日正念；在一些重改標題的章節，精鍊了該週課程的範圍；有一個章節專門說明自我悲憫與仁慈的體現，以及這些態度在課程中的角色；加入額外的課程講義；精心檢視支持MBCT最新的研究，及這個方法如何發揮預防憂鬱症復發的效果。這本書也帶出了「同在模式」和「行動模式」的生物學，加上正念訓練在身體和大腦層面所產生的效果，強調有系統的培養專注與覺察所具有的驚人潛力，這也是正念介入取向的一大特徵。

在我看來，透過MBCT所採用的方式將正念引介到心理學理論或心理治療領域，具有潛能去豐富和轉化這個學門，以及更根本的，轉化我們對心理的本質和我們所謂的「自我」的瞭解。其中引人注目的是西格爾的團隊（Farb et al., 2007）最近的大腦研究，闡釋了不同的大腦皮質網絡分支成兩種自我指涉（self-reference）模式：其一是透過經驗，以身體為基礎，立基在當下時刻；另一種思維則立基在過去和未來的敘述，就某個程度來說，可能脫離了事物的實際現狀。正念訓練已被證明能夠解開兩者，也因此為學習、成長和療癒帶來新的可能性。這樣的研究發現提供了重要證據，說明作者所提出的理論架構是非常正確的；這套理論架構讓我們瞭解憂鬱的反芻式思考及它在重鬱症中的重要作用，以及正念的潛在價值如何有效促使心智運作從行動模式轉換到同在模式。

最後，我祝賀作者們所做的傑出成果，為這個世界帶來一種高度可用且親切的方式來撫慰痛苦，因應少有成效和健全處理方案的憂鬱症復發。這個方法的潛在應用也超越了憂鬱症的範疇。我很期待在另一個十年，這個初試啼聲的領域會發展出什麼樣的成果。

喬・卡巴金博士（Jon Kabat-Zinn, PhD）

參考資料：

Farb NA, Segal ZV, Mayberg H, Bean J, McKeon D, Fatima Z, Anderson AK. Attending to the present: Mindfulness meditation reveals distinct neural modes of self-reference. *Social Cognitive Affective Neuroscience* 2007; 2: 313-322.

Williams JMG, Kabat-Zinn J. Mindfulness: Diverse perspectives on its meaning, origins, and multiple applications at the intersection of science and dharma [Special issue]. *Contemporary Buddhism* 2011; 12(1): 1-18.

謝誌

我們要感謝許多人，他們在不同時間以不同的方式，支持正念認知治療（MBCT）進一步的發展與評量，維持這個治療取向的生命力，促使這本書第二版的誕生。除了在第一版所列出的人名之外，我們也要感謝以下這幾位為這本書奉獻許多的人；當然，我們的謝意更要延伸到許許多多我們無法在此一一列出名字的人。我們要感謝來自多倫多的 Susan Woods、Peter Bieling、Sona Dimidjian、Lucio Bizzini、Guido Bondolfi、Christophe Andre、Adam Anderson、Norman Farb、Graham Meadows、Patricia Rockman 及 Stuart Eisendrath；來自牛津的 Catherine Crane、Danielle Duggan、Thorsten Barnhofer、Becca Crane、Sarah Sliverton、Christina Surawy、Marie Johansson、Melanie Fennell、Antonia Sumbundu 及 John Peacock；來自劍橋的 Christina Feldman、Willem Kuyken、Michael Chaskalson、Cieran Saunders（Ruchiraketu）、Trish Bartley 及 Alison Evans。

這本書所承載的，不只是關乎我們如何發展一種預防憂鬱復發的治療方法，同時記載著我們的旅程——一步一步地走向一個處理憂鬱症及其後續症狀的新典範。在這兩個領域，麻州大學醫學院醫療、健康照顧與社會部門屬下的正念中心職員，特別是喬・卡巴金、Saki Santorelli、Ferris Urbanowski 及 Elana Rosenbaum，都扮演著極為重要的角色。這些年來，Melissa Blacker 和 Florence Meleo-Meyer 慷慨地給予我們許多支持。

我們也清楚知道，我們的思考及教學深受正念社群中其他成員的影響。我們非常幸運，能持續受益於卡巴金和 Christina Feldman 的引導、支持與智慧，他們兩人對我們的教學內容與教學風格，都有非常深遠的影響。其他的內觀老師，特別是 Sharon Salzberg、Joseph Goldstein、Jack Kornfield 和 Larry Rosenberg，透過他們的文字和言說，讓我們更清晰地理解正念修習的核心。MBCT教學中所承接的任何影響，我們都一一追溯並致上謝意，但我們也意識到，有更多的影響早已潛移默化，融入我們的教學之中，我們無法逐一點名致謝，在此深感抱歉。

在進行過初始的控制分析之後，我們持續此工作的努力獲得了國家精神衛生研究院（National Institute of Mental Health，編號MH066992）和威康信託基金會（Wellcome Trust，編號GR067797）的經費資助。我們個人的資助則來自牛津大學成癮與心理健康中心（Centre for Addiction and Mental Health）和英國醫學研究委員會（Medical Research Council of the United Kingdom）。

我們也要感謝 Guildford 出版社的資深編輯 Jim Nageotte 在整個過程中極優秀的編輯指導。此外，A Musik Zone 的 Kevin Porter 也盡心協助我們完成錄音製作。

最後，我們衷心感謝前來參加正念認知治療團體的勇敢病人，感謝他們允許我們在書中引用他們的經驗。與他們一同工作，持續帶給我們學習與啟發的重要養分。我們很高興他們也從中受益。

目次

如何使用這本手冊

這本手冊的第一版，附上了一些表格和工作單，讓ＭＢＣＴ帶領人在課堂使用或分發給學員。在這一版本，你也會看到這些表格，我們很樂意授權給此書的購買者，讓他們能夠影印這些教材，供課程學員與帶領人個人使用。（授權的詳細事項請見版權頁。編按：此指原文書版權頁。）

為了您的方便，我們也以可複製的形式將表格和工作單放在網路上（www.guilford.com/MBCT_materials），購書者可自行下載，文件皆以Ａ４大小編排，方便列印。

在這個新版本中，我們也製作了書中正念練習的引導錄音，可以直接在網站上收聽，或下載為ＭＰ３格式。許多學員覺得這些錄音很有幫助，特別是當他們正要開始進行正念練習時。這些錄音檔可以從兩個不同的地方取得：（１）帶領人網頁，連同可複製的表格和工作單（www.guilford.com/MBCT_materials），以及（２）特別為課程學員製作的網頁（www.guilford.com/MBCT_audio）。你可以請學員登入www.guilford.com/MBCT_audio，自行下載練習聲音檔。或者，你也可以下載音檔再燒錄成ＣＤ，或拷貝在隨身碟中，在第一堂課時分發給學員。

譯按：本書中譯本並未錄製中文版本之練習錄音。受過正式正念訓練，並進行個人練習之帶領人，可依據本書不同章節之練習謄稿或以上網頁中的素材，發展個人之練習錄音。

前言

我們沒有預料到事情會演變成這樣。你手中拿的這本書，它的第一版在十年前出版，從很多方面來看，十年前的這本書對我們每個人來說都是一個重要的新起點。我們並不知道，為了瞭解憂鬱症復發過程（以及後來實際運用這些了解來預防憂鬱症復發）而做的這些嘗試，會產生這麼大的影響。回首過往，從卡巴金為這本書第一版所寫的序言中，我們看到他的先見之明。他說，將正念運用在心理健康領域，將轉化這個領域；他認為，試著了解如何運用古代智慧的修習來應對脆弱因子誘發憂鬱症的核心過程，並且在最新的心理科學知識脈絡下進行這個工作，將會對所有人產生啟發，也讓許多原本不明白的人意識到，培養每一個當下的覺察，可帶來巨大的轉化潛能。

在第二版的寫作過程中，我們遇到幾項挑戰。我們必須忠誠於原始的意圖，並且誠實面對我們曾犯的錯誤。我們希望將不清楚的地方，或曾經被誤解的部分，做更好的解釋。我們熱切想要分享理論與實務上的新發展，從我們的經驗出發，且納入新的元素後，向讀者闡述這兩方面。在第二版，我們必須清楚說明哪些地方改變了，哪些部分則維持不變。

在第一版，我們敘說了這個故事——一九九二年，我們開始尋找一種維持型的認知治療；當時的實驗室與臨床實驗結果，加上我們自身的經驗，卻把我們的工作引導到一個新的方向。到了二〇〇二年，經過十年的研究及臨床實驗，我們在第一版中針對如何瞭解憂鬱症的復發風險提出了我們的洞察，並引入一個可降低此風險的八週課程。

事實是，在二〇〇二年以前，對於這個課程背後的某些理念，我們有相當堅實的信念基礎，但相對的，我們沒有太多證據來證明它的效果。畢竟，將正念取向作為治療憂鬱症的一種方法，對我們來說是新的嘗試。而且，我們嘗試要處理的，是近期才出現在憂鬱症領域的問題

——一直到了一九八〇年代後期，臨床醫師才真正確定，曾經罹患憂鬱症的病人傾向於復發。過去的憂鬱症治療，都聚焦於急性期的發作，為的是減輕當次憂鬱症造成的劇烈痛苦；這是無可厚非的。但我們希望做不一樣的事：協助人們在一次發作期之後能夠維持健康，並降低持續復發的風險。開始時，我們還不知道該如何做，更不可能想到所謂內觀（或正念）的方法。

這本書重述了這個故事，同時讓故事延續下去；最初，透過學術文獻和我們自己的研究發現，我們相信採用這個方法來預防憂鬱復發，是值得嘗試的。第一步，對於憂鬱症的復發，我們必須要有更完善的理論認識；第二步是運用這些理解。但這個過程並不平順。這個後來被稱作為「正念認知治療」（mindfulness-based cognitive therapy, MBCT）的方法，並非我們的原始用意；即使當時我們已經開始運用正念，我們仍沒有將它稱為MBCT。

第一版敘述了我們挑戰憂鬱症的歷程，從開始時的錯誤，到暫時性的結論，我們認為，對許多憂鬱症復發高風險的人來說，他們能夠從正念修習中獲得極大的力量。現在，我們需要更進一步探究，因為這些年來已經有更多研究結果出現；這些研究彰顯了憂鬱症的本質、評估抗憂鬱藥物及其他心理治療的長期效果，有的則探討正念取向的有效性——對誰有效、如何有效。在二〇〇二年，很少研究使用腦部造影，現在則有好幾個關鍵的研究，探討人們練習正念時腦部產生的變化。

最令人驚訝的是，將正念運用在許多生理及心理健康狀況的嘗試，幾乎呈現爆炸性的增長。為何會出現這樣的現象？至少就我們所在的心理健康領域而言，我們得從合作計畫剛開始的時候說起。我們初時並沒有意料到會往這個方向走。那麼，我們到底是怎麼走到這裡的呢？

我們的故事始於一九八九年夏天，當時威廉斯（Mark William）和蒂斯岱（John

Teasdale）都在英國劍橋的醫學研究委員會應用心理學中心（現在稱為認知與大腦科學中心）工作。西格爾（Zindel Segal）當時前往牛津大學出席認知治療世界大會（World Congress of Cognitive Therapy），順道拜訪了他們。我們三人有許多共同點，幾年來各自致力於心理學模型與憂鬱症治療的工作。我們每個人都在這個大會上發表論文。

大會前，我們在劍橋的討論中，談到認知和情緒相關的最新研究所提出的困惑，也談及這個領域的進展是否可以解釋憂鬱症當中，負面思考及情緒的結合如何產生致病的結果。雖然我們每個人的取徑略有不同，但因為我們研究的是同樣的問題，因此有許多可以相互分享的內容；我們共同思索的問題是：憂鬱症如何改變人們的思考，使得一開始讓狀況停滯，之後讓事物變得更糟。

我們在那時候的談話，主要關於憂鬱症出現時思考及情緒的改變，這背後有什麼樣的機制。我們並沒有聚焦在憂鬱症的治療，因為到了一九八〇年代晚期，已經有許多心理治療可帶來跟抗憂鬱藥物治療相當的效果。在那個時候，再深入研究如何幫助處在憂鬱症之中的病人，對這個領域似乎不會有太大貢獻。

取而代之的是，我們將探索的焦點集中在：為何許多人從憂鬱症復原後，會再度陷入憂鬱。學術文獻並沒有一致的看法。早期的研究認為，病人如果在復原之後繼續抱持某種態度或者核心信念，他們很可能會再度陷入憂鬱。例如：「假如我表現得沒有像別人這麼好，這表示我是比較差的人」、「我生而為人的價值，取決於別人怎麼看我」。這類態度或想法，被認為比較容易引發憂鬱症；主要的原因在於：他們將個人的自我價值感，連結到那些自己所不能掌控的外在事件。後來發展出一份稱為「功能失調態度量表」（Dysfunctional Attitude Scale）的問卷，可以用來測量一個人在多大程度上抱持這些信念。

漸漸的，研究者開始懷疑這些態度與憂鬱症復發的因果關係。他們認為，在治療結束時還抱持這種態度的病人，可能沒有完全康復，所以難怪會復發。事實上，治療後仍存在殘餘症狀的多寡，是預測憂鬱症復發的最佳指標之一。

但是，用這樣的理論來解釋憂鬱症的復發，仍存在一些問題。有一些研究顯示，完全康復的病人，他們的心情已經回復到一般人的水平，沒有任何上述的負面信念或態度的跡象。儘管他們的核心信念和態度的得分都是正常的，但仍然可能再度憂鬱。這些人為什麼還是如此脆弱呢？那個時候我們持續辯論這個問題，我們之後會再仔細說明這一點。但不管怎樣，牛津的大會過後，我們回到各自的研究領域，並且承諾將保持聯絡。

兩年之後，一九九一年我們再度有機會一起回到同一個議題上。美國麥克阿瑟基金會（The John D. and Catherine T. MacArthur Foundation）的「憂鬱與情感疾病生物心理學研究網絡」帶領人庫普弗（David Kupfer），邀請西格爾為憂鬱症病人發展一套「保健型」認知治療，以協助他們從急性期恢復後維持在健康狀態。保健型治療對已康復但仍有風險的病人，提供一種持續治療的模式；比起常規的治療，保健型治療比較不那麼密集，但是目標是一樣的：協助曾患憂鬱症的病人運用技巧、指認並處理那些可能會帶來憂鬱症復發的問題。庫普弗及法蘭克（Ellen Frank）已經發表一項重要的研究，顯示一種稱之為人際治療（interpersonal therapy, IPT）的結構化取徑，可成為有用的保健型治療法。那麼，認知治療有沒有可能發展出類似的保健型版本呢？西格爾當時是克拉克精神研究所的認知行為治療中心（現為成癮與心理健康中心克拉克分部）主任，他聯繫了威廉斯（他當時已從劍橋轉到威爾斯的班戈大學，現在任職牛津大學）和蒂斯岱，討論一起合作的可能性。

一九九二年四月，我們在多倫多召開第一次會議。會議記錄勾勒出了這樣一個保健型認知治療的大致輪廓。但是我們最終發展出來的治療方式，完全不同於當時所描繪的樣子。在接下來幾年之中，我們徹底背離了曾經接受的那一套認知治療訓練。

如同這本書所說的，我們離開認知治療所踏出的第一步，就是加入了注意力訓練的元素。我們發現這還不夠；之後，我們放棄了「治療」的架構，而致力於運用正念的方法，強調將念頭和感覺涵容在覺察之中，而非嘗試改變它們。最後，我們將認知治療核心原則與正念修習整合在一起。本書二〇〇二年的版本中詳細說明了這一段過程。

第一版出版以後，這本書在心理治療領域所造成的衝擊，讓我們感到震驚。發展ＭＢＣＴ的早期過程中，我們有時候會懷疑這個取向將如何被接受。我們預期，即使證實對於某些人有效，這個治療方法也只會處在整個治療領域邊緣的一小角。結果，我們大大地錯估局勢。或許原因仍舊晦澀不明，但正念取向抓住了這個時代的心情。ＭＢＣＴ逐漸被接受，而治療師開始對這個新的治療方式提出重要問題；例如，為何選擇ＭＢＣＴ？它是什麼？是否有效？如何有效？誰可以教這個方法？

為何選擇ＭＢＣＴ？它是什麼？在二〇〇二年，這個故事才開始展開。十年過去了，我們要看看有什麼樣的進展。因此，在這本書裡，我們加入了那些激發我們將正念取向運用在復發型憂鬱症的理論及研究。書中將指出我們為這個課程做了哪些改變，哪一些部分是過去表達得不夠清楚的，哪些內容又會造成誤解，對此我們將試著表達得更清楚。為達此目的，我們檢討了課程的每個部分，所培養的是正念的哪個面向，同時試著回答經常被提問的問題。

是否有效？在本書第一版發行時，只有一個試驗顯示這個介入方法有效降低復發風險。儘管我們將這本書的書寫時間延後，直到我們知道這個試驗的結果，但這個階段所獲得的都是很初步的資料。這些結果是否能被複製？十年過去了，我們知道了答案。因此，我們也從五個新的評估效果的研究中，回顧這個取向的進展，其中兩個研究，取ＭＢＣＴ跟另一個最常被用來降低憂鬱症復發機率的治療方式，即持續的抗憂鬱藥物治療，比較兩者之間的差異。研究結果高度一致：對於那些長期憂鬱以及擁有最多復發病史的人，這個方法是非常有效的。

如何產生效果？本書第一版發行時，對於ＭＢＣＴ產生效果背後可能存在的重要機制，我們從理論分析和一些實驗室研究做了許多推測。但那時候，很少有研究檢視在八週的課程中有哪些變項改變了，或者哪些改變對於預防憂鬱症復發與再發具有關鍵作用。後來浮現的答案令人驚奇，也大大增加了我們的知識。

臨床醫師需要做什麼訓練和準備，才能教授ＭＢＣＴ？在二〇〇二年，我們對這個問題並沒有明確的答案。十年後的現在，我們已經在全世界訓練了數百位在未來教授ＭＢＣＴ的帶領人。我們也更清楚知道了什麼背景和經驗的人最適合成為帶領人。我們逐漸認知到這些因素的重要性——首先，我們要確保不會傷害到任何前來求助的人，其次，我們必須盡力確保來參與這個課程的病人得到深刻而持久的自由，免於受苦。比起在二〇〇二年，我們心裡更加明白，當我們使用「以正念為基礎」這個用詞的時候，我們所指的不只是在課堂或臨床上所教授的內容是「以正念做為基礎」；我們同時表達的是，課程帶領人所使用的技術，是「奠基」於他自身的日常正念修習。明確地說，運用這個取向的老師，除了必須在他們的領域內具有合格的專業背景，還需要具備深度的練習與視野，而這只能從內在體驗去認識正念修習。這即是說，正念**帶領人**在他們自己的日常生活中也是正念的**修習者**（practitioners）。如果帶領人沒有持續的正念修習，無論所教為何，都不是正念認知治療。

這本書的內容從憂鬱症的背景介紹開始。回顧我們開始這項計畫以來的二十年，毫無疑問的，憂鬱症仍舊是心理健康領域中最迫切的問題之一。一九八〇年代晚期的情境到底如何？而後來又出現了什麼樣的新觀點？我們會看到，人們看待憂鬱症的觀點一直在改變——憂鬱症原本被視為單一發作的疾病，現在我們認為它是一種慢性且反覆發作的心理疾病。保健計畫者開始醒覺，憂鬱症將會成為二十一世紀的主要「疾病」之一，我們得要尋求新的解答。

【第一部】

憂鬱症的挑戰

第一章

憂鬱的漫長陰影

憂鬱症是一種情緒障礙，影響人們清晰思考的能力，削弱做事情的動機，改變個人私密的身體功能，像是睡眠或飲食，讓人覺得自己好像受困在極度的精神痛苦之中，對此一籌莫展。每個人看起來好像獨自受苦，但是當我們看看有多少人，受到憂鬱症的影響時，這個數字令人吃驚。根據醫院和社區研究的資料，這種情緒障礙是最常見的精神問題，世界各地都一樣。最近的一項流行病學研究，調查六個歐洲國家約一萬四千人，結果發現一七％的人，在過去六個月中曾有憂鬱的經驗。更深入地分析，其中六・九％的人有重度憂鬱，一・八％的人有輕度憂鬱[1]，其它八・三％的受訪者則說，他們有憂鬱的症狀，但並不認為這些症狀，對他們的工作或社會功能，造成太大的影響。這個數字跟加拿大[2]和美國[3]的比率，相當雷同。以此程度計算，家庭醫學科的醫生每天的例行看診中，至少會遇到一個相當程度憂鬱的病人。詢及過去是否曾經憂鬱，六・六％的美國人在過去一年中，曾經歷臨床憂鬱症（clinical depression）[4]，有一八—二二％的女性以及七—一一％的男性，在一生之中會罹患臨床憂鬱症[5]。

什麼是憂鬱症？在一般的用法中，它指的是一個人感到「情緒低落」或「抑鬱」，然而這樣的描述忽略了，這個疾病在本質上是「症候群」，也就是說，它是由一組要素組合而成，而非由單一特徵所構成。在臨床憂鬱症（有時候也稱為「重鬱症」）的狀態中，會出現持續的憂鬱情緒或對一切失去興趣，並且伴隨著其他明顯的身體或心理症狀，像是難以入睡、食慾不佳、專注力受損，以及感到絕望或認為自己無用。只有當好幾個要素同時發生，並持續至少兩週，而且影響到每天的日常生活表現時，才會被診斷為憂鬱症。

曾經罹患憂鬱症的人知道，這個疾病不是只有單一的面向，沒有單獨一個特徵能夠涵蓋全面的經驗。一些憂鬱症的後果比較容易被病人指認出來，像是情緒低落或缺乏專注力。有些症狀比較難被辨識出來，因為憂鬱症的主要影響，像是：缺乏能量，或者腦中被負面的主題或想法所佔據，會降低病人跟親密對象及家人的溝通能力。憂鬱症造成的其中一個重大損失，就是提高自殺風險。在每一次新的復發中，病人的自殺風險會跟著提升。當憂鬱症復發至需要住院的嚴重程度時，有一五%的病人最後死於自殺[6]。憂鬱症很少單獨出現，最可能伴隨的是焦慮症[7]。比方說，有憂鬱症的人得到恐慌症（panic disorder）的機會比沒有憂鬱症的人高出十九倍[8]、[9]。患病機率增加的，還包括單純畏懼症（simple phobia，九倍）、強迫症（obsessive-compulsive disorder，十一倍）。

針對憂鬱症和其他心理疾病的社區調查中，最令人驚訝和不安的發現，就是病人尋求心理健康服務的比率很低。這真是奇怪的諷刺，罹患最普遍心理疾病的人，卻是最不可能尋求協助的人。在尋求協助的憂鬱症病人當中，只有二二%的人真正接觸到專業人員，並獲得足夠的治療。[5]憂鬱症明明可以有效治療，但憂鬱症病人卻沒有獲得足夠的照顧，這已經變成一項重要的公共健康議題。其中一種對應之道，就是向社會大眾宣導有關憂鬱症的症狀，以及憂鬱症的治療選項。現在許多醫院都會舉辦憂鬱症篩檢日，將憂鬱症說明成一種公認的醫療／心理問題，有著完整研究記錄的臨床特徵，希望藉此減低大眾對憂鬱症的污名化。

過去二十年來，我們看待憂鬱症的另一個轉變，就是認識到與這個疾病有關的失能程度。研究證據顯示，憂鬱症病人除了感受到情緒的痛苦之外，所承受的功能損傷程度，和一些重大的生理疾病，如癌症和心血管疾病不相上下。在我們開始這項工作時，威爾斯（Kenneth Wells）和他的同事已經揭露許多因憂鬱症所導致的潛在損失和社會負擔。舉例來說，如果我們用「躺床天數」來測量失能，許多人會驚訝於憂鬱症病人躺在床上的時間（每個月一．四天），比肺部疾病的病人（每個月一．二天）、糖尿病病人（每個月一．一五天）或是關節炎病人（每個月〇．七五天）還要多；「躺床天數」比憂鬱症病人多的，只有心臟病病人（每個月二．一天）[10]。只能躺在床上的日子，對工作生產力造成相當大的漣漪效應。患有憂鬱症的工人，他的工作損失天數是健康工人的五倍[11]，而憂鬱也是白領雇員最常用來長期請假的理由之一[12]。

這些研究結果出現在一九八〇年代晚期至一九九〇年代早期的文獻中，讓人們意識到了憂鬱症問題的嚴重性。世界衛生組織對於二〇二〇年的預測，確認了這些早期研究所提出的警訊：在所有疾病當中，憂鬱症將會成為全球疾病健康的第二大負擔[13]。當我們聚在一起思索最佳治療方式的此時，憂鬱症已經快速地成為心理健康領域中最主要的挑戰。

對憂鬱症治療的早期樂觀態度

當憂鬱症成為問題時，哪裡可以找到答案？事實上，直到一九八〇年代晚期，出現了好幾種打擊憂鬱症的方法。一九五〇年代最早被發現和使用的抗憂鬱藥物，經過改良後已經累積許多證據，確定了它們的有效性。大多數的藥物，以大腦神經傳導素（允許神經脈衝從一個神經纖維，跨越到另一個神經纖維的化學傳導物，位在神經連接處，也就是突觸的位置）為目標。它們的功能是增進大腦細胞之間的有效連結，並且在突觸處有更多神經傳導物質，像是正腎上腺素或血清素[14]。雖然，我們對這過程實際上如何發生仍舊存疑，但證據顯示有些藥物阻斷其他細胞對於神經傳導物的回收，而有些藥物則實際上刺激神經細胞，以釋放更多的神經傳導物。在一九八〇年代結束前，抗憂鬱劑已經成為臨床憂鬱症的第一線治療方法，到現在仍舊如此[15]。然而，令人擔憂的跡象顯示，對於輕度到中度的憂鬱，抗憂鬱劑的效果並不比惰性安慰劑（inert placebo）更有效[16]；而即使有效，藥物在連續使用一、兩年之後（基於我們尚未理解的原因），就會對部分人失去效力[17]。

到了一九八〇年代後期，憂鬱症的心理治療也開始發展，至少有四大取向，且都是結構化和具有時間限制（time-limited）治療法。每個方法都有一定程度的實證支持。行為取向強調憂鬱病人必須多參與愉悅的活動[18]，而社會技巧訓練注重矯正造成憂鬱病人社交孤立和受排斥的行為[19]。認知治療[20]將一些行為和認知技術結合，其共同目標是要改變一個人的想法、心中圖像以及對事件的詮釋，這些因素導致並維持，跟憂鬱症相關的行為與情緒困擾。最後，人際治療（Interpersonal Therapy, IPT）[21]強調，學習解決人際爭議和角色改變，能夠減輕憂鬱。認知治療和人際治療被視為心理治療的「黃金標準」，大致上是因為支持這些介入性的有效研究，反映了心理治療研究領域不常見的三個重要特徵，包括：治療方法已經過不同中心多個研究的檢驗；針對符合憂鬱症診斷標準的臨床病人；跟藥物治療做比較時，心理治療方法的功效與藥物治療相等[22]。

有了這些治療方法，想必憂鬱症的問題早就解決了。很不幸的，正當憂鬱症治療方法被證明有效的同時，研究顯示憂鬱症在世界各地的盛行率，主要來自於舊有病人的復發。此時，問題的範圍已經改變了。

憂鬱症是慢性、復發性的症狀

為什麼憂鬱症復發的面向以前沒有被注意到？首先，因為我們得到有關憂鬱症的資料，是以二十世紀早期的研究為基礎。在那個時候，嚴重臨床憂鬱症的首次發作傾向在中年後期，因此沒有機會看到長期復發的型態。數十年過去了，到了二十世紀的後半段，另一種不同的型態出現，憂鬱症的首次發作越來越早被看到，直到首次發作的平均年紀落到二十五歲左右，許多人在他們青少年時期就第一次經驗到憂鬱症發作。早期發作的不幸之處在於，有一輩子的時間來觀察，憂鬱症在第一次發作之後，還會發生什麼事——新的研究開始敘說一個迥異且令人不安的故事。

其次，我們當時不知道復發型憂鬱症是怎麼發生的，因為過去沒有研究對憂鬱症痊癒的病人做定期追蹤和評估。我們需要這一類型的資料，才可對生命週期中憂鬱症如何起伏，以及它的自然發展歷程，有完整的瞭解。這樣的研究讓我們可以計算憂鬱症**自動緩解**（**spontaneous remission**，沒有治療就自行好轉）的可能性，並評估伴隨治療而來的顯著風險和副作用所產生的代價，和不治療憂鬱症所產生的代價，哪個比較大。一直到一九八〇年代中期，並沒有太多確定的資料來說明這些議題。現在，新的研究在確定憂鬱症病人康復後，就開始為期一至二年的追蹤紀錄。

由馬丁．凱勒（Martin Keller）和他的同事在一九八三年[23]所進行的研究，是這類研究的先行者之一。他們追蹤一百四十一位被診斷為重鬱症的病人，為期十三個月，報告指出四十三位（三三％）病人在復原至少八週之後復發。顯然，復原期病人面對的主要挑戰在於保持健康，以及維持之前所獲得的療效。從那個時候開始的研究，都述說著類似的故事：經歷第一次憂鬱症發作康復後的病人，至少五〇%會有至少一次的復發[24]，而過去曾經有兩次或更多次憂鬱症發作的病人，在一生中將會有七〇—八〇%機率再度復發[6]。發展至此，心理健康專業人員對「急性」狀態（短期）和「慢性」狀態（長期，持續超過兩年）做出了區別，他們注意到有些憂鬱症可能**看似**為急性，但許多從憂鬱復原的人仍然處在「慢性疾病」的狀態，持續感到增強的、長期存在的脆弱狀態。在一篇被廣泛引用的文章中，賈德（Judd）總結指出：「單極性憂鬱症是一種慢性、終生的疾病，反覆發作的風險超過八〇%，病人終身平均會經歷四次，每次持續二十週的重鬱症發作」（p.990）。[25]這些發現有助於形成目前的共識，讓我們知道已成功治癒的憂鬱症常會復發，這樣

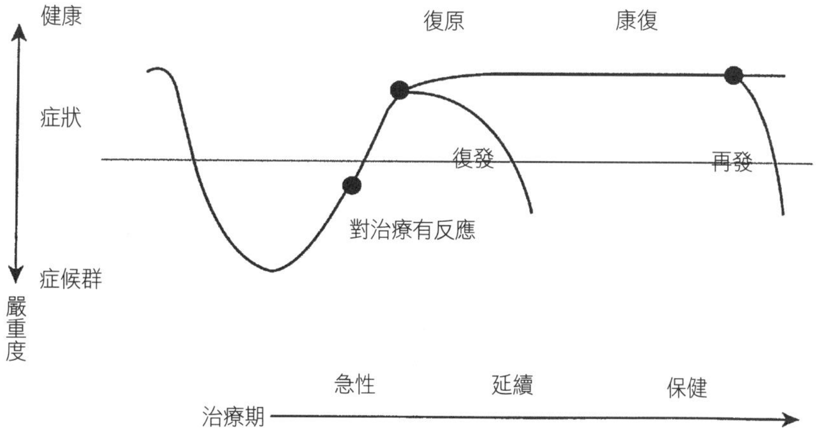

圖1.1 憂鬱症是一種慢性且會再復發的狀態

的結果讓人沮喪（請見圖1.1）[26]。

從二十一世紀早期的觀點來看，我們很容易忘記，重視疾病復發在那個時候還是相當新的看法。直到一九六〇年代晚期和一九七〇年代初期，焦點還是在於發展對急性憂鬱症更有效的治療方法。相對的，較少關注病人持續面對復發的風險。這個新的研究強調：決定治療形式時，需要考慮康復期間的復發風險。

凱勒的資料表明，過去沒有憂鬱症病史的病人，和至少經歷三次憂鬱症發作的病人，這兩群病人的預後有很大的差異。兩群人之後再復發的比率相差很多，第一次得憂鬱症的人，復發的機率為二二％，而曾有三次或更多次發作的病人，機率則高達六七％。病人從第一次憂鬱症復原時，正處於這個疾病發展歷程的緊要關頭。他們「有迅速復發的實質可能性，一旦復發，大約有二〇％的機會成為慢性憂鬱」（p.3303）。[23]對慢性和非慢性情感型疾病（affective disorder）的五年追蹤資料顯示[27]，康復後很快復發的病人，他們的憂鬱症會變成一種長期的狀態。

採用過去的復發次數來區別病人，持續成為預測未來憂鬱症發生的可靠預測因子，這也證實了凱勒早期的觀察。在凱勒的研究中，他將過去發作次數的閾限值設在三次，現在更普遍的分數是設在兩次發作。重點是，以復發風險為基礎來區分這兩群病人，這個原則依舊是受認可的。事實上，美國精神醫學會出版的《精神疾病的診斷與統計手冊》（*The Diagnostic and Statistical Manual of Mental Disorders*, DSM-IV-TR）[28]認定「再發型」（recurrent）重鬱病的診斷，是以過去至少有兩次憂鬱發作的病史為基準。

如何預防憂鬱症的復發和再發

更清楚憂鬱症所產生的負擔後，相應而來的迫切工作就是發展有用的治療方法。由於目前重鬱症已經被視為一種反覆發作的疾病，因此我們應該為病人提供更多種類的照顧型態。相關的證據似乎顯示，病人一旦依賴藥物，就會需要發展較長遠的照護方法。

證據指出，當病人在憂鬱發作時尋求治療，醫生應該在病人復原後繼續開立抗憂鬱劑；儘管不願意長期用藥的人，並不完全樂於接受這樣的結論。什麼樣的研究能夠用來檢視這種持續治療的必要性？

若要找出答案，則要進行這樣的研究：所有病人都接受同樣的藥物，直到他們康復，之後受試者隨機被分派到以下其中一組，第一組的病人原來使用的有效藥物被安慰劑（一種惰性藥丸）所取代，第二組則繼續使用有效藥物（病人事先同意參與研究，但不知道自己會被分派到哪一組）。這就是葛連（Glen）和他的同事在一九八〇年代所做的開創性研究。當病人從有效藥物獲得改善之後，就被分配到藥物組或安慰劑組，結果很清楚：安慰劑組的病人中大約五〇%再度憂鬱，相較之下持續使用有效藥物的病人中只有二〇%復發率[29]。

此研究結果的其中一個特徵特別重要。葛連等人發現，病人再度憂鬱的速度，來得比我們以為憂鬱症會重新發作的時間還要快。這意謂著，病人所經驗到的不是一個新的發作（recurrence，再發），而是原本受控制而未完結的憂鬱症發作（relapse，復發）。這個結果的普遍涵意在於，雖然受苦於憂鬱症發作的人在服用抗憂鬱劑之後好轉，一旦他們在這次發作期尚未走完全程之前就停止用藥，就會面臨快速復發的風險。

到八〇年代後期，許多醫生贊成預防未來憂鬱症發作最好的方法，就是**預防性**開給病人抗憂鬱劑（意即，是為了預防未來憂鬱發作，而不只是為了治療既有的憂鬱發作）。醫師開始區別**急性**、**延續和保健**的用法，而開立抗憂鬱藥物，以治療不同階段的憂鬱症（請見圖1.1）。因此，開給抗憂鬱藥物的目的，是為了要減緩目前發作期的症狀，就稱之為**急性治療**（acute treatment）。在憂鬱症康復後，開立六個月的抗憂鬱劑，就稱之為**延續治療**（continuation treatment）。在康復之後，延長抗憂鬱劑藥物長達三到五年，稱之為**保健治療**（maintenance treatment）。美國精神醫學會目前的憂鬱症治療指南，就是以這個架構為基礎[30]、[31]。

但請注意這些指引背後，有一個非常重要的假設：抗憂鬱藥物沒有長期的治癒效果。如果沒有繼續使用藥物，效果就不存在。換句話說，抗憂鬱劑藉由抑制症狀而產生效果；他們並沒有針對造成發作本身的原因[32]、[33]。然而，由於隨著每次的發作經驗，提早再發的風險也逐漸增加，同時，兩次再發之間的間隔也隨之縮短[34]，因此，用任何可能的方法來防範症狀的回復，仍然很重要。這個研究，及後續類似的研究，帶出明確的訊息是：為了防範未來憂鬱症發生，應持續使用能減緩急性期憂鬱的治療方法。

心理治療做為保健型治療

到了一九八〇年代晚期，在憂鬱症康復後延長藥物治療所獲得的好處，開始被詳盡記錄，也極為重要。然而，在康復期的病人除了持續用藥之外，有效的替代療法仍然有必要。在任何時間當中，長期藥物治療對許多人來說，並不適合。比方說，懷孕或希望能夠哺乳的婦女，會被勸阻不要使用這樣的藥物，將接受重大手術的人也是。有些人沒有辦法忍受抗憂鬱劑的副作用，有些人則拒絕服用藥物。在一個針對一百五十五位憂鬱症門診病人的研究中，二八%的人在使用藥物的第一個月就停藥，四四%的人在三個月內就停止[35]。一般來說，估計三〇—四〇%之間的病人不繼續使用醫生所開立的藥物[36]。美國一項由國家憂鬱與躁鬱協會（National Depressive and Manic-Depressive Association）針對一千四百位病人所做的網路調查，發現只有三分之一在保健期接受藥物的病人，對治療品質感到滿意[37]。

心理治療是否有幫助？畢竟有證據顯示，憂鬱症復發之前經常發生負面的生活事件，如失落、爭執、被拒絕和失望的事情。當然，心理治療在幫助病人處理事件造成的人際問題，扮演重要的角色，因而能減低復發的風險。這就是埃倫．法蘭克（Ellen Frank）和她的同事進行保健型人際關係治療，這個開創性研究的背後原理。[38]

這項研究的創新在於，病人在憂鬱發作期間一開始就結合了人際關係治療和抗憂鬱劑伊米帕明（imipramine）的治療，即使病人已經康復，治療仍舊持續三年。對病人來說，一旦從憂鬱期康復，這個研究的實驗部分即開始。法蘭克和她的同事得到的結果顯示，保健型人際關係治療顯著延長病人保持在健康狀態的時間。接受保健型人際關係治療的病人，他們從康復到下次復發的平均時間超過一年。相較之下，在保健期間只接受安慰劑的病人，只有二十一週的時間免於憂鬱。

這些結果直接觸及這個領域的主要關注點。他們第一次用實驗說明了，心理治療就如同抗憂鬱劑，可以減低憂鬱症復發的機會。有意思的是，接受藥物的病人比起只接受保健型人際關係治療的病人，實際上保持在健康狀態的時間比較長。然而，只接受保健型人際關係治療的病人，仍比只接受安慰劑的病人表現佳。這樣的結果開啟了使用心理治療作為預防措施的大門，也刺激這個領域進一步發展理論模式，以澄清應該教導憂鬱病人哪些技巧來預防復發。

人際關係治療能夠被用來作為保健型的治療，讓病人保持在健康狀態，這是一個非常重要的發現。不久之後，臨床醫師開始構想，是否還可以運用其他形式的心理治療。問題就在於，當時許多心理治療研究者都將精力放在，發展更好、更有效果的方法來治療急性憂鬱，而忽略了發展「保健型」治療版本的可行性。如果這個領域要進步，需要有更多人追隨法蘭克等人所開展的方向，研究如何提供最佳的心理治療，來協助康復後的病人保持健康狀態。

從認知治療中發展出一套類似於人際關係治療的保健型版本，引發了美國麥克阿瑟基金會（John D. and Catherine T. MacArthur Foundation）的「憂鬱與情感疾病心理生理學研究網絡」一些成員的興趣。這個網絡的主席庫普弗博士（David Kupfer）邀請西格爾（Zindel Segal）探討如何發展一種保健型心理治療。之後，對於我們的概念發展，庫普弗也扮演了重要角色，他允許我們偏離一開始的想法，並跟隨著我們日益強烈的信念，認為這樣一種保健型版本的認知治療，實在是個太狹隘的取向。不過故事說過頭了。當時，我們被要求發展一種保健型版本的認知治療，這就是我們最開始的出發點。

第二章

為什麼憂鬱症會復發？

發展保健型的認知治療

一九九二年四月，我們三個人聚在一起，討論是否可能發展出保健型的認知治療法。我們樂觀認為，將現行治療憂鬱症的認知治療加以修改，就可以運用在康復期的憂鬱症病人身上。我們相信這樣的治療可以讓病人運用在急性期治療時所學到的技巧。以下是簡短的背景介紹，有助讀者瞭解為何認知治療是個理想的起步點。

認知治療是由亞倫．貝克（Aaron T. Beck）在一九六〇和七〇年代所創立，是一種具有結構、時限性（time-limited）的憂鬱症治療方法。貝克注意到，憂鬱症病人的思考中充斥著失落、失敗、無價值感，以及覺得被嫌棄。一直到此時，多數臨床醫師仍然假定負向思考只是憂鬱症的表面特徵，由潛在的生理紊亂或心理動力衝突所造成。根據當時普遍的看法，一旦潛在的問題被治好，那麼思考狀態就會改善。

貝克意識到，如果將因果順序倒過來看，其實也一樣行得通。負向思考本身**造成**憂鬱症。此外，即使負向思考不是造成憂鬱發作的首要原因，必定也會在發作之後**延續**憂鬱的狀態。比方說，如果一個人百分之百相信「我一個朋友也沒有」，或是「沒有人喜歡我或尊重我」，他就不太可能打電話給朋友尋求支持，或接納他人的邀約，於是就變得越來越孤立。如此發展下去，病人要從低落情緒中康復，就變得更困難。想法和感受相互影響，形成負向循環。

貝克所發展的治療取向，慎重地將這些想法納入考量。他鼓勵病人，當心情轉變時，「抓住」任何一個在腦海閃過的念頭，請病人將這些想法寫下來，並帶到治療會談當中，評估是否有足夠證據來支持或反對該想法。他讓病人回家後繼續練習，蒐集更多支持或反對該想法的證據，並逐步擴展他們的活動，以協助病人在日常生活中獲得掌控感和愉悅感。對於病人感到困擾的情境，能在會談中進行反覆的認知演練，以產生其他的替代方式來處理這樣的情境。病人被教導要對長期以來所抱持的信念、態度或假設，保持警覺，留意在某些情境下，它們會誘發憂鬱的心情。

如果我們現在回過頭來檢視認知治療如此成功的原因，是相當有趣的。成功的原因之一，是因為貝克同時使用臨床和實驗室兩邊的證據，來證明自己的想法，因而吸引了相當多臨床醫師和科學家的注意。他也採用許多行為技巧，這些技巧在行為治療中廣泛被使用來處理焦慮相關的問題。但另一個同樣重要的成功因素是，貝克使用有效度和信度的測量工具，仔細評估整個歷程和結果；將這個治療方法，運用到結構化心理治療所忽略的重要臨床問題；將認知治療，和既有的標準治療方法（抗憂鬱劑）作比較。這其中的任何一個因子，都足以讓認知治療在這個領域顯得卓越，而將這些因子全部結合在一起，那麼對憂鬱症病人使用認知治療，就顯得勢不可擋了。在我們碰面時，認知治療已經成為藥物以外，主要的（即使不是唯一的）心理治療替代方案。

如果我們想要規劃一種保健型的認知治療，讓病人使用同樣的技巧來預防未來的復發，這對他們而言是最恰當的；他們能運用在認知治療中學到的技巧，包括：訂定活動（activity scheduling）、評估成就感和愉悅感、對想法的監控與挑戰、認知再評估、產生替代方案，以及覺察並面對功能失調的態度。保健型治療可包含，每個月一次的固定面談，讓病人可以更新、深化和練習以上的技巧。保健型治療也可以訓練病人覺察復發或再發的早期徵兆。

到了這個階段，保健型認知治療的手冊中應該放入哪些內容，似乎不太有爭議。看來有一種逐漸形成的共識——使用認知治療取向來預防憂鬱症的復發／再發，重點在於繼續使用急性期治療中那些對病人有所幫助的認知技術。

然而，討論開始不久，我們就問是否該考慮發展另一種替代的方式。首先，我們知道憂鬱症的問題來得如此窮凶極惡（請見第一章），而相對的心理治療的資源卻又如此有限。受過訓練的認知治療師，人數顯然沒有辦法滿足需求，因此若要求治療師在既有的忙碌工作中，兼顧保健型的治療，只會讓他們無法再接受新轉介的病人。因此，我們需要的是一種更具效益的解決方式，而不是繼續依賴一對一的心理治療模式。我們開始認為保健型認知治療，或許不該用來處理復發問題的第二個原因是：到了一九九二年，對急性期的憂鬱症病人使用「標準」的認知治療，顯然就已經能夠預防復發。

認知治療的長期效果

在那個時候，已經有四個研究比較認知治療和抗憂鬱藥物，對急性期病人的治療效果，並追蹤病人在康復後十二到二十四個月的變化[39-42]。這四個研究都發現認知治療可預防復發；賀倫（Hollon）及其同僚在二〇〇五年的研究更進一步證實了這個結果[32]。如同預期的，康復後即停止用藥的病人，復發比率相當高（介於五〇—七八％之間），如圖2.1所示[43]。

然而，圖2.1也顯示，只接受認知治療的憂鬱症病人，他們復發或需要進一步治療的比率相對減少很多，復發的比率只剩下二〇—三六％。這些研究似乎提出了頗為有力的證據——即使只在急性發作期使用認知治療，也能夠減低未來的復發風險。記得保健型的人際取向治療也能夠降低憂鬱症的復發率，參照兩種治療的成效，毫無疑問地，在處理憂鬱症為個人或社會所帶來的沉重負擔，心理治療的確能夠扮演重要的角色。有關認知治療的研究結果，例如圖2.1所顯示的復發率，對發展保健型的憂鬱症治療，有兩個重要意涵，第一個是負面的，第二個比較正面。

首先，如果認知治療能夠將復原之後的復發率降低到二〇—三六%，那麼為什麼還需要發展一個保健型的憂鬱症治療方法？當然，事情總是可以做得更好，或許再細微調整治療方法，我們可以將復發率降到一〇—一五%。然而，我們的看法是，這麼一來問題就導向：修改認知治療中一些既有的元素就可以了，像是加入介入方法來處理憂鬱症殘餘症狀即可，而不必為康復的憂鬱症病人另外設計出一套介入模式。

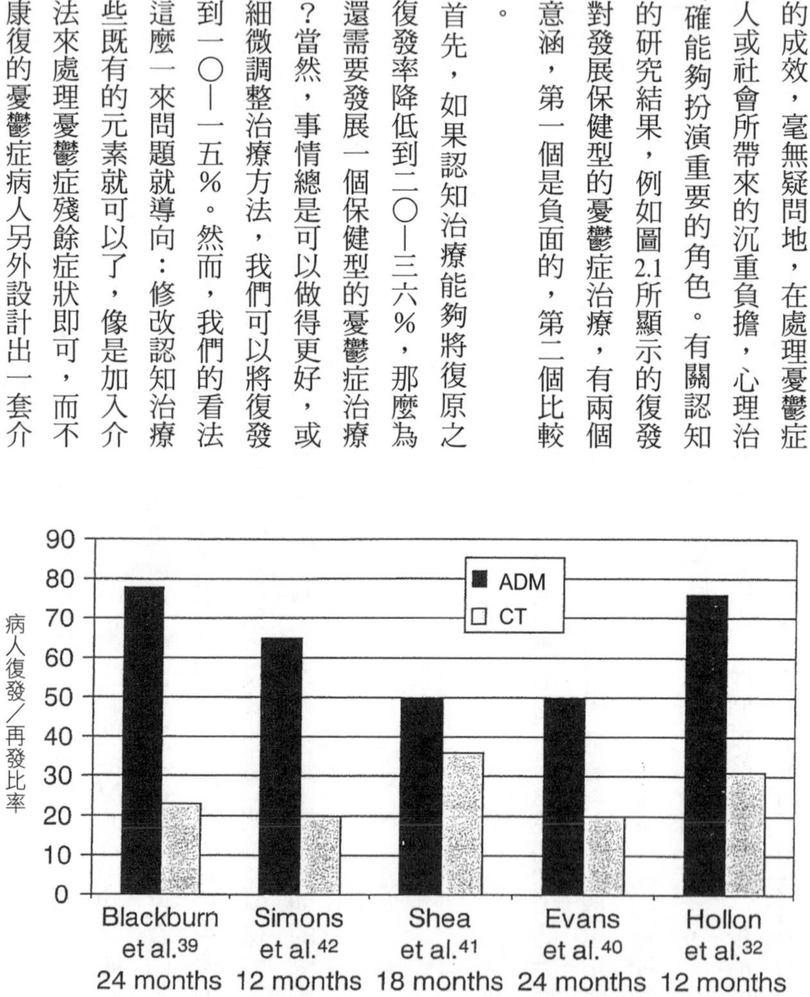

圖2.1 比較接受認知治療（CT）或抗憂鬱藥物治療（ADM）憂鬱症病人的復發比率

其次，研究資料清楚透露的是，一旦病人學會了認知治療中的種種方法，就能夠保護他們遠離未來的憂鬱。這一點可以說是具有重大意義。如前文所說的，到目前為止藥物治療或心理治療都假設，一旦病人進入康復階段，處理復發風險最好的方式就是繼續延長病人原來已經接受的方法。所謂「延續型」或「保健型」本身就帶有這樣的假設。但為什麼一定要受限於這個選擇？為什麼不能夠使用一種治療來處理急性憂鬱症，而採用另一種治療來幫助康復後的病人保持穩定？

我們第一次用這個方式來看待復發問題時，也為治療順序開拓了新的可能性。如果我們能瞭解認知治療如何產生保護效果，那麼我們就可以設計一種方法將「那些東西」教給從憂鬱症康復的病人。即使病人在憂鬱發作時沒有接受認知治療，這個做法也行得通。確切而言，病人可以在急性憂鬱期採用抗憂鬱劑來治療（既然藥物依舊是憂鬱症最常見的治療方法，這似乎是一個合理的選項），之後再採用保健型的認知治療，來維持情緒穩定。若康復之後無法繼續採用保健型藥物治療，病人可藉由學習急性期憂鬱症病人在認知治療中所學到的原理或練習方法，來獲得保護。

這個方法還有其他好處。病人不必無限期地使用抗憂鬱劑。再者，用團體形式來進行保健型認知治療，非常符合成本效益的考量。比起標準的個人認知治療，團體治療能讓更多病人獲得幫助。

這種治療方式將會是什麼樣子？如何發展？是否有效？這有賴於我們是否能解答以下兩個基本問題。第一，憂鬱症復發時，主要的心理機制是什麼？第二，急性期的認知治療如何修正這些機制？解答這兩個問題之後，我們才能開始構思，如何讓不曾接受過認知治療的病人，在康復期得到同樣的保護。我們將會發現，研究文獻為第一個問題提供了一些解答。但是，第二個問題依舊還沒有答案：在那個時候，我們尚不知認知治療如何降低復發的風險。因此，我們得從基礎開始。

復發與再發的認知脆弱性

正如我們所看到，一九七〇年至一九八〇年代之間，有關情緒疾患認知模式的主要貢獻之一，就是確立我們對於自己、世界和未來的思考方式，會對情緒與行為造成重大的影響[44]。截至目前，我們所描述的模式只適用於憂鬱症的**發作期**，以及這個模式一旦建立後，能夠**持續**多久。負面思考造成憂鬱，並維持憂鬱。但是，關於持續的**脆弱性**（vulnerability）又如何呢？這是讓康復後的病人再度陷入憂鬱的危險因子。關於這種脆弱性，貝克認為，具脆弱性的個體在生命早期，所養成的某種假設或態度，將會伴隨他們到成年期，成為一生的特質[45]。以這樣的視角看世界，罹患憂鬱的風險便會增高；因為透過個人潛在信念的鏡片，來看待正在發生的負面事件時，帶來的難過感受可能與事件不成比例。我們在〈前言〉簡短提到威斯曼（Weissmaan）和貝克[46]所建構的「功能失調態度量表」（Dysfunctional Attitude Scale），作為測量功能失調的一種方法。我們現在來仔細檢視，這個測量脆弱性的量表，如何從帶出令人失望的結果，到演進成為讓人對憂鬱症復發的本質，產生重要的新領悟。

持續的功能失調態度是造成憂鬱症復發的原因嗎？

功能失調態度量表中的題目描述了某些態度或假設，反映的是一種用來維護自我價值（self-worth）的個人契約；當契約的條件符合，這個人就相安無事。比方說，某人相信「我必須每一件事情都成功，才會快樂」，那麼，只要這個人不經歷失敗，他的情緒就沒有問題。如果考試不及格，或職位升遷不順利，他的結論可能會是「我無法快樂」或「我無法忍受這個失敗」。這些功能失調的態度被視為個人持久的特質，且會使某些人更容易罹患憂鬱症，這並不難理解。

那麼，臨床認知模式如何預測，曾罹患憂鬱症的病人在功能失調量表中的分數？我們知道，這些病人在未來容易罹患憂鬱症，比起不曾憂鬱過的人，他們確實有更高的風險，因此這不難預測。過去曾罹患憂鬱症的人，即使現在已經不憂鬱了，但他們在功能失調態度量表上的分數，應該會比不曾患憂鬱症的人更高。要比較曾罹患憂鬱和不曾罹患憂鬱的受試者在功能失調態度量表中的分數，這樣的研究相對容易設計。英格倫（Rick Ingram）等人檢視了超過四十篇當時的研究，除了少數例外，他們的結論很清楚——雖然憂鬱症病人在急性治療期間，功能失調態度量表上的分數會升高，但康復後的病人在正常的心情下接受測驗，所得的分數跟從未罹患憂鬱症的人是沒有差別的[47]。在臨床心理學的研究中很少見到，這樣有力的預測，能夠如此明確地被否定。持續的功能失調態度及假定，並不是憂鬱症復發的原因。

難過的心情喚醒負面思考型態：理解脆弱性的基礎

如果沒有足夠的證據說明功能失調的態度，是一種持續存在的特質，那麼我們該如何從認知的角度來解釋憂鬱的脆弱性？此時，我們需要從功能失調態度的研究中退回一步，考慮正同時進行的另一系列的研究。其中一個研究計畫是由蒂斯岱（John Teasdale）及其同事所做，他們關注的並非想法對心情的影響，而是去檢視這惡性循環的另一面：心情對思考的影響。他們用實驗的方式誘發難過心情，在實驗中讓受試者閱讀令人難過的文字，或聽五到十分鐘悲傷的音樂。心情誘發的效果是短暫且可逆轉的，但這個研究卻打開了一扇窗，讓我們看到輕微的憂鬱如何改變思考型態。

幾個研究發現，原本不憂鬱的人一旦透過實驗誘發輕度憂鬱心情，他們會在記憶中出現負面偏見。他們比較不會（且花更長時間）回憶起生活中的愉悅事件，並且更可能回憶起負面事件。先前的研究者在重度憂鬱病人中觀察到這樣的傾向，卻不確定這種傾向如何形成[48、49]。憂鬱的人會想起較多的負面記憶，只是因為他們過去經驗到較多的負面事件，或者是因為他們將整個生命看得很負面？實驗顯示，憂鬱症造成記憶的偏誤效果，並非因為憂鬱病人在人生中有較多負面事件。負面事件無疑是發生了，但雪上加霜的是，憂鬱的人還得要去處理心情所誘發的偏誤，而這偏誤讓他們聚焦於生活中的負面事件，而忽略了任何正面的部分。

這個解釋啟發我們用另一種方式來看待脆弱性。或許，從憂鬱症復原後的病人和從來沒有經驗過憂鬱症的人，兩著之間重要的差別不是在於心情好的時候如何思考事物，而是在於感到難過時，心中出現什麼樣的想法。未來他們為什麼比較容易再復發？答案會不會就在他們之前經歷憂鬱時所建立起來的負面思維型態？我們已經知道一些憂鬱症的主要症狀：罪惡感、懊悔，以及負面自我批評的想法。在憂鬱發作期間，病人同時經驗到憂鬱心情和負面思考。在發作期間，大腦是否連結了兩者？在未來，只要其中一個元素（心情）出現，將會招致另一個（思考型態改變）的出現。對於過去曾經憂鬱的人，即使日常生活中一般的難過心情，都可能會產生嚴重的後果。

蒂斯岱[49]進一步提出「差別活化假設」（differential activation hypothesis），這個概念指出，難過的心情可能會讓過去這種心情所連結的思考型態，重新活化起來。這些思考型態每個人都不同，取決於個人過去的經驗。蒂斯岱提出每個人與這種思考型態的親近性有所差別，而這能夠協助我們瞭解憂鬱的復發。雖然，多數人或許能夠忽略偶發的心情低落，殊不知對過去曾經歷憂鬱的人來說，輕微的心情低落很可能為思考型態帶來具有潛在破壞性的巨大改變。這些思考型態經常是全面性且帶有負面的自我評價，例如「我沒用」、「我是笨蛋」。

這些概念以實驗測試——過去曾經憂鬱但已經脫離憂鬱的人，接受心情引發的測試。這裡的研究提問是：過去曾經憂鬱的人，對實驗情境引發的難過心情如何反應？相較於從來不曾憂鬱的人，難過的心情又如何衝擊他們的想法？幾個相關的研究結果（由西格爾和英格倫所做的回顧[50]）顯示，這兩群人被實驗情境所誘發的難過心情程度類似，但是，有憂鬱症病史的人，心情產生較為明顯的影響。過去曾經憂鬱的人，表現出較為誇大的認知偏誤。

從憂鬱症恢復的病人，他們被激發起來的負向思考，會透過一系列的惡性循環，延續並強化難過的心情。如此一來，對有重度憂鬱病史的人而言，即使輕微難過的心情都有可能進展成強烈和持續的狀態，也增加未來重度憂鬱症復發的風險。這個簡單但有力的概念，成功改變人們的注意力，從測量非憂鬱狀態下的功能失調或思考偏誤，轉向聚焦在心情如何輕易地激發起這種思考。

難過心情重新激起脆弱的態度和信念

一九八〇年代後期，米蘭達（Jeanne Miranda）和柏森思（Jacqueline Persons）的研究增加了新的重要證據。在幾個研究中，他們檢視了心情所造成的效果，但他們不是像蒂斯岱一樣檢測記憶，而是測量功能失調態度。早期關於這種態度的研究結果，是令人失望的。他們發現，從未憂鬱的人表示有難過感受時，他們在這種態度上的信念，改變幅度相對較小。相反的，曾經憂鬱的病人表示難過時，比起在一般正常心情時，他們更傾向於認同功能失調態度。舉例而言，曾憂鬱的人在難過時更容易於相信「每一件事情都必須成功，才能快樂」。[51]、[52]

這些研究結果和蒂斯岱所獲得的結論相同：過去曾經憂鬱的人，心中的難過只要稍微增加，他們在過去憂鬱時所使用的思考型態，就會故態復萌。如果用電腦作為比喻，病人從憂鬱症康復後，「憂鬱型思考程式」並沒有真正從硬碟中移除；少量的心情轉變就可能重灌程式，彷彿它從來沒有消失過。

在麥克阿瑟基金會的計畫開始時，我們認為受難過心情所引發的負面思考型態，它故態復萌的強烈程度，最有可能預測憂鬱症的復發與再發。後續的兩個研究證實了這項假設。西格爾及其同事[53]、[54]在多倫多成癮與心理健康中心，對剛完成治療（使用抗憂鬱劑或認知治療）的憂鬱症病人，引發暫時性的難過情緒。他們的目標是確認對功能失調態度的治療效果：特別在於治療是否有效改變，在面對難過心情增加時，所產生的信念。西格爾等人也想要知道，在功能失調態度量表中跟心情相關的改變，能有多準確地預測病人後續的復發。

兩個研究的結果顯示，「心情激發」之後功能失調信念升高最多的病人，較可能在接下來的三十個月內復發[53]、[54]。再者，接受過認知治療的病人比較不會出現反應性（reactivity）：即在面對心情激發時，他們的功能失調態度轉變較少。這個結果進一步肯定了我們先前所提出的觀點：「認知反應性」（cognitive reactivity），即是因些微心情改變而大幅改變負面思考的傾向，這一點是預防憂鬱症復發時，必須處理的議題。此外，其他資料也顯示，認知反應性可能有累積效果，隨著每次的憂鬱症發作，就會增加另一次發作的可能性。

復發的路徑隨時間推移更容易被活化

在一九九二年，一位著名的生物學精神科醫師博斯特（Robert Post）[34]出版了一篇論文，指出心理壓力和憂鬱復發之間的關係並非固定恆常，而是隨著時間改變。他回顧了大量的研究資料，認為我們需要修正對於壓力事件和憂鬱症之間連結的看法。論及事件對憂鬱症的影響，我們過去的焦點往往只侷限在，確定負面生活事件本身是否足以造成憂鬱症發作，或者事情必須跟其他脆弱因子結合（或交互作用）才會引起發作。博斯特回顧的資料呈現的是一個更複雜的圖像。**早期**憂鬱症發作，的確經常出現在重大負面事件之後。然而，隨著病人之後的發作次數增加，壓力事件在其中的角色就變得越來越不重要了。肯德勒（Kendler）及其同事[55]透過計算**勝算比**（odds ratios）來檢驗博斯特的猜測，這是一個統計方法，表示生活壓力事件存在與不在的時候，憂鬱症產生的相對可能性。結果顯示，雖然每經歷一次憂鬱之後，未來的發作風險就會隨之增加，但生活事件在其中的作用卻隨著發作次數增加而減低。博斯特認為，每一次的發作，會讓觸發憂鬱症的神經生物學閾限（neurobiological threshold）發生小變化，久而久之，這個閾限會降低到憂鬱症似乎可以自動（spontaneous）發作，好像與個人的生活情況無關。肯德勒等人的資料指出，即使在四十次的憂鬱症發作之後，壓力事件雖然還是會提高憂鬱症發作的可能性，但是整體而言，每一次新的發作變得更容易被引發出來。雖然這些研究是基於神經生物學對憂鬱症的瞭解範疇，但研究結果卻和我們的觀點一致：每一次的重複發作，會導致下一次新發作所涉及的心理過程，變得更自發地產生。56

過度反覆思量的心

讓我們先做些盤整。我們已經知道，持續以「功能失調」的方式來看這個世界，並沒有辦法解釋罹患憂鬱的傾向。憂鬱病人康復後，在表面上看來，他們對世界的看法似乎也回復正常；無論如何他們無異於未曾罹患憂鬱症的人。然而儘管表面正常，但憂鬱症還是留下了印記。憂鬱症過去了，遺留下來的是這樣的反應傾向：微小的心情變化就足以大幅度誘發負面思考。

截至目前為止我們的焦點是：心情如何給我們的內心帶來某種型態的想法、記憶、信念等等。也就是說，我們聚焦在意識的**內容**。但有越來越多的證據顯示，易罹患憂鬱的人和其他人不同之處，就在於他們嘗試處理憂鬱心情時所使用的**方式**。

在一九九〇年代的幾個重要研究當中，諾倫—霍克西馬（Susan Nolen-Hoeksema）指出人們對於憂鬱心情和處境的反應，存在顯著的差異。面對低落的心情，有的人將注意力放到自己身上，有些人則會去做一些其他的事，將注意力從自己身上移開。諾倫—霍克西馬將第一種反應方式稱為「反芻式反應型態」（ruminative response style），並使用她所發展的反應型態問卷（Response Styles Questionnaire），來評估人們此種反應傾向。相反的，那些比較不會過度反覆思量的人，會從事一些活動讓自己從這樣的情緒當中分心出來。傾向使用這種分心技巧的人，較會經驗到短暫的憂鬱心情。

諾倫—霍克西馬和莫羅（Morrow）[57]早期一個令人注目的研究，說明了反芻性反應型態的重要性。這個研究有一項優勢，他們在一九八九年美國加州洛馬普列塔地震（Loma Prieta earthquake）發生前不久，對一群人測量他們的反芻式反應型態。他們發現，（地震發生前）對憂鬱狀態傾向以過度反覆思考的人，地震後他們的憂鬱分數最高。其後的幾個研究也呈現類似的結果：試圖用思考讓自己從憂鬱中脫困，尤其是一旦這樣的思考變成憂悶沉思、反覆打轉的時候，實際上只會造成持續更久的憂鬱症，結果和意圖恰好完全相反。

尋找認知特質如反芻式反應型態跟憂鬱症之間的相關性，這樣的研究有一個問題：我們沒有辦法確認，憂鬱的形成是否來自於與反芻傾向相關的第三個因素（例如神經質人格特質）。然而，有一個方法可以解決這個難題。我們可以在實驗情境中模擬不同認知型態的效果，並檢驗它們對心情的衝擊。在諾倫—霍克西馬等人的研究實驗中，沒有憂鬱的大學生經過心情誘發程序後，隨機被編排進入兩種狀況之一。在第一種狀況中，學生按照指示來思索自己，為什麼他們是現在這個樣子（「反芻式」狀態）。在第二種狀況中，他們受指引去思考和自己沒有相關的事物（「分心」狀態）。結果顯示，在反芻式狀態那組，心情誘發會產生較為持續且強烈的難過感受。

這樣的實驗研究，也能夠觸及反芻式思考的其他重要面向。例如，過度反覆思量既然造成這麼大的損害，為何還要持續這麼做？如果問病人為何他們選擇用這種反覆地方式思量他們的情緒，許多人說：他們相信這樣可以更瞭解自己的情緒，然後情緒問題就可以解決了[58]。柳波莫斯基（Lyubomirsky）和諾倫—霍克西馬透過實驗設計的方式，發現結果剛好相反[59]。他們要求一些受試者以反芻式思考來面對難過心情，另一些則使用分心轉移的方式，然後使用「方法—目的的問題解決（means-ends problem-solving）任務」來評估受試者解決問題的能力。這個被廣泛使用的任務，就是給受試者一個問題情境（例如關係破裂）的故事開頭，以及一個「美滿結局」，受試者必須完成故事，說明如何解決問題。研究結果顯示在信念和現實之間存在強烈對比。傾向反芻心情的受試者，**相信**他們將會更瞭解自己和他們所面對的問題，但是實際上，他們解決問題的能力卻減弱而非增強。他們似乎陷入在迴圈裡——他們覺得彷彿快要成功解決問題了，所以當他們發現自己實際上正在**遠離**期望中的解決方法時，會因此覺得應加倍努力去反覆思考。

從諾倫—霍克西馬的發現，以及經由比較康復者和無憂鬱者被憂鬱心情誘發負面思考的研究，現在我們歸納出兩個重要的解釋途徑，來說明有些人傾向於容易罹患憂鬱症的原因：第一，心情低落時相對容易連結上負面的元素（想法、記憶、態度）；第二，有些人採取反覆過度思量的方式來處理負面心情和元反應。應該選擇哪一種解釋，還是兩者皆扮演重要角色？最後，我們發現這不是二擇一的選項，實際上是憂鬱症帶來的「整組」改變中的兩個面向。讓我們用以下這個例子來說明。

想像以下情境：瑪麗剛下班回到家，滿身疲憊，希望晚上可以輕鬆地看電視。電話答錄機傳來訊息，她的伴侶今天會晚回家。她感到失望、生氣和沮喪。她想到這個月月初，同樣的情形也發生過。伴侶可能對她不忠，她的腦海閃過這個念頭；她不理會這個念頭，但一旦想到剛剛聽到的電話錄音裡頭有一些笑聲，這個念頭就更具體地盤據在腦海裡。她覺得很噁心，但糟糕的反應不只如此。她腦中迅速浮現出未來可能發生的景象：分居、見律師、離婚、買另一個住所、過貧窮的日子。當憤怒轉為憂鬱時，她覺得自己更沮喪了。她回憶起過去被拒絕、獨自一人的種種情況。她「知道」所有他們的共同朋友，大概不會想要繼續跟**她**來往。淚水從瑪麗的眼中湧出，她想著接下來自己可以做什麼。坐在餐桌旁，她跟自己說：「為什麼這樣的事老是發生在我身上？」瑪麗試著去瞭解，為什麼自己總是如此反應。請注意，這裡有大量傾洩出來的感覺、想法和身體感受。但也請注意到，讓瑪麗沮喪的，不只是這些負面素材，也不單單只是她處理的**方法**。這整個心智的運作模式，即負面心情—念頭—影像—身體感受的整體結構或型態，似乎已經被「轉入定位」（wheel into place）來回應這個情境。此時心智模式同時包括**兩者**——容易接觸的負面素材，**以及**傾向以過度反覆思量的方式，來處理自己的內在反應；而這其中也包含了情緒對身體影響的回饋迴路。這整個反應只會讓瑪麗更痛苦。她可能需要採取有技巧的行動，來處理對先生的擔心，但過度反覆思量的結果，使她**較難**想到有技巧的行動。

就像瑪麗一樣，容易罹患憂鬱的人花相當多時間反覆思量，為什麼他們會有這樣的感覺，嘗試要去瞭解問題以及個人的不足。他們相信用這種方式思考事物，就能夠找到減低壓力的方法，但是很不幸的，他們所使用的方法恰恰與目標背道而馳。事實上，在這樣的心智狀態中，不斷地「思量」自我或問題情境的負面樣態，會更延續憂鬱，而不是化解憂鬱。

在一九九五年的論文中，我們詳細描述了有關容易罹患憂鬱症原因的「最佳猜測」。[60]我們相信以下的狀況發生在認知上有脆弱性的人身上：在情緒低落時，舊有的慣性認知模式相對自動地被啟動了，造成兩種主要後果。第一，思考不斷地在相當陳腐的「心理溝槽」（mental grooves）中運轉，無法找到有效的方式走出憂鬱狀態。其次，這樣的思考本身強化了憂鬱心情，再反過來導致更多的想法。這麼一來，透過自我延續的惡性循環，本來輕微和暫時性的心情低落，可以升級成為更嚴重和損傷個人能力的憂鬱狀態。我們將在第四章詳細說明這個模式，以及它如何改變我們的理解，影響我們採用一個截然不同的方法，來降低復發風險。我們的看法是，**預防憂鬱症復發所需要做的是，當病人感到難過或其他復發可能發生的時刻，協助病人跳脫這些反覆過度思量和自我延續的心智運作模式**。先明白這樣的脆弱模式後，現在我們回來看認知治療如何達成效果。

認知治療如何降低憂鬱症的復發與再發

雖然在一九八〇年代後期，已經有研究顯示認知治療能減低復發風險，但沒人知道這樣的效果是如何發生的。如同我們所見，針對憂鬱症的認知治療，最初立基於這樣的臨床模式：容易罹患憂鬱症跟持續潛在的某種功能失調態度或假想有關。從此觀點來看，透過認知治療降低復發風險，就在於治療能有效減低功能失調的態度；但這個假設並不被實證研究所支持。[61]研究顯示，即使認知治療的長期效果顯著優於藥物治療，但在治療之後測量病人的功能失調思考（功能失調態度量表），這兩種治療法所得到的結果並沒有不同。[62]這個極為重要的發現進一步支持這個看法：在非憂鬱的狀態下，功能失調態度的**程度**，並不是問題的重點。

那麼，認知治療是透過什麼樣的認知過程，而減低憂鬱症的復發與再發？在我們考慮這個核心問題的時候，我們假定：以認知治療改變病人的憂鬱思維和功能失調態度中的信念，也就是透過改變憂鬱思考的**內容**，而獲得治療效果。而我們更為詳細的理論分析，則提出另一種可能性[60]。雖然，認知治療明確強調要改變病人想法的內容，但我們瞭解到當治療成功時，病人跟自己負向思考與感受之間的**關係**，也暗地裡被改變了。特別是，當負面想法出現的時候，一再地將它們辨識出來，並且後退一步去評估想法內容的正確性，這麼做經常能讓病人的**觀點**，從負向想法和感受中轉換出來，不再將這些想法視為必然的真實，或自我的一個面向，轉入另一個觀點，將負向想法和感覺視為心智中流過的活動，它們不必然正確反映現實，更不構成自我的主要面向。在先前認知治療的討論中，已經認可這種「保持距離」（distancing）或「不以此為中心」（de-centering）的態度是非常重要。[20]但它們通常被視為了要改變想法內容的手段，而不是目的本身。

然而，其他人已提出「不以此為中心」的態度，具有更重要的角色。英格倫和賀倫指出「認知治療所倚重的是，協助病人轉換到處理的控制模式，這個模式具有後設認知（metacognitive）的性質，將焦點放在憂鬱相關的認知……一般我們稱之為『保持距離』……認知治療的長期效益，有賴於教導病人在未來面對壓力時，能夠啟動這個過程」（p.272）。[63]

認知治療如何產生效果？這個觀點代表了我們對這個問題的瞭解，有了根本的轉變。先前，我們和其他人都只是將「不以此為中心」的態度，視為認知治療中多種技巧之一。後來，我們的分析則顯示，它是主要核心。我們的看法是，不以此為中心意謂著能從一個更大的視角來看待念頭，能夠看到念頭只不過是「念頭」，它不必然反映現實。這個認知治療的基本面向，能保護人們遠離未來的憂鬱症。如果沒有啟動不以此為中心，病人就會跟自己爭辯他們的念頭是真或是假，然後找出證據來支持或反對負面的念頭，如此一來就又受困於思考的循環。

這個觀點的轉變，讓我們擁有更多自由來考慮另一種預防復發的取向。我們的任務在於想辦法教導病人從負面想法中脫離出來，能夠用更好的方式，使用認知「空間」，而非讓反芻式思考將此空間填滿。（我們尚未描述太多心智模式的這種特質，因為這樣會離題太遠。簡言之，多數心智模式假定，有意識、具覺察力的訊息處理會佔用「限量頻道」的空間。這意謂著，如果有限的頻道能夠被非反芻式的思考素材所填滿，那麼在這段期間就沒有辦法進行反覆的思考。要了解更多關於這部分的內容，請見蒂斯岱等人的著作。60）

我們能夠直接進入這個過程嗎？也就是說，我們能否找到一個方法，去改變自己和自己的思維與感受之間的關係，而這樣的方式不需要明確地指向改變思維的內容？

當我們在琢磨這些問題時，蒂斯岱想到他近十年前在牛津的大學精神醫學系工作時，所思考過的一些可能性。他當時已經對靜修（meditation）產生興趣，因此他的同事邀請他去聽一位美國出生的佛教僧侶阿姜蘇美多（Ajahn Sumedho）的演講。蒂斯岱驚訝地發現，阿姜蘇美多闡述佛教看待苦的核心概念，竟然和認知治療的基本假設非常雷同。兩者皆強調，讓我們不快樂的並不是經驗本身，而是我們跟經驗的**關係**（以佛教的分析而言）或我們對經驗的

解釋（以貝克的分析而言）。而且，佛教正念禪修的核心，包括學習**把想法當作想法**（也就是說，當作心理活動，而非當成「事實」或當成「我」）。如此一來，就能夠逃離無益的思維型態所帶來的後果，否則人的行動可能就會受控制，內心也會陷入痛苦。

受到這個演講的啟發，蒂斯岱開始構想是否可能教導憂鬱症病人將負面的想法**當成**想法，藉此協助病人從想法中脫離。同事們支持這樣的構想，但也提出了關鍵且棘手的問題：「怎麼做？」這就是問題卡住的地方。因為當時似乎沒有一個明確的方法，能使用簡短、有結構的心理介入方式，將佛教內觀禪修（Buddhist insight meditation）的微妙之處傳達給所需的病人。

因此，雖然蒂斯岱持續探索使用其他形式的禪修方法來協助憂鬱病人（蒂斯岱[64]），卻一直擱置他當初的想法——透過禪修來幫助病人從負面思考的中心脫離出來。這一擱置本來可能會經歷很長的時間，但隨著我們的同事馬莎·林麗韓（Marsha Linehan）來訪，幸運之門就被開啟了。

馬莎在一九九一年的年休假，花了部分時間跟著蒂斯岱和威廉斯待在位於劍橋的醫療研究委員會應用心理中心（Medical Research Council's Applied Psychology Unit）。她已經將不以此為中心的概念應用在她所發展的辯證行為療法（dialectical behavior therapy）[65]。她花了很多年的時間發展這種心理治療方法，所治療的對象就是帶給臨床醫師最大挑戰的族群，也就是那些被診斷為邊緣性人格疾患的人。在她所發展的治療手冊中，有許多練習是用來訓練病人留意他們的經驗，讓病人能夠觀察當下發生的事件。她介紹一種稱之為「正念」（mindfulness）的訓練程序，引導病人從思維和情緒中退一步出來，而不要將它們看得那麼真實，以此保護自己免於受到強大想法和情緒的干擾。

馬莎在劍橋的這一段時間，除了和我們分享她的工作之外，還提到了喬・卡巴金（Jon Kabat-Zinn）這個名字。看起來，卡巴金已經在健康照顧領域中發展出一套簡短、結構性的課程來教導正念，對象是患有慢性疼痛的病人。現在離我們和馬莎的對話已經過了一年，我們正尋找方法來訓練康復中的憂鬱症病人，從憂鬱的思維中脫離出來。我們想起了這段對話，也想到當時阿姜蘇美多的演講所激起的想法：喬・卡巴金的課程，是否能夠提供我們和蒂斯岱早在一九八四年就開始尋覓卻無所得的前進方向？我們決定更仔細地來瞭解喬・卡巴金所做的工作。

正念

喬・卡巴金如此描述正念：「正念意謂著，用一種特定的方式去留心：刻意地，處在當下此刻，並且不帶批評。」（p.4）[66]非常直接，又簡單。臨床實務上如何運用正念？卡巴金在麻州大學醫學中心的減壓門診有幾個特徵。在那裡，他教導古老的正念禪修，從原本的靈性實踐，卡巴金將之擴大應用到因各種慢性身體疾病而受苦的病人身上。他的目標就是要讓病人有能力，以不同的方式來回應生活中的壓力，讓他們遠離那些往往使壓力變得更糟、妨礙解決問題的心理反應。

我們對卡巴金的工作內容瞭解不多。當時我們剛好在多倫多聚會，也正在考慮這個方法是否適切。我們知道他寫過一本跟他的減壓課程有關的書，《正念療癒力》（*Full Catastrophe Living*），因此我們三個人就走到Clarke附近的卡文迪（Cavendish）書店買了三本書，在接下來的幾個小時，全神專注地閱讀。

書中描述病人從課程中所得到的成果，和我們開始在認知治療中所看到的主要改變歷程，有令人驚訝的相似性。我們很快就清楚看到，卡巴金所教導的正念，訓練病人採取更寬廣的視角，只是如實地觀察自己當下的想法，因此跟自己的心理活動內容培養一種保持距離的關係（decenter relationship）。例如，書中67有個故事描述一位剛從心臟病復原的病人，他在晚上十點的時候，還在路邊打開強烈的照明燈洗他的車子！突然間，他覺察到其實沒有必要這樣做。他認為他必須要洗車子，這樣的想法只不過是一個想法。問題就在於他從來沒有停下來，去質疑自己認為需要做的事。當我們正試著想要瞭解認知治療如何產生保持距離的效果時，卡巴金的描述可以說是精確地總結了我們心裡的想法：

> 值得注意的是，當你能夠將你的想法，看成只是想法，它不是「你」，也不是「事實」，這會帶來多大的解放。……認知到想法只不過是想法，這個簡單的行動，能夠將你從想法創造的扭曲現實中釋放出來，容讓更多清晰的洞見出現，讓你感覺到更能掌握自己的生活。（p.69-70）67

在那個時間點，這個非常重要的元素，最能夠跟我們產生共鳴。

還有幾個其他的理由，讓我們相信這個取向跟我們相關。首先，卡巴金教病人的正念練習，包含覺察力的練習。想法—情緒的循環是演變成自我延續的因素，而根據我們對這個循環的瞭解，有目的的覺察力練習，可以讓我們在有限的訊息處理頻道中，具有「佔用空間」的好處。惡性的反覆過度思量所需的資源，就相對變得匱乏。

其次，對想法、感受和身體感覺的覺察力提升，這樣的練習符合我們的需求，也就是幫助病人在他們最有可能陷入憂鬱的早期即有所覺察。正念練習可以為將要發生的雪崩，提供早期的警戒系統，在岩石滑落之前便阻止這個狀況的發生。

再者，我們無法忽視麻州大學正念減壓（MBSR）課程的另一個重要的面向：每個團體能夠容納超過三十個人，這一點確實能夠滿足目前憂鬱症人數劇增的需求。這個課程並不嘗試去處理成員個別的想法內容。

這是另一個同樣可以達到跟負向想法保持距離的方法，我們認為，認知治療能夠有效預防復發，其關鍵點在於不以此為中心（decentering）的做法。正念減壓是一個充分發展、具有高經濟效益的治療方案，能夠提供給許多病人使用，而且得到越來越多實證研究的支持。我們是否可以將它當作一個模版，然後發展我們自己的方法來協助從憂鬱症康復的病人？雖然這些技巧還不見得可以應用到重度憂鬱的病人身上，但令人鼓舞的跡象顯示，對於那些經常伴隨著憂鬱症的疾病如慢性疼痛[68]和廣泛型焦慮症[69]，運用這些技巧可帶來相當的效果。也有證據顯示，在完成初始訓練之後，長達三年的時間之中，大多數病人能夠繼續保持某種型式的正念練習。[70]

簡言之，正念為預防憂鬱症復發提供了一些可能性。我們將它視為替代方法，用來學習與負向反應保持距離的技巧、訓練病人辨識出心情正在變糟的瞬間，以及用這樣的技巧來佔據訊息處理頻道中的有限資源，排擠反芻性想法—情緒循環（ruminative thought-affect cycles）所需的資源。

到麻州大學醫學中心的減壓門診

既然如此，為什麼我們沒有馬上衝到麻州的伍斯特（Worcester）去帶回這些想法呢？我們討論著是否應該聯絡卡巴金，但無法輕易確定這是個好主意。我們得謹慎一些，原因之一是，像這樣的正念和覺察力練習的探索，有可能讓我們遠離原先想要設計一種保健型認知治療的任務。此外，我們之中只有一個人有正念練習的經驗，而且僅因為他相信這個方法可能為曾經憂鬱的病人帶來希望。實際上，蒂斯岱在一九八五年已經從牛津搬到劍橋，帶著一個明確的計畫，希望探討禪修對處理憂鬱狀態可能帶來的利益。

但我們也必須承認有一個抱著懷疑的看法。有什麼證據顯示，正念修習比放鬆訓練更有效果？麥克蘭（McLean）和哈克斯岑（Hakstian）在一九七九年的研究是檢視心理介入最早的研究之一，結果不就顯示了認知行為治療對憂鬱症的效果明顯優於放鬆訓練[71]？如果吸引我們的原因只是因為正念和認知治療的原則與實行存在雷同，那我們為什麼不使用認知治療就好了？最後，我們必須承認，我們不確定這樣的舉動對我們在科學研究工作中的同事，會帶來什麼樣的影響。正念修習似乎太接近某種宗教修行的形式，而且儘管我們對宗教抱持不同「看法」，我們希望最好能將這種個人議題留在實驗室或門診之外。

所以，雖然有很多理由想進一步探究正念，但我們也有許多保留。最後我們的共識是，至少我們會進一步探索正念這個方法。我們將聯繫卡巴金，對一、兩個病人做些正念練習的小規模測試。在這個階段，我們的計畫尚不知道要往哪個方向進行。以下兩封不同語調的信件，清楚顯示當時的意見差異。第一封是西格爾寄給蒂斯岱的信；第二封則是蒂斯岱寄給喬．卡巴金的信。一直到我們回顧舊檔案準備要寫這本書時，才注意到這某種不可思議的巧合，我們在同一天所寄出的兩封信中奇特地並列著不同態度：

西格爾的信透露出一種不自在的語調：

……我有機會對一位憂鬱症癒後六個月的病人嘗試使用「只注意呼吸」的技巧。她的反應大致上還可以，也同意持續做一個月的紀錄，並練習「覺察到注意力正在遊移，把注意力帶回念頭」。另一方面，我的反應是：我正在教她禪修耶!!這讓我感到一種莫名的不舒服。在一月要交流看法時，這將會很有趣……

蒂斯岱寄給喬．卡巴金的信就顯得非常不同。信中提到他對這個主題長久的興趣，以及他明確的熱忱，想要來探索新的領域。

……由於負面想法的流動，對於臨床憂鬱症的持續，發揮明顯的作用，我越來越有興趣探索有沒有可能運用和禪修相關的方法……

以及

你擷取佛教正念禪修的精華，將它轉譯成容易親近的形式，同時能夠明顯有效幫助一般的美國人，這讓我感到欽佩。基於個人和專業的理由，我非常希望探究是否適合將你的方法運用來治療憂鬱症。

我們的內心一方面夾雜著熱忱與好奇，另一方面又缺乏信心與擔憂，這恐怕是其他受過行為與認知訓練的治療師，也會有的典型反應。儘管在我們之間有一定程度的懷疑和不同看法，但從閱讀和聆聽在正念減壓課程中使用的錄音帶，我們清楚知道，至少裡面的一些元素，對於我們仍然期望發展的保健型認知治療，可能會非常有幫助。無論正念減壓課程背後的哲理是什麼，我們都想親身觀看課程中病人學到什麼實際技巧。

現在，我們已經有了理論模式，強調改變病人和他們負面想法與感受之間的關係。我們不再認為認知治療的關鍵因素（這個方法能夠保有持久效果的原因），是去改變一個人對自己的想法和態度所具有的相信程度。相對的，我們相信關鍵因素在於，病人是否能學會對自己的思考型態採取一種不以此為中心的觀點（decentered perspective）。如果這個方向是正確的，那麼我們就沒有必要去改變人們想法中的內容，而只要改變他們如何看待想法的內容。我們已經瞭解到，正念減壓課程所強調的是抽離，這部分是我們可以學習的。我們在一九九三年十月拜訪喬・卡巴金，也實際參與一些正念課程。

第三章

發展正念認知治療

一九七九年，喬．卡巴金在位於伍斯特（Worcester）的麻薩諸塞大學醫學中心，成立減壓門診（提供正念減壓〔Mindfulness-based Stress Reduction〕課程）。當我們跟他聯繫的時候，他和他的同事們已經幫助超過一萬人，這些人有各種不同的狀況，包括心臟病、癌症、愛滋病、慢性疼痛，以及和壓力相關的腸胃道疾病、頭痛、高血壓、睡眠障礙、焦慮及恐慌症。到了一九九三年，該診所已經評估了這個方法針對焦慮症[69]和慢性疼痛[68]病人的功效。證據顯示，大多數病人不只減緩了長久以來的生理和心理症狀，甚至在態度、行為及對於自我、他人和世界的感知上，都有深度的正向改變。

麻州大學的減壓門診實際上在做什麼？這個課程為期八週，每週二個半小時，課程帶領人跟大約三十位病人會面；這個課程需要深度的參與承諾。例如，在每週課程之間的日常練習（每天長達到一個小時），是課程中的必要功課。學員被告知，參加減壓課程可是相當有壓力的！

這個課程的主要內容，就是正念修習的密集訓練，目的是提升病人對當下一刻接著一刻的經驗產生覺察。學員在廣泛的練習中，學習將注意力焦點放在呼吸，以此作為「定錨」（anchor），一旦出現念頭、擔憂，或正在失去覺察力的時候，就馬上把注意力帶回到當下；透過這樣的專注力訓練，帶來內心開放的覺察，同時清楚看見自己的經驗，包括其中最讓自己感到恐懼的面向。

第一印象

第一次參訪減壓門診，我們受邀參與正念減壓課程的第一堂課，由卡巴金帶領，課程在一個鋪有地毯的大會議室進行。我們注意到的第一件事是，團體的組成有別於我們過去所習慣的，許多學員似乎都面對非常艱難的醫療狀況；另一方面，團體中大多數成員並沒有嚴重的心理健康問題：這些成員看起來似乎很高興來到這個課程，且相當願意分享他們的經驗。我們知道這個門診原本的設立目的，是要處理嚴重的慢性生理疾病和失能，但我們還不太確定，這樣的經驗是否如我們所想像的，能夠連結到憂鬱症復發的問題。尤其讓我們感到不確定的原因是：憂鬱症如同其他心理問題，本身就帶有一定的「沉重感」——猶如正經歷創傷和面對危機的一種明顯感受。況且，復發的心理健康問題會帶來羞愧感、自我厭惡的感受，就許多方面來說都和生理問題不一樣，後者比較不會讓人感到丟臉。

正念減壓第一堂課的焦點，是讓成員更能夠覺察到那些我們經常放任自己處在「自動導航狀態」的傾向；發現原來當我們從事日常活動時（例如吃東西），大部分時候都沒有覺察到自己正在做什麼。之後，帶領人引導成員將覺察逐一帶到身體的不同部位（「身體掃描」）——就只是將注意力放在每一個身體部位，覺察一刻接著一刻的感受，而不以任何方式去嘗試改變當下的感受。

雖然每週課程的內容不同，但這一切跟認知治療歷程所帶來的效果，並無矛盾之處。事實上，課程中的練習強調對事物產生覺察，以及強調跳出自動導航系統，這在我們看來都是曾經憂鬱過的病人需要學習的核心觀念，一旦他們的心情開始變差時，就能夠覺察到早期的復發警訊。這裡的練習正能幫助他們做到這點。

這個課程先從身體掃描的體驗開始，（在後續課程中）介紹對呼吸、身體、影像和聲音的正念修習。相較於多數憂鬱症的心理治療方法，這裡更注重的是身體的感受，透過正念的伸展移動來詳細探索各種型態的身體感受，以及對這些感受的反應。除此之外，無論選擇將注意力放在什麼地方，學員被教導要盡可能地允許想法、感覺和身體感受在心裡來來去去。嘗試去留意我們的心，總是傾向於依戀我們認為正面的經驗，而拒絕或逃避我們認為負面的經驗。除了日常的覺察力練習，在課程中的某個階段，學員要完成的作業是，記下一週之中的愉快事件和（下一週的）不愉快事件。學員必須特別注意自己對這每一個事件所產生的想法、感覺和身體感受。

第一堂課之後，接下來每週課程的進行總是以正念修習為優先（例如帶領人引導學員練習身體掃描，或專注在呼吸的靜坐練習）。每一堂課的其餘時間會進行對話，或做更深入的練習，也有詩與故事的分享，以及覺察練習，目的都在於幫助學員提升對「此時此地」的覺察（詳情參見卡巴金所寫的《正念療癒力》一書[67]）。這個課程要傳遞的基本訊息是：我們（不論病人或臨床醫生）都經常被關於過去、現在或未來的想法或感覺所席捲，總是因「置身他處」而錯失當下時刻的鮮明感覺。如果我們能夠活在當下，在生活中就會變得更清醒，更能覺察到每一個時刻，也更能意識到我們所擁有的選擇。

儘管減壓課程中所使用的某些詞彙，與我們在認知治療中一般會使用的有所不同；然而，第一次參訪過後，加上相關閱讀以及聆聽課程中的引導靜修錄音，我們發現要將這兩個方法結合是相對容易的，不需要改變太多我們原本跟病人一起做的事。我們特別喜歡，在這個課程當中，成員所學習的其實是控制注意力的通用技巧。因為這樣技巧普遍可用，學習時機就不必侷限在一定要有負面想法和感覺才能夠練習，而是日常生活中的任何經驗都可以用來練習。這似乎很貼近我們的需求，我們需要的是一種即使病人沒有處於憂鬱狀態的時候也可以使用的技巧。在這些時候，病人尋求的是能夠增加正向幸福感的方法，同時也能減低未來憂鬱復發的風險，而不是要改善目前的憂鬱症狀。

從我們的目的來看，正念減壓課程還有另一個優於傳統治療的地方。由於我們想設計的治療計劃，是針對處在發作期之間的病人，在那個時間點，人們實際上不會主動尋求治療。正念減壓課程所教授的技巧如專注呼吸，或以瑜伽為基礎的正念伸展運動，正是很多人在空閒的時候用來促進健康和保健的活動。因此，這正是合宜的預防方法。

此外，正念減壓學員被賦予的功課，就是每天練習正念技巧。證據顯示，學員在課程結束之後會持續練習（長達三年不等70）。這似乎是個珍貴的方法，讓新的學習不會中斷，而這個方式非常適合處在康復期的憂鬱症病人，因為他們需要時時做好準備，以面臨幾個月後、甚至幾年後可能出現的某個事件。如果學員遇到了困難，每天的練習可確保他隨時能夠運用學到的技巧。而且，當學員提升了對時時刻刻保持覺知的能力，也就可能早一點覺察到剛開始要復發的跡象，進而在介入有最大成功機會的時間點，採取適當的行動。我們開始思索如何將正念減壓和認知治療結合起來，設計成一套新的認知治療，以協助從憂鬱症恢復的病人繼續保持健康的狀態。

謹慎的理由：個人的正念練習，以及為了履行承諾

第一次參訪麻州大學時，帶領人就提醒我們：如果認真考慮把正念融入我們的治療取向，那麼，作為未來的團體帶領人，我們自己必須先修習正念。坦白說，當時我們還不太確定是否

要這樣做。畢竟，我們並沒打算教導正念減壓課程，而只想把一些技巧融入我們的保健型認知治療。吸引我們的，主要是正念和認知這兩個取向在理論和實務上的交匯——需要留意復發的早期警訊；需要從負面想法的中心抽離出來；需要將注意力有效運用，以便讓與復發相關的想法—情緒之自我延續循環無法繼續。以上這些需求，似乎並沒有要求我們去開展自己的正念修習。因此，我們先將這個意見「寫下來」：以後再考慮。

第一次參訪的所見所聞，已經足以讓我們肯定，正念減壓課程可能是一個方便的工具，教導許多關於跟負向想法保持距離的原則和實際做法，以達成降低復發的風險。當然我們只見證了第一堂課，但是，當時我們已經很確定曾患憂鬱症的病人應該要如何改變，因此不難想像，課程的其餘部分（如果我們有時間參與）應該也會證實我們的觀點。

如前所述，我們決定把正念納入「常規」認知治療的形式，這樣的形式可納入我們所熟悉的問題解決取向。這看起來是一個相當不錯的折衷，讓我們不需要全盤接受跟禪修有關的價值觀和做法，同時又可以善加利用正念減壓課程的大部分內容。

然而，還有第二個原因讓我們必須謹慎。將認知治療和另一個不同的取向（不管多麼類似）結合，並不是當初我們獲得研究贊助時所提出的做法。融入任何正念減壓課程的技術，可能被認為對認知治療改變得太多，以致不再單純只是一種保健型版本的認知治療。此外，我們認為需要有一套方法教給那些在憂鬱急性期，未接受過認知治療的病人，而我們目前所提出的，已經偏離了標準的保健型治療（就是，將在急性期的治療方法，延伸到保健期），而是一種可能有更廣泛應用的方法，但是這並不是當初我們對麥克阿瑟基金會承諾要發展的方式。

當時不清楚要如何進行才是最好的做法，我們最終決定直接面對問題，並聯繫庫普弗博士討論這個兩難，想聽聽麥克阿瑟基金會對這個新計劃的想法。他的決定成了這個計畫的重要轉折點，他鼓勵我們發展任何我們認為最有效的治療方式。他認為，計劃成功的操作型定義之一就是：不管我們發展出什麼形式的預防治療，最終都必須將它寫成使用手冊（manualized）；而且在麥克阿瑟計劃結束後，這個治療計劃在理論和實證都應該具有足夠的可靠性以供評估。這樣的手冊化，已經成為臨床試驗方法學中的重要面向[72]。如果做不到這一點，臨床醫師無法可靠地教授這個方法，也無法將這個方法廣泛使用在有需要的病人身上。在接下來的幾個月，我們開始著手撰寫一份初步手冊，以結合正念減壓課程和認知治療的部分策略。

注意力控制訓練

為了突顯注意力訓練在我們的預防性介入方法所扮演的重要角色，我們決定把這個版本的認知治療，定名為「注意力控制訓練」（attentional control training）。注意力控制訓練的目的，是要結合正念和認知兩個取向，以提高病人的覺察能力。這會有三個正面的影響：首先，覺察力讓病人注意到他們即將經歷危險的情緒擺盪。其次，覺察本身就可能瓜分掉支援反覆思量所需的珍貴處理資源，從而減少反芻式思考。第三，儘管低落的心情習慣性地讓自動化、與憂鬱相連的想法型態出現，但病人可以從中抽離出來。這種情況下，認知治療的技術就能讓病人處理任何難過心情所激發出的負面想法。

這在理論上聽起來很棒，但我們需要好好檢視這些想法。這個治療方法是否對我們的病人有用？這樣的原理是否能夠讓我們的學術同行感到信服？關於第一個問題，我們決定開始帶領各自的測試性團體（pilot group）。關於第二個問題，我們將寄出治療手冊的草稿給麥克阿瑟研究網絡的成員，以聽取他們的意見。

在測試性的團體課程，我們以麻州大學減壓門診所發展的八週課程結構，作為注意力控制訓練的基礎，並將其修改以符合憂鬱症復發預防的主軸（儘管每週課程的時間縮短為二個小時）。我們讓成員聽卡巴金所錄製的二十分鐘正念引導錄音帶（我們為配合目的而縮短了引導錄音），以學習正念。我們要求學員每天聽一次錄音，作為在家的練習。測試性團體還觀看了一集電視節目《內在療癒》（*Healing from Within*，比爾．莫耶斯〔Bill Moyers〕「療癒和心靈」系列其中一集，由美國公共電視製作），內容介紹減壓門診的八週正念減壓課程。

我們從八週的試驗性團體課程所得到的回饋，非常有啟發性。每個團體中都有些病人感覺很好，似乎學到了一些技巧來解決生活中的問題。然而，也有一些學員在運用注意力控制技巧和觀察情緒變動時，遇到相當大的困難。老實說，這個結果反映了一些我們沒有明言的假設。現在回想我們帶領團體的方式，我們似乎相信用這個方法來處理輕微的負面想法和感受，是沒有問題的，但如果要面對較嚴重或頑固的問題，就行不通。在我們的測試性團體中，當我們建議學員去覺察那些他們感到困難的問題時，學員都婉拒了；而我們也很快就收回建議，因為我們其實並沒有足夠的信心，認為這個方法能夠處理困難的問題。

我們的意圖在於，學員能逐漸學習到保持距離的技巧，那麼在面臨想法和感覺快要失控時，就隨時可用上這些技巧。但學員的經驗和行為，並沒有按照我們精心設計的計劃進行。雖然他們可能已從憂鬱症康復，但他們想討論生命中的迭蕩起伏。問題就在於課程初期，當病人還沒有學會保持距離和回答想法（thoughts answering），這些我們認為的重要技巧之前，他們想要尋求的幫助是如何處理這些惱人的情緒。

那麼，我們如何回應這種情況？回想一下，注意力控制訓練的主要目的，是教導學員能夠抽離的技巧，希望讓他們走出「自動導航」的心智狀態或模式，在帶有憂鬱的想法自動延續和提升之前，就能夠防範未然。但是，當病人的情緒起伏無法就只靠抽離的技巧來處理的時候，你該怎麼辦呢？當病人已經嘗試了從想法中脫離，但負向感覺仍然存在的時候，你該怎麼辦呢？我們的假定是，我們會自然地就進入認知治療模式來處理這些問題。

然而，帶領由十個或更多的病人所組成的團體時，不會有足夠的時間來處理每一個人的個別問題。如果要完全依照個別認知治療中的程序來處理這些問題，我們需要做的包括：指認出造成不舒服情緒的種種負面想法，思辯各種支持與反對負面想法的證據，評估替代的可能性，以及擬定行為實驗等等。儘管，一些治療師已經發展出團體形式的認知治療，但我們也希望在團體中教授其他技巧，若同時再加上教導標準的認知策略，時間絕對不夠。我們想要教導病人適時抽離，注意力控制是其中非常重要的技巧，但似乎沒有辦法透過我們所設想的方式來傳達給病人。

有些事情好像不太對勁，但到底是什麼？我們對復發問題所持的理論觀點，似乎是條理清楚的。同樣的，我們從正念減壓課程中所做的修正，並將此融入注意力控制訓練，看來也無大礙。例如，我們讓病人聽二十分鐘的錄音，因為我們沒有把握病人能接受更長的錄音引導；在麻州大學使用的錄音是四十至四十五分鐘。但是，像這樣在程序上所做的更改，並不太可能是讓我們遇到困難的原因。看起來出差錯的是一些更根本的東西。

注意力控制的訓練課程所遭遇到的困難，還不是我們唯一的問題。一九九四年冬天，我們寄了治療手冊的草稿給庫普弗，想聽聽他的建言，他也轉寄給其他審查委員。讓我們懊惱的是，針對我們的成果所能帶來的貢獻，審查意見持懷疑態度。審查委員所提出的疑慮是，我們過於著重正念訓練，忽略了以認知治療為本的珍貴部分，那才是病人真正需要的。審查的結論指出，「強調個別練習和在家練習雖能提供有效的學習經驗，但目前仍然不確定正念技術如何有助於控制未來的憂鬱症復發風險。」我們原本認為非常創新的部分，卻無法讓審查委員認同其意義。

這個時候，我們處於十字路口。我們非常努力，希望帶入新的想法來說明康復階段的憂鬱症病人所面臨的挑戰，並且亟欲尋求更能對症下藥的新型態介入方式。儘管如此，我們顯然沒有成功說服審查委員，讓他們認為有注入新想法的必要。審查委員在我們的提案當中，只看到認知行為的介入原則與做法被弱化了。從現在來看，評審是正確的。在第一版的手冊草稿中，涵蓋的認知和行為技巧可能真的太少了。如果病人沒有好好地被教導認知與行為技巧，可能會把他們推向一個模糊地帶——一邊是被證實有效降低復發的治療，另一邊則是一套應對憂鬱症的新原則和新做法，危險的是它尚未被證實有效。我們必須決定：退回到原計劃，制定一套保健型認知治療，供康復後的病人使用，或者進一步釐清以正念為基礎的方法在臨床運用的潛力。

在正念減壓課程中，帶領人實際做的是什麼？

一九九五年春天，我們第二次造訪麻州大學醫學中心的減壓門診，這次比上次少了確定的感覺，還有一個重要的區別，第一次參訪時，我們只有實際參與第一週的課程，然後只透過討論（或閱讀）來瞭解課程的其他部分。第二次訪問，我們有機會親臨三堂各別的課，其中一堂課我們遇到學員正在處理生理與情緒問題帶來的困擾。我們總算看到了注意力控制訓練與正念減壓課程之間的差異，這是我們過去不知道的部分。特別是，我們看到資深的正念指導老師如薩奇・聖多瑞里（Saki Santorelli）、費里斯・厄班諾斯基（Ferris Urbanowski）和伊蘭娜・羅森堡（Elana Rosenbaum）如何處理學員的痛苦情緒。他們並沒有嘗試去修復問題，或給予解決方案。當學員表達難過或害怕、出現自我批評，或無望感來襲時，帶領人所教的是另一種完全不同的方法——鼓勵成員「容許」困頓的想法和感覺留在那裡，和善地覺察著這些想法和感覺，「歡迎」它們，而非「亟欲解決」它們。對我們而言，看到了這個差異，需要做的並非只是微調注意力控制訓練的方法而已。如果要有所進展，我們必須瞭解這個差異的本質。否則就只能停滯在這裡，無法將認知治療和正念方法進行有意義的整合。

這回，我們不再只是把從正念減壓課程所見到的轉譯成認知治療；我們決定重新審視正念減壓課程的完整面向，而不僅僅關注符合我們原有理論的那些部分。我們再次思考這個事實：所有正念減壓的帶領人，同時也都是正念禪修的修習者，當他們鼓勵病人用來面對困境時所採取的態度時，他們本身也正在體現同樣的溫和態度。帶領人展現的是「邀請」（invitational）的態度。除此之外，帶領人和學員的經驗之間總是假定存在著某種「連續性」。比方說，如果課堂成員描述他覺察到自己的自我批評傾向，那麼，如何處理自我批評，其實也是帶領人和課堂中其他學員之間的共同經驗。這個假設很簡單：我們的心傾向用同樣的方式運作，幫助者與被幫助者，兩者的心智運作是沒有什麼差別的。

我們自己的正念修習？

當我們深思這樣的改變時，隨即覺察到一件再也無法避開的事：我們自己的正念練習。回想第一次參訪減壓門診並開始試驗性課程時，我們幾乎將正念減壓課程看做是一套教導學員注意力控制的方法，僅僅是一項技巧訓練。我們覺得只要透過卡巴金的正念引導錄音帶，讓成員在課堂或家裡面練習，就足以傳遞這樣的技術。但這個觀點與我們接收到減壓門診職員的精神，背道而馳。

減壓門診的職員一貫強調，帶領人自己的正念修習是非常重要的，而且就在我們初見面的幾分鐘內，他們就詢問我們對於正念練習的投入意願。我們現在親眼看到，正念減壓帶領人非常難能可貴地，在面對病人最為強烈的苦惱和情緒時，總能體現出一種截然不同的關係。我們看到正念減壓帶領人所做的，已經超越了處理負向情緒的層次；這是我們在團體治療中安守在治療師的角色下，所無法做到的事。現在，我們更能清楚看見這兩件事如何連結：**帶領人能夠以如此不同的方式來處理負面情緒，來自帶領人不間斷的正念練習，因此，他們是基於自己對正念禪修的體驗來教授正念技巧**。正念減壓帶領人所傳達的一個重要部分是，在課堂與成員的互動中，他們體現正念。

這一點最終說服了我們，瞭解到第一次訪問時那個沒被我們放在心上的建議，裡面所隱含的智慧。成員在正念減壓課程中，透過兩種方式學習正念：一是透過自己的實際練習，二則是帶領人在課堂中處理相關議題時所具體展現的正念。這完全迥異於我們早先的概念：將正念當作是一項技術，我們以為不管治療師本身是否有正念的修習，病人能夠從治療師身上獲得訓練。但如果治療師教學的時候自己沒有修習正念，課堂成員的學習是有限的。就像攀岩一樣，學員需要感受到帶領人具備技術和經驗，足以應付可能出現的困難；在正念訓練中，帶領人也要跟著病人一起參與，而不只是站在岩壁底下給出指導語而已。作為臨床醫師和科學研究者，我們的挑戰就是實際進入正念修習，從自己的內在去體驗正念。我們對自己承諾，要開始培養有規律的正念修習。

允諾要練習是一回事，實際去做又是另一回事。做著這件我們要求病人去做的「簡單」事情時，我們費盡許多力氣。在忙碌的每日行程中找出時間，或者比平時提早四十五分鐘起床，都是困難的。我們發現，總會有各式各樣的完美藉口，讓自己從每天練習的紀律中鬆懈一下。我們還面對另一個問題：我們正在做的這件事，該透露多少給同事知道（後來發現這只是個小問題，我們驚訝地發現，其實很多的同事都悄悄地在做類似的練習，沒告訴別人）。還記得我們曾聽到正念帶領人對病人說：上這個減壓課程，其實滿有壓力的。現在，我們明白了。其他的先不談，我們對學員的敬重急遽上揚，尤其是那些一再掙扎然後依然每個星期都出席的學員們。

隨著時間的推移，我們能夠把正念練習的經驗融入到進一步的閱讀和互相討論之中，包括後續參訪減壓門診時和正念教師們的討論。我們在進行注意力控制訓練時所碰到的困難，教會我們很重要的東西。當時，我們為了降低憂鬱症病人復發而發展出來的治療方法，需要修正，而我們現在終於能夠重新審視，瞭解該如何修正。對於學員應該在課堂中學習的內容，和在家做的練習，我們的看法有了徹底的改變。我們變得更有信心，確定病人在他們的內在其實已經擁有所需的資源去處理問題、讓他們繼續前進。現在我們所關懷的是，如何協助病人感受到自己的力量，因此我們的理論和實踐都需要改變。

我們這個取向的意涵：「抽離」的本質

我們現在可以看出，這樣的理論分析不夠深入。我們曾強調，認知治療改變病人和想法之間的關係，這一點能保護病人免於復發。這就是我們所指的去中心化抽離（decentering）。但是我們現在發現，我們對於抽離的瞭解，太過針對性，同時卻又不夠針對性。

首先，我們所理解的太過針對性，因為主要都指向想法的部分。這是可以理解的，因為我們的出發點一直是為了瞭解，在認知治療中的想法改變，抽離扮演了什麼角色。但正念減壓課程教導人們去探索，不僅改變跟想法之間的關係，**也能**改變跟感覺、身體感受、行為衝動，也就是跟整體身心狀態，形成一種不同的關係。

其次，我們對於抽離的理解卻又不夠具體。「抽離」是一個模糊的術語，可以透過不同的方式、採取不同的心態去達成。例如，抽離可以被看作是「移步離開」，這可能意味著不去理會問題，希望問題會自行消失。它也可能意味著試圖從想法或感覺抽離開來，去抑制或壓抑，不然就逃避想法或感覺。以什麼心態去抽離，是至關重要的。正念的態度是**歡迎**與**接受**（allowing），展現的是邀請的姿態，與慈憫的氛圍。它鼓勵對困難保持「開放」，對所有的經驗採取溫和的態度。

擴大抽離的範圍，不僅運用來處理想法，而是採取接納和歡迎的態度，來面對所有的經驗。如果我們只聚焦於想法，那麼對於處理負面感覺和感受的方法，我們只能提供學員狹窄的觀點。擴大抽離的範圍，讓學員更有能力直接處理感覺、想法、衝動和身體感受，而不像我們在注意力控制訓練中所計劃的那樣，得先指認出與負面感覺相關連的負向思考型態，再加以改變思考型態。將抽離擴大運用到感覺、衝動和身體感受，可以讓人們有更多的「途徑」進入困難經驗。這樣一種替代的方法，讓學員即使完全處在負面思考的狀態時，也能夠將「友善的覺察」帶到受「想法—情緒—行為循環」所影響的身體部位。這些過程很難用文字描述，也因此更加彰顯了須從「個人的內在」，從持續不斷的正念練習來體會這個過程。

從治療師到帶領人：教導看待經驗的新方法

現在回想，當時我們把正念視為可以直接放入認知治療架構的一項技術，以我們的背景而言，當時這樣的理解是無可厚非的。在過去的訓練中我們被教導的是，遇到困難的臨床問題時，我們應該跟病人一同合作，觀察可能導致問題或讓問題惡化的任何想法、解釋和假設，藉此找出最佳解決之道。我們預期以同樣的方法來發展注意力控制訓練，將正念技巧放進這樣的基本治療架構中。然而，在後續參訪正念減壓門診後，我們清楚看到，除非改變治療的基本結構，不然我們會不斷地為了處理棘手的問題而回頭去搜索更複雜的方法。相反的，現在我們認為，治療計畫的整體結構必須轉變，而我們在其中的角色將從治療者轉變為帶領者。差別為何？因循認知行為的傳統，作為治療師，我們感到有責任幫助病人解決他們的問題，為病人的想法和感覺「解開糾結」，減少他們的痛苦，而且要一直追蹤問題直到解決。對照之下，正念減壓的帶領人清楚地將這個責任交回給病人，帶領人的主要任務是啟發病人的內在力量，以正念覺察一刻接著一刻的經驗。

正念減壓的帶領人鼓勵學員放下這個想法：只要夠努力，問題就會「解決」。如果能夠解決，當然很好。但正念的修習明確指出這樣的危險：用力去解決問題可能強化人們將問題視為「敵人」的心態，認為一旦問題消除，天下就太平了。問題就在於，這樣的做法可能會助長反覆思索如何解決問題，而這樣的努力，經常會讓他們一再陷入原本嘗試要逃脫的處境。許多年來，家庭治療師已經一再強調這個概念[73]；這也是林麗韓所提出的自我失效（self-invalidation）概念的核心[74]，這概念獲得相當多的實證支持[75]。

我們當然可以理解，陷入苦惱中的人總會希望避免進一步的痛苦。然而，正念減壓的方法要讓學員覺察到，我們是多麼快速地跳入急於解決問題的一貫反應。這個方法鼓勵學員先別急著解決問題，不妨刻意退後一步，試著透過非反應性（non-reactivity）的鏡頭來觀看問題，和善地覺察眼前的困境，然後體驗當下的感受。

許多人誤以為靜修是為了淨化心靈，或逃避、隔絕不想要的想法和感覺；正念減壓正好是這種錯誤觀念的對立面，修習正念並不是為了切斷或去除負面經驗。相反的，帶領人鼓勵學員從自己的經驗中看到，原來跟不想要的想法、感覺、衝動和身體感受相互交戰，有時候會製造出更大的張力和內在騷動。慢慢的，張力會減低。與其攪和在想法和感覺中去持續「餵養」這樣的張力，學員可在內心找到一個平靜的地方，好好地貼近觀察、探索自己的心理交戰。[67]

我們可以更加瞭解為什麼正念減壓運用身體作為焦點來培養覺察力，包括身體掃描練習，將覺察依序聚焦在身體的每個部位，還有正念伸展、正念行走和瑜伽。這些不是附加的練習項目，而是核心的方法，讓人們學習用不同的方式看待自己的經驗。正念減壓讓學員觀察到負面想法和感覺如何通過身體呈現出來。學員可以用覺察懷抱這些想法和感受，而非馬上把它們一腳踢開。從**身體**裡覺察到負面想法和感覺所產生的效果，讓學員有了另一個立足點，能夠從新的角度來觀看處境。對於我們來說，學習通過身體來面對困境，將成為一個關鍵的訊息。這個方法提供了一種替代的選擇，讓我們不再一貫地逃避困境或那些帶來痛苦的想法、感覺或身體感受，而且提出一種可靠的方法來「轉身面向」和「深深注視」這些經驗。如果觀看自己的經驗變得難以承受，可以使用呼吸或將注意力放在身體的一個中性聚焦點，讓自己穩定下來。這兩種做法似乎都具有「公平競爭」的效果，於是**任何**經驗，無論它被認定的價值或重要性為何，都值得我們關注。

基於所見，我們的結論是，學員不僅接觸到一套可在壓力初形成時使用的技巧或技術。實際上，他們學到了**更通用的心智運作模式，對於看待困難經驗特別有幫助**。規律的正念修習，讓學員瞭解了思維的本質——想法就只是想法，並且觀照自己與想法之間的關係。更多的是，正念修習有助培養一種全新的態度來面對所有的經驗，包括感覺、身體感受和行為衝動。

正念認知治療

總之，我們對於正念減壓課程具體內容的深度瞭解，和我們一開始試圖使用注意力控制訓練時所遭遇到的困難，有直接相關。當初找上正念減壓課程，是因為我們相信，抽離並且發展另一種跟負向思考的關係，是認知治療預防憂鬱症復發的關鍵。我們發現抽離在正念減壓課程中也非常重要。接著我們使用抽離的方法，來防範剛開始萌生的負面想法和感覺繼續擴大。然而，一旦遇到更強烈的感受，我們就回復到傳統的認知治療取向，這才意識到在注意力控制訓練的團體情境底下，根本沒有足夠的時間有效使用這個方法。我們見識到，即使面對最強烈的負面經驗，正念減壓的帶領人仍舊貫徹著「抽離」的態度；他們把抽離的技巧運用得比我們更深、更廣。我們終於明白為什麼卡巴金要將他的書稱為「充滿災難的生命」（Full Catastrophe Living）。[67]（譯註：此書繁體中文版譯名為《正念療癒力》）他的目的不是幫助人們避開生活中的災難，他和他的同事們要教大家的，是如何擁抱災難，並且安居其中。這個新角度提供了我們向前挺進所需的跳板。

擁有跳板是一回事，享有資源來使用跳板，又是另一回事。在前面所述的整個發展過程中，我們向兩個贊助機構提出計劃草案並且一再修訂，最後這兩個機構批准了我們的申請，讓我們能夠繼續這個多中心合作的研究計劃。這兩個贊助機構是英國國民健康署（United Kingdom's National Health Service）以下負責衛生與社會照護研究與發展的威爾斯辦公室（Wales Office），以及位在美國華盛頓特區的國家心理健康研究院（National Institute of Mental Health）。這些贊助機構允許我們以之前在麥克阿瑟基金會（MacArthur Foundation）贊助下的研究成果為基礎，繼續完成該手冊，並評估我們擬定的預防介入計劃。我們的計畫申請能夠獲得補助，反映出贊助者對正念介入取向和我們的理論模型之間的關聯性感興趣；我們的理論模型關注的是，情緒低落時，會重新啟動和先前憂鬱症期間類似，且反覆出現的想法—情緒—身體循環。我們清楚說明，關於憂鬱症復發，需要改變的是這些危險因子。

我們對於抽離的內涵有了更深入的新理解，而且相信這個概念是認知治療中的關鍵；基於此，我們現在可以開始撰寫治療手冊的最後草案了。以正念的方法為基礎，這個取向透過對所有經驗的覺察，來防範未來的憂鬱症復發。我們設計了八週的課程，雖然仿照正念減壓課程，但兩者還是有重要的差異。差異見於認知治療和理論中很容易被遺漏、但又極端重要的元素

——強調特定的脆弱性，以及會讓憂鬱症再發而造成病人和家屬極度苦惱的惡化因素。

我們終於到了科學測試的階段，進行了第一次的隨機臨床試驗。這項試驗以及後來的試驗結果，請看第十九章。簡言之，參加過八週治療課程的學員，在課程結束後的十二個月內，出現憂鬱的比例大幅減少。此外，我們驚訝地發現，長期受困於「慢性」憂鬱症的學員，比起那些病史較短者，從這課程中獲益更多。試驗結果顯示，憂鬱症發病次數較多者，也就是有更大復發風險的學員，他們從這課程獲得的幫助，更甚於發病次數低、復發風險較小的學員。

這個試驗完成後，我們更加不確定「注意力控制訓練」這名稱可以傳達這個治療取向的精髓。我們已將認知治療的原則和做法，融入正念的架構，我們發展的這個取向，就成了以正念為基礎的認知治療（Mindfulness-based Cognitive Therapy）。

【第二部】

正念認知治療

第四章

「行動」與「同在」

在我們的旅程即將進入新的領域之前，重要的是，我們要有一張這個新領域盡可能清楚的地圖。在前幾章，我們描述了這個計畫的波折，早期的理論模式如何形成，研究和臨床發現以及我們對正念的探索經驗又如何重新塑造這個計劃。我們說明了早期描繪的地圖為何需要改變。重新繪製這個地圖數次之後，危險的是整個狀況仍然未明，我們留下的是一張充滿塗改和修正的地圖，道路的方向依舊難以辨識。這張地圖將要引導我們使用正念方法來預防憂鬱症復發，但是，到現在我們還未完整描述我們為地圖所設定下來的模式。因此，在這個章節我們盡最大的努力，闡述我們如何理解那些涉入復發風險的心理因素，以及正念認知治療如何協助人們應付自己的脆弱性。

還有一個重要的理由，使我們必須清楚陳述這整體模式究竟如何引導治療。第七章到十八章描述每一週的課程，你會看到裡面包含一系列練習、技巧和實作演練。但我們相信，整體的效果大於每個部分的總和。我們接觸正念修習以及更早前的認知治療的經驗讓我們深信，單靠治療師或帶領人個人所使用的技術是不足夠的。治療過程和整體治療情境的不同面向相互交織在一起，才能讓學員產生改變。在正念認知治療課程中，如果帶領人能夠在引導過程當中，體現出他們精確了解憂鬱症的復發過程，以及正念如何在這個過程中發揮作用，那麼，病人將能夠產生最持久的改變。這麼一來，特定技巧或方法的教學成了彼此在深度理解層次上的溝通工具；當然，學員也有機會獲得新的「工具包」，以便用來應付特定的困境。

這到底是什麼意思？這不是一個容易回答的問題。重點是，病人的潛在觀點和心理運作模式產生了根本的改變，這個觀點和模式形塑了自己跟負面想法和感覺的關係。這樣的轉變是以某種特定方式不斷重複的學習經驗所累積的效果，而不是出自於對想法的一般性討論，或盲目地運用技巧。我們希望在接下來的章節中，透過每一週的課程介紹，你能了解經驗和概念如何相互交織在一起以創造改變，我們也希望整體累積起來的效果將會讓你改變自己的心理模式。然而，閱讀別人的經驗和自己擁有這樣的經驗，兩者是不一樣的。因此，我們在這裡先提出一些概念架構，協助你整合接下來章節中的素材，以改變心中潛在的觀點。所以我們難免會重複一些已經在第一到第三章中所提過的內容。我們希望從這些素材描繪出正念認知治療課程的整合模式。

正念認知治療課程的最終目的，是協助人們從根本處改變自己跟那些造成憂鬱症復發的想法、感覺和身體感受之間的關係。團體帶領人的基本理解和態度取向，將對這個過程產生極為重要的影響。不管帶領人是否意識到這一點，他們自身的理解影響他如何呈現每個練習，也決定著每個互動的進行方式。這些影響所累積起來的效果是，不管帶領人明顯講出來的訊息是什麼，比這一切更具影響力的，是帶領人個人基本的、內在不言自明的觀點。因此，讓我們竭盡所能，來闡述讓正念認知治療發揮效用所必須具備的理解。

了解復發：一個初步的模式

復發過程所涉及的是：在情緒低落的時候，類似於先前憂鬱發作時出現的負向思考型態重新被激發出來。這樣的思考型態以憂鬱經驗時的「視野」或「模式」為中心。在這樣的視野當中，自我被看作無能力、沒有價值、該受責備的，而負面的想法也被認為精確反映了真實。這些舊有思考形態是自動被活化的，總是自發出現，而不是思慮後的決定。事實上，舊有思考型態重新出現，是大家最不希望發生的事情。思考型態之所以自動化產生，就好像當心理習慣的開關被打開，並開始運作時，我們的心陷入在一些非常陳舊的心理溝槽中，繞不出來。再強調一次，這裡所謂的思維，比較偏向於心正在「做它自己要做的事情」，而不是我們有意識的決定和選擇。

儘管我們這裡談的是負面思考型態，但事實上憂鬱症復發過程所啟動的，是由特定想法、感覺和身體感受所構成的整組活化反應。這些不同的經驗面向，透過與回饋迴路的互動，每一分每一秒都在創造、再創造心理狀態的持續變化。如果不加以檢視，這樣的心智狀態會向下捲入漩渦，成為嚴重和持續性的憂鬱狀態，最後造成復發。

從這樣的分析，我們知道正念認知治療的核心工作就是給予病人觀念與技巧，使他們能夠覺察到這樣的心智狀態和復發的關連，並且從中解脫——啟發他們的內在力量，讓他們能走出憂鬱心情所激發出來，且可能導致另一次發作的身心慣性反應模式。

過度反覆思量的心

如果復發的原因是，以舊有心理習慣為基礎的內心運作狀態重新被活化起來，那麼接下來會出現的問題是：既然這些舊有的習慣如此無益，為什麼我們的心還要保留它們呢？答案似乎就在於，這些內心的運作狀態被視為達成一些高度渴求的目標所需要的方法。諷刺的是，其中的一個目標就是要預防或減低這種內心的運作。不幸的是，就如同我們看到的，用來達到這項目標的策略根本適得其反，所達成的效果跟原先的意圖恰好相反。例如，店員對我們不禮貌，或好友在兩天之後才回電話，這讓我們難過了好幾天。持續難過的主要原因已經不是當初的情境，而是我們的心在根深蒂固的心理慣性中反覆來回，思索著最開始的時候我們為什麼會感到那麼難受。我們用來擔憂問題的方法，根本無法協助我們從正在陷入的坑洞中解脫出來。這意謂著，我們試著要從坑洞中掙脫出來，但事實上我們卻把坑洞挖掘得更深。

我們精心演練過的思考型態所自然產生的策略，以及想要改變自我延續的心理運作狀態實際所需要的方法，這兩者形成一個不幸的錯誤搭配。舊有的心理習慣總是欺騙我們要去「想出」解決問題的方法，於是我們反覆思考，將注意力放在目前的情緒狀態、過去的負面事件，以及事情若沒有改善將會創造出來的種種問題。存在於反覆思量的核心，就是所謂的「差異監視器」（discrepancy monitor）：持續根據一套模範或標準跟自我和現狀做對比和評估，而這套標準就是自己所渴望、要求、期待或擔憂的種種構想。一旦這個差異監視器被啟動，它就會發現事情的現狀，不符合我們認為它們應該有的樣子。這就是監視器的工作。監視器記錄下這種種不符合的狀態，然後推使我們進一步試圖去減低這些差異。但是，極為重要的是，一旦將注意力放在那些不符合我們期待的事物進展上，很自然地又會創造出更深一層的負面情緒。如此一來，我們試圖透過無止盡的思考來解決讓我們感到難過的這個「問題」，但是這麼做卻一再把我們推入原本亟欲逃脫的心理狀態之中。

如果我們曾經驗過重度憂鬱的可怕，理所當然地會努力避免再次陷入憂鬱，即便是我們所做的努力一次又一次地失敗，我們還是會持續想要擺開憂鬱的干擾。實際上，更有用的技巧是放棄這些努力，讓自己從這一切會造成復發風險的心理狀態中解脫出來。

如何做到這一點？在正念認知治療中，當病人已經復原或相對不再憂鬱的狀況下來參與這個課程時，我們如何幫助病人學會更有技巧地看待憂鬱時所產生的心理狀態？有沒有方法讓我們能用日常生活經驗作為學習的基礎？要回答這些問題，我們必須先說明心智在一般狀況下的運作方式。

心的運作模式

心智活動和大腦活動的型態相關，不同的心理活動如閱讀書籍、畫圖，或跟所愛的人說話，每個活動涉及的是大腦神經細胞網絡之間不同的互動型態。某一種活動所啟動的神經網絡，往往不同於另一種活動的神經網絡。神經網絡也能夠在不同型態的互動中連結在一起。如果我們審視大腦的運作，當心理活動從一項任務換到另一項任務時，我們可以看到神經網絡活動也在轉換型態，以及改變彼此連結的方式。在一段時間當中，某種型態處於主導地位，之後轉換發生，先前使用某種型態互動的大腦網絡，現在則使用另一種結構型態運作。隨著時間的進行，我們可以看到大腦網絡之間連續轉換和發展互動型態，反映出不同的心理活動。

如果我們觀察的時間夠長，我們將會看到，在各種不同的心理活動之下，似乎會重複出現幾個有限的大腦活動與互動的核心型態。這些核心型態反映了一些基本的「心智模式」。

大致上，我們可以將這些心智模式比擬成汽車的排檔。每一個檔都有它特有的用途（啟動、加速、行駛等等），同樣的每一種心智模式也有其個別的特徵和功能。一天當中我們的心從一種活動轉換到另一種活動時，潛在的心智模式也在改變——就像車子開過繁忙的市中心，會有連續的速度變化而必須換檔。如同車子的運作，一次只能使用一個檔，當我們的心處在特定的模式時，其他模式就不會同時出現。

有限的基本心智模式就能涵蓋各種不同的心理活動，這個特徵具有重要的意涵——我們得以使用生活經驗中的不同面向，來教導病人如何看待支撐反芻式思考及導致憂鬱復發的心理狀態。我們將正念訓練看成一種技術，讓病人在任何時刻都能覺察自己的心智模式（「心理排檔」），進而脫離無用的心智模式，轉而尋找更有幫助的模式。也可以這麼說——我們學會在內心進行換檔。實際操作時，我們要學會辨認出兩個主要的心理運作模式，並學習如何從一個模式轉換到另一個模式。這兩個模式是：「行動」（doing）模式和「同在」（being）模式。

「驅策—行動」模式

心的過度思量其實是一種更為普遍的心智模式的變體，我們把那個模式稱為「行動」模式；它的任務就是要把事情做好，以達成心理所設定的目標。目標可以跟外在的世界有關，例如煮一餐飯、建造一棟房子，或甚至登上月球；也可以和內在自我的世界有關，例如要快樂、不要犯錯、不要再憂鬱，或者，要做一個好人。達到目標所使用的基本策略，就是我們之前提到的差異監控器。首先，我們創造出一個想法，希望事情變成某個樣子，或認為事情應該要怎麼樣。接著，我們將事情現在的狀態，和我們的構想作比較。如果事物現在的樣子和我們所希望的樣子之間，存在著差異，我們就會產生想法和行動，試圖去縮小落差。我們會持續監控，確定落差正在增加或減少，然後根據這個評估去修正行動。當事物的狀態和我們的構想一致的時候，我們知道已經達到目標。

行動模式本身一點都沒有錯。事實上，在**外在**、**客觀**的世界中，行動模式運作得如此出色，是用來解決問題並達到目標的普遍策略——無論這目標小至採買每週購物清單上的物品，或是大至建築一座金字塔。所以，當我們**個人**、**內在**世界中的事物，如我們的感覺、想法或是我們自己所呈現的樣子也不符合我們的期待時，自然也會轉而使用同樣的行動模式。而這就是事情可以變得很糟的開始。

但在，在我們繼續描述之前，必須先釐清一些可能會出現的誤解。我們的意思絕對不是說行動模式**必定會**造成問題，事情並不是如此。只有當行動模式「自發去做它所無法完成的工作」時[76]（p.40），才會出問題。在我們生活中的許許多多領域，行動模式會自發從事它所**能夠**達成的，我們的生活因此變得更好。為了區別清楚，我們把錯誤運用的行動模式，稱之為**「驅策—行動」**（The "Driven-Doing" Mode）模式，有別於較為一般的**行動模式**。這非常重要，我們稍後再談。

如果我們所採取的行動可以直接了當地減少落差，而這樣的行動是成功的，那麼這一點問題也沒有。但如果我們找不到任何有效的行動，試圖想出可能的解決辦法卻又一事無成時，那該怎麼辦？如果那是外在的問題，我們可能就只好放棄，轉向生活的其他面向。**但是，一旦涉及到自我的範疇，要輕易放下我們所設定的目標就會困難許多**。比方說，我們因為剛結束一段長久的關係而感到沮喪，目前的現狀和我們的期望之間，可能存在許多落差。我們可能希望修復關係，或希望開始另一段關係。我們更可能希望自己不要如此沮喪。我們或許能找到解決的辦法。但是，如果我們開始覺得「我一定會孤獨終老」，認為我這個人一定有一些根本的缺失，才會造成這段失敗的關係，事情會變成怎樣？——不會有現成的解決辦法，而心裡的落差會繼續存在。然而，**我們還是無法放下**，因為我就是不想要成為那樣的人；有什麼比我們的自我認同感還重要呢？

如此一來，我們的心就會繼續在行動模式的狀態下處理訊息，一直繞圈子地思索這個落差，反覆論述能減少落差的方法。而且，當我們一直想著自己的現況不符合所期望的樣子，這樣的想法只會讓感覺變得更糟糕，甚至把我們遠遠推離所渴望達到的目標。這一切只會反過頭來印證我們的想法：我無法成為我所期望的那種人，所以我沒有辦法快樂。

我們的心將會繼續聚焦在這一點，一直到落差被消除，或是有其他更為緊急的工作讓我們暫時分心到其他地方，而一處理完其他事物後，心又會回到這個尚未解決的落差。當行動模式以這個方式在我們的內心發揮作用，而且處理的是跟自我相關的目標時，我們就可以更精確地稱之為「驅策──行動」模式。

筆記 4.1 心的行動模式確實有用──但它經常失效

藉由這項簡單的任務──開車經過市中心去參加會議，我們能夠清楚區分行動模式有用和無用的運作。

在有用的版本中，目標設定就只是「下午兩點以前到達馬歐爾大樓的會議室」。接著，行動模式發展出一連串為達成最後目標所必要的次目標和行動，並且付諸行動。如

> 果行動計畫遇到問題，像是車禍造成的非預期交通阻塞，那麼行動模式會尋找替代行動（找另一條路）；如果沒有另一條路可走，就只好接受遲到的結果。我們會道歉，大概想一下未來要如何避免類似的事情發生，就只是這樣——不需要再想一些有的沒的。
>
> 而在驅策—行動的版本中，自我跟目標糾纏在一起：「一個有責任感的人應該要準時與會，其他人才會尊敬你、重視你的貢獻。」（由於這是慣性的目標設定方式，我們不一定會覺察到那些「額外加上去」的部分。）如果懷著這樣的目標，遇到塞車而遲到時，我們的「故事」將會多了這一層：「我應該事先預期到這個狀況。別人將會怎麼看我？現在我們不可能獲得這份合約了。」於是，我們變得焦躁不安，到達會場時看起來怒氣沖沖，整個心都糾結在擔憂之中；我們心聚焦在擔心別人對我們的評價，更勝於在意如何在會議上提出具說服力的說辭。會議進行得很糟，沒有成功簽約，然後我們心裡開始想著自己是個多麼失敗的人。面對整個狀況，我們就是無法接受一個單純的事實——「我遲到了」，而是花了幾個小時反覆思量遲到這件事的牽連，它對我的生活、我的未來，會帶來什麼後果。

如果仔細觀察，我們會發現驅策—行動模式，主要構成憂鬱症復發病人常見的過度反覆思量和負面思考的型態；此模式也在我們生活的許多領域中運作。只要出現諸如「務必」、「必須」、「應該」、「理當」或「非得去」等等的想法，驅策—行動模式可能就浮現了。

我們還能如何主觀地辨認出驅策—行動模式呢？它最常見的特徵就是反覆地感到不滿意，

也就是說，心一直聚焦在我們期待事物的樣子和它們實際上的樣子兩者之間的不協調。驅策—行動模式也包含了持續地監控，確認這兩種狀態之間的落差是否有所減少（「我現在做得怎麼樣？」）為什麼呢？因為實際上並沒有任何立即行動能夠減低落差，心唯一能夠做的事，就是不斷地去思索事物該有的樣子以及目前的狀況如何，希望可以想出什麼方法來縮短兩者之間的落差。心會一再地重複這件事。

在這樣的狀況下，由於心在作用的「材料」，包含了對目前的情境、內心渴望的情境、對於兩者之間落差的解釋，以及縮短落差的可能方法；因此，這種種想法和概念在心理上會被認為是「真實」的，而不僅僅是心裡的活動。同樣的，我們的心沒有辦法全然地將注意力放到當下經驗的現實狀態。盤據在我們內心的，是分析過去或預期未來，當下則被忽略了。在此狀況下，我們對當下的覺察變得非常狹窄：對當下的唯一興趣就是監控追求目標的成敗。我們錯過了對當下更寬闊的感受，也就是去感知當下的「完滿多面向的瑰麗光輝」。

驅策—行動模式是過度反覆思考型態的基礎，而這樣的思考型態會引起憂鬱症復發。我們對每天的情緒所起的反應，也都是這種模式——我們習慣性地回到這個模式，希望逃離不想要的情緒。也因此，我們可以運用每天的情緒經驗，或者其他反映出心的驅策—行動模式的時候，將它們當作是練習的機會，讓我們能夠辨識出這個模式並且學習技巧來脫離它。我們稍後再討論實際的方法。現在，我們先來看看另外一種心智模式——「同在模式」。

「同在」模式

「同在」模式（The "Being" Mode）的豐富性很難透過言語來傳達——最好透過直接的經驗來領會它的風味。就很多方面來看，它的運作方式是「驅策—行動模式」的對立面。驅策—行動模式以目標為導向，它的動機是要減少事物本身的樣子和我們期待的樣子兩者之間的落差；我們的注意力因而被窄化，只聚焦在實際狀態與渴求狀態之間的不一致之處。相較之下，存在模式並非致力於完成特定的目標。在存在模式中，不需要在意如何處理落差，也無需時時監控和評估（「我能達到目標嗎？」）。相反的，同在模式的焦點在於「接納」和「容許」現狀的存在，而不亟欲改變。

當沒有想要追求目標，也沒有想要達到的標準，自然就會「容許」現狀存在，因而不需要為了減少實際狀態和渴求狀態之間的差距，而一再評量我們的經驗。這也就意謂著我們的注意力不再狹窄地聚焦於只跟追求目標有直接相關的事物上；在同在模式，當下的經驗能夠保有全然的深度、廣度和豐富性。

行動與同在兩個模式對待時間的方式不一樣。在行動模式下，我們經常需要計算不同的行動對未來可能造成的結果，並預期達到目標後會發生的事，或是回顧過去類似經驗的記憶來思考如何前進。結果，在行動模式中的心經常往返於未來和過去之間，大多數時候都不在當下的「此處」。對照之下，同在模式中的心「無事要做、無處要去」，因而能夠完全地聚焦在當下每個剎那的經驗，完完整整地讓此處、此刻所有的一切呈顯出來。行動模式思考現在、未來和過去，並且透過想法和概念的面紗，看待這些時間點。但另一方面，同在模式則是專注在當下最立即、直接、切近的經驗。

同在模式轉移了我們跟想法和感覺之間的關係。在行動模式，概念性思考是我們的心為了達到目標所依賴的核心工具，而這個心智模式就是致力於達成目標。如同我們所看到的，思維被視為有效、精確地反映真實，而且和行動緊密相連。在行動模式中，「感覺」就只是用來評定事物：「好」的就緊緊抓住，「壞」的則趕緊驅除。如此將感覺變成一個跟目標相關的對象，更進一步鞏固我們的想法：感覺是獨立且持久存在的真實。

對比之下，在同在模式中，我們跟想法和感覺的關係，就如同我們跟聲音，或跟每個當下經驗的關係一樣。想法和感覺只是在心裡面來來去去的活動；它們出現，變成覺察的對象，然後又消失。在這裡，我們看到「不以此為中心」（decentering）的觀點；我們在分析認知治療的有效性時，就已經指出它的重要性。在同在模式中，感覺不會馬上引發固有習慣，使內心或身體採取行動，以抓住愉悅的感覺，擺脫不愉悅的感覺；於是我們就有更大的能力跟不舒服的情緒狀態共存。同樣的，我們內心產生「做這個，或做那個」的想法，也不必然會自動地連結到相關的行動，我們就只是將這些想法看作是心裡面發生的活動。

在同在模式中，經驗以新的方式開展時，帶來自由、新鮮的感受。我們能夠回應每一個當下時刻顯露出來的豐富和複雜。相對的，在行動模式中，當下經驗的多元與複雜面向則被簡化成狹小、單一面向的聚焦點——這個經驗跟我的目標進展有什麼關連？實際狀態和目標狀態之間的落差，接著會觸發陳舊、通用的心理習慣，這些習慣在其它的情境底下可以說相當行得通。但是，如我們所看到的，在驅策—行動模式中，當我們的目標是想要去除某種情緒狀態時，這些習慣就會適得其反，非但無法讓不想要的心理狀態停止，反而令之持續存在。

顯然，行動和同在是兩種完全不同的心智模式，在描述這個差異對正念認知治療的意涵之前，我們務必要清楚這一點：**同在模式不是一種所有活動都必須停止的特別狀態**。行動和同在，兩者都是心的運作模式，它們伴隨任何活動，也可在沒有活動時存在。回想我們把那會造成問題的行動模式稱為「驅策—行動」模式，這一點在此就變得更清楚了。例如，有些人在正念修習時，一心在意自己能夠變成深度放鬆的人，因此如果在修習過程中被其他事情干擾，就會生氣和感到挫折。這樣的修習是在驅策—行動模式下進行，而非在同在模式下，因為此時的練習是受到要變成一個放鬆的人，這樣的需求所「驅策」而進行。再舉一個例子，輪到你洗碗時，你沒有辦法不去做這件事。沒有人會將你從中解救出來。如果你在洗碗時一心想著盡快洗好，以便可以趕快去做下一件事情，那麼當你被打斷時，受挫感就會產生，因為你的目標受到阻撓。但是，如果你能接受就是得要洗碗，做這件事情時進入同在模式，那麼洗碗這件事情本身就成了目的，存在於它自身的時間裡。你被打斷時，就只是把干擾視為一個機會去選擇當下要做什麼，而不是成為挫折感的來源。

核心技巧

正念認知治療課程所教授的核心技巧，就是在可能復發的時間，提升病人的能力，以辨識並脫離過度反覆思量和負面思考的心智狀態。如果未經檢視，這樣的思考型態可能會讓心情向下陷入漩渦，終究導致復發。在正念認知治療中，學員學習如何脫離某種心智模式而進入另外一種完全不相同的心智模式。在此模式裡，學員採用另一種比較不會引起復發的方法來處理跟憂鬱有關的訊息；包括將焦點從內容轉移到過程——從認知治療所強調的改變負面思考的內容，轉而變成關注面對所有經驗的方式。

改變心理運作模式，或者轉換心理的「排檔」，基本的工具就在於用特定的方式刻意地使用注意力和覺察。我們選擇要去注意什麼，以及選擇我們如何注意，這麼做也就是將手放在排檔桿上，給心理換檔。

處在康復期時，會引起憂鬱症復發的心理狀態並不會經常出現，無法用來作為學習的時機；那麼，學員如何學會心理換檔呢？正如我們所指出的，與復發相關的心理狀態，實際上是更普遍的「驅策—行動」模式其中一種具體的特例。在我們的文化中，這種心理運作模式非常普遍，團體成員在很多情境底下都會使用這種模式，就好像它是心智模式的「內定值」。這意謂著，這樣的心理模式在課程進行過程中會一再發生，在練習、實踐和每週課堂的互動中，或在家練習時，變得特別明顯。在每週的課程，這個心智模式不僅僅在學員中顯而易見，對帶領人亦然。如此一來，透過帶領人熟練技巧，無論是課堂中預期或非預期的內容，都是學習的機會，讓學員學會辨識驅策—行動模式，進而脫離這個模式。當然，如果成員能有機會將這樣的練習運用到不愉悅的情緒狀態，特別是用在憂鬱的狀態，將會產生更大的助益。因此，帶領人就有實際的理由，在課程中歡迎這種心理狀態的出現，將它當作「有利的材料」和絕佳的機會來教導這個核心技巧。

學員何時能夠找到機會培養同在模式？原則上，這種心的運作模式可以在任何情境下練習。在練習當中，處處都滲透著進入行動模式的傾向（特別是當你學習了教你如何回到「同在經驗」的新技術！），根本就不太需要特別的情境設置，所以帶領人在這些情境當中應當或多或少體現出同在模式，以促使學員進入這個心的運作模式。

驅策—行動模式有強大的傾向讓自己持續運作，一旦我們的心智轉換去另一種處理模式時，它又會想要再次出現。因此，特別重要的是，當心智從驅策—行動模式脫離出來之後，所轉換到的另一個模式，是跟原有的行動模式不相容的，就如同一輛車子無法在同一時間使用前進檔和後退檔。一開始要選取轉換模式的時候，同在模式是一個理想的選項。一旦開始轉換成功，病人就可以開始學習如何有意圖地適當進入其他模式，比方說，所進入的模式能促發技巧性、有計畫的行動來減緩正持續的憂鬱心情。

最後，我們需要在生活中平衡同在模式與行動模式。或許是因為我們的社會高舉行動模式，或因為驅策—行動模式總是被自動化的、陳舊的慣常程序所推動；無論什麼原因，行動模式都可輕易地就排擠掉其他「與經驗同在」的心智模式。藉由將覺察力帶到當下，我們可以學著將自動導航關閉；於是我們發現自己是有選擇的，在面對低落心情時，這往往是我們採取的第一步，能夠使用一種不同的方式來照顧自己。

正念做為核心技巧

正念是「透過在當下，不帶批判地，刻意將注意力如實放到事物本身，所產生的覺察」[76]（p.47）從這個定義來看，正念非常符合我們的分析中所確認的，病人預防復發時所需學習的核心技術。病人必須先能夠覺察跟復發心理狀態相關的想法、感覺與身體感受（更廣泛來說，就是內心的驅策—行動模式），才能確認自己需要採取糾正行動。有意地（刻意地）改變注意力的焦點和形態，就如同我們內心的「排檔桿」，我們使用它將心從某種認知模式轉換到另一種認知模式。而正念強調非批判性以及專注在當下，與心智的同在模式著實地緊密相關。換句話說，正念提供我們在內心進行換檔的方法，從功能失調、「與行動相關」的心理狀態中脫離出來；正念同時又讓我們進入替代的心理排檔，那是與行動模式不相容的心理運作模式。

正念認知治療課程的結構

在接下來的章節中，我們會詳細敘述正念認知治療每一週課程的細節。進入每一週的細節當中，很容易失去對課程整體目標與架構的關照。因此，我們必須記住，前幾週課程的目標是要教導學員指認出驅策—行動模式所呈現的不同形態，並透過正式的密集正念練習，開始培養同在模式。在每週的課程，這樣的主題一再重複。重複的練習是為了要一次又一次地提醒學員課程的核心主題，課程中的練習提供許多機會，讓學員確認同在模式是否已經不在了，也讓學員脫離現有的模式，回到正念的存在。隨著正念技巧的培養，練習的焦點就落在，更具體地去指認出在每天的生活中，什麼時候負面情緒和反應會開始激起驅策—行動模式，學習跳脫這個模式而進入同在模式；如果有必要的話，也要學習如何「轉向」去探索這些困難和不舒服的情緒。接著，課程除了教導學員跳脫情緒性心理運作模式的簡單技巧，亦提供病人額外的調適策略，讓他們在回應負面情緒時有更多的選擇和技巧。最後，所有的技巧將整合在一起，環繞著課程的終極目標：保持健康，預防未來的復發。

第五章

八週課程

為何如此設計

本章的目的是要提供MBCT每週課程的細節。閱讀本章的介紹後，主要想要瞭解MBCT內容的讀者，可以直接跳到第七章閱讀第一週課程的內容。本章是為了讓那些考慮要實際帶領MBCT的人所設計。在此，我們聚焦在每一週的課程內容如何設計，以及為何如此設計等細節。讀完八週課程內容的介紹之後，再回頭過來閱讀這個部分，對有些人或許也會有幫助。也有些人認為，進入每一週的內容描述之前，本章讓他們有機會透過具體的細節紮實地瞭解MBCT。

我們透過本章的介紹及每週提供給學員的講義（包括每週回家作業的細節），讓有興趣進一步接觸這個方法的讀者瞭解更多實務內容。我們也另闢一個簡短的章節（二十一章），列出網址和相關資源，希望對MBCT的帶領人和他們的病人有所幫助。

你的個人修習

如果想要教導MBCT來幫助復發型憂鬱症病人，首先你必須在諮商或心理治療領域接受過合格的訓練，或者必須是一位有處理情緒疾病經驗的心理健康專業者。此外，還必須受過行為或認知治療訓練，或者同等對憂鬱症有實證支持治療取向的訓練，以及具備帶領團體的經驗。雖然我們並不堅持來參加受訓的老師都必須受過完整的認知**治療**訓練，但是他們有必要瞭解認知**理論**如何看待憂鬱症的脆弱性——透過這樣的理論視角，這些年來我們在治療方面有了長足的進步。如果能夠瞭解想法和感受的反應型態如何引起憂鬱症的脆弱因子，不僅能提升正念的實際教學，也能使正念對學員更切合適用。

當以上的能力都到位之後，接下來必須具備的就是，帶領人必須持續正念練習，擁有第一手的個人經驗。為何這很重要？首先，總會有一些時候，學員在練習時碰到的一些困難是帶領人無法只靠「智性的」知識就能解答的。我們可以用游泳作比喻來說明這一點。游泳教練需要知道的不是固體在液體中的物理學表現，而是需要真正知道如何游泳。這關乎的不只是教練的可信度和能力，而是當他鼓勵學員去培養或採取某種態度時，帶領人本身是否能夠「由內而外」地體現那個態度。當初我們認為，要求所有的帶領人都擁有正念練習的經驗，或過去曾經修習過正念，這樣的期望並不合理。但現在我們已經改變這個想法了。

當我們親身體會擁有正念練習經驗的人和從沒修習過正念的人使用MBCT的差異時，我們的結論是：開始教授MBCT之前，帶領人必須先擁有運用這套方法的豐富經驗，並且以學員身分參與過八週的MBCT課程。這些必要基本要求其實還不足夠，完整的訓練指南請見二十一章。因此，我們所建議的最低要求是，未來的MBCT帶領人在開始教MBCT之前，自己必須先有至少維持一年、每天持續的正式正念練習。如果沒有這樣的經驗，這個方法就不能被稱為「以正念為基礎的認知治療」；事實上，如果沒有這樣的經驗，根本不能稱為以正念為基礎，因為「以正念為基礎」實際上**意謂著**，從帶領人的正念練習經驗為基礎的教學。

對正念的修習方法陌生的讀者，我們在二十一章提供一些指引，告訴你如何開始學習。如果你認為正念取向並不適合你，請記得，治療憂鬱症有許多有效的方法，你可以探索其他的方法——透過你的臨床技巧和智慧，必定可以幫助許多人。

接觸憂鬱症復原期的病人

接觸曾經有過重度憂鬱的病人，會面臨一些限制。首先，他們可能使用抗憂鬱藥物克服了重度憂鬱，因此會以一種「生物學」模式去理解這個疾病。由於他們過去的經驗，這樣的理解模式是無可厚非的，任何心理社會取向的介入都應該考慮到這一點。有鑑於此，我們建議在初始會談評估中（請見後續內容），花點時間和病人討論，生物學因素和心理社會因素，兩者在憂鬱症的發病期、保健期和復發期，所扮演的角色。

面對康復病人的第二個限制是：在症狀緩解期間，憂鬱症的症狀被界定處在「低調」（low level）狀態。過去針對憂鬱症所發展出來的心理治療，假定病人正在經歷的是相對「喧噪」（loud）的現象，像是持續的心情低落、負向思考和影像、記憶和判斷的嚴重偏誤、沒有能力體驗愉悅、無精打采，以及產生自殺意念和衝動。因此，正念治療取向的其中一個目標就在於，教導病人更能夠覺察心情的微小改變。由於症狀並不是很「喧噪」，所以要聆聽留意這些微細的聲音。

第三個限制是，平均而言復發大概都是一年之後的事。教導病人瞭解復發，如果只是塞給病人更多有關預防復發的**知識**，這對於一年以後如此久遠的事，是不太可能有任何作用的。因此，我們的目標是教導病人預防復發的**程序和技巧**。在MBCT的上課期間，強調學員必須每天練習，我們所期許的是，學員能夠在課程中學到在未來不易被遺忘的技巧，因為他們已經學會了一個新的生活方式。如同第十九章中的研究試驗所提到的，在八週課程結束後的一年內，會安排二至四次的後續聚會。或許這樣的後續聚會不一定適用於所有情況，但以某些形式和學員持續聯繫，是很有用的，這能夠讓學員有機會在課堂環境中重溫正式練習。

課程的規劃和準備

每週課程之前都有大量的工作要完成：準備相關講義、拷貝錄音、課前的教室設置，可能需要將本週主題寫在黑板或白板上，以及排放椅子。換句話說，每一堂課需要**規劃**。但我們發現，每節課也都需要**準備**（如果沒有給自己足夠時間準備，對我們是有弊無利）；意思是說，我們需要讓自己準備好。對此課程研究結束後，我們回顧課程錄影帶，可以輕易分辨出哪幾次的課是我們剛匆促從某個會議趕來，而哪幾次的課是我們有所準備，留了時間讓心平靜下來。因此，我們建議帶領人要在每一堂課之前讓自己預備好，這麼一來，你不只在課堂裡實際上的事情都安排妥當，同時你也在開放和穩定之間體現出一種平衡，而這正是我們邀請學員們在課程中自身體驗的狀態。然而，還有另一個重點：這裡所謂的「準備好」還意味著你平時持續的正念練習，這可以讓你在課程中對方法的指導保持彈性：能夠處在當下，必要時又能夠放下你本來做好的計畫，利用MBCT課程的其他內容來回應學員當下最真實的經驗。

如此仔細說明課程的準備，可能會讓人以為我們的目標是要「成功」。因此，我們最後要提醒的是，打從一開始，這些準備工作可能會造成更多的壓力！光是每天要找時間練習，可能就要改變許多生活形態。可以理解的是，帶領人和學員會希望這樣的犧牲帶來一些立即的收穫。但是你越期待改變，改變就更變得難以捉摸。因此，你要盡力做的，就是暫時停止心中的評斷，同樣也鼓勵學員這麼做。強調這個方法的實際體驗。套一句課程的第一個練習所強調的：「不要太過努力——無論出現的是什麼，接納它，因為這就是你現在所感受到的。」

正念認知治療概要

初始評估會談

每一個可能參加課程的學員都有大約一個小時的初始評估會談，學員會談前均收到初始資料（請見第六章的講義6.1和6.2），會談內容以該份資料為基礎。這份資料解釋憂鬱症的一些面向以及課程內容，可以由此展開帶領人和學員之間的對話。初始會談的目標如下：

1. 瞭解各別學員過去誘發與延續憂鬱症的因素。
2. 解釋MBCT的背景，與每位學員討論這個方法能如何幫助他們。
3. 強調MBCT將會要求學員下苦功，還有，在這八週上課期間需要耐心、持之以恆。
4. 確定參與會談的人在這個時間點是否可能在這個方法中獲益。一般來說，帶領人不會接受以下狀況的人參與課程：（a）有自殺意念，並且沒有接受其他形式的心理諮商（如果他們正在接受心理諮商，則可以參加課程）；（b）如果目前為毒品或酒精濫用者；或者（c）這位學員或帶領人認為以當事人的狀態而言（例如正經歷巨大的人生危機），MBCT是錯誤的方法，或當時是錯誤的時機。

課程

在本書中，每週課程的一開始，或接近開始的地方，我們摘要出八堂課的**主題**和**課程內容**，然後在每堂課的最後，列出**學員講義**。

課程人數取決於設備，但是MBCT課程，尤其是針對極為脆弱容易罹患嚴重情緒問題的人，一班的人數相對較少。在我們的研究中，一班大約收十二人，但我們也注意到，如果人數過少也會有問題，因為帶領人可能很容易就回到「治療」模式，而非「課堂」模式。

帶領人需考慮如何提供學員正念練習的錄音，以便讓學員在課程之間，能夠在家練習（請見表5.1）。帶領人可以選擇下載MP3檔案（下載網址：www.guilford.com/MBCT_materials），將錄音儲存在隨身碟中，或燒錄成CD。在第一週的課程發給大家。另一個選擇是，公開這個專為

表5.1：正念練習錄音

週次		音軌
1	葡萄乾練習	2
	身體掃描	3
2	10分鐘靜坐修習（sitting meditation）—正念呼吸	4
3	伸展與呼吸修習（stretch and breath meditation）	6
	正念伸展運動（mindful movement)—正式練習	5
	3分鐘呼吸空間—常規版	8
4	靜坐修習	11
	正念步行（mindful walking）	7
	3分鐘呼吸空間—回應版	9
5	與困難共處修習（working with difficulty meditation）	12
6	10分鐘靜坐修習	4
	20分鐘靜坐修習	10
	5分鐘，10分鐘，15分鐘，20分鐘及30分鐘的鈴聲	13

課程學員所設計的網站（www.guilford.com/MBCT_audio），學員可以從這個網站直接收聽或下載錄音。

核心目標

貫徹整個課程的目標就是協助過去曾罹患憂鬱症的人，學會以下技巧，防止復發：

- 覺察到每個當下的身體感受、感覺和想法。
- 與身體感受、想法及感覺培養一種不同的關係——更確切地說，就是如實覺察且正念地接納那些不想要的感覺、想法，而不是使用習慣性、自發或過去預設的模式，讓困境延續。
- 有能力選擇最善巧的方式來回應任何不愉悅的想法、感覺，或情境。

課程結構

MBCT課程首要學習的是：刻意地、不帶評價地留心在當下時刻。學會正念基本要訣是第一週到第四週課程的重點。首先，學員意識到我們在日常生活中大多數時候都心不在焉。學員學會覺察，心是如何快速地從一個主題轉移到另一個主題。第二點，見識到了心念是如此遊移不定，學員開始學習如何將心帶回到單一的專注點上。一開始，是透過身體部位和呼吸的專注來學習這個技巧。第三點，學員了解到遊移不定的心，可以在不知不覺當中，讓負面想法和感受越累積越多。

能夠覺察到這些狀況，才有可能使用MBCT中的方法來提高警覺，體察心情的變化，然後進一步去處理這些變化。因應心情的變化是MBCT第二階段的訓練重點，安排在第五到第八週的課程。課程指導語所強調的是，無論何時，當一個負面想法或感覺升起時，在運用某種策略有技巧地回應之前，先容許它就只是在那裡，如其所是地探索它。如何做到？學員學習如何全然地覺察到想法和感覺，之後承認它們的存在，再將注意力放回到呼吸一兩分鐘，然後再將注意力從呼吸擴展到全身。我們稱此為**呼吸空間**（breathing space）。這個方法在第三週的課程介紹給學員，之後則貫穿後半段課程練習，讓學員將所學，逐漸從正式練習拓展到每天的生活。當學員的練習逐漸深入時，從第三週到第七週所使用的呼吸空間，也將持續進展。在一開始，學員每天做三次的三分鐘呼吸空間，到了第四週，當這個技巧可能足夠來處理當下的困難時，學員試著在困難時刻使用三分鐘呼吸空間，以免受困於不愉快的想法或感覺。逐漸的，我們鼓勵學員更明確地視呼吸空間為面對困難的第一步，幫助他們之後選擇如何最妥善回應困難。

首先，他們可以選擇就只是「重新進入」（reenter）——用一種更為穩定和更有空間感的存在樣態，回到生命的流動，用更好的狀態與生命所提供的一切發生關連。或者在接下來的第五週，他們可以選擇在處理困難時刻時，留意困難所影響的身體部位，將覺察力帶到該部位，藉著呼吸以開放而柔軟的態度，面向這個身體部位的感受，而不是緊繃著這個部位。或者（在接下來的第六週），處理困難時刻能夠更清楚地看到負面想法如何跟隨情緒升起，進而被認為是真實的；學員看到想法是如此固著，而在覺察力升起時，能夠將想法視為「心理事件」（mental events）。或者（在接下來的第七週），學員可以採取行動來處理困難時刻，特別是，所選取的是過去可以帶來愉悅或掌握感的行動。呼吸空間可以在各種不同的情境下使用，因此有必要強調它的**彈性**。對學員來說，並非總是能夠閉上眼睛，確實完成這樣的三分鐘呼吸，但藉由停下來（1）指認出此刻內心正發生的一切，（2）透過回到呼吸產生專注，（3）將專注焦點擴展，以更寬廣的視角感知到此時此地，由這三個步驟所構成的「迷你修習」（mini-meditation）開始，學員跨出重要的第一步。

最後，課程鼓勵學員去覺察自己獨特的警訊，發展個別的行動計畫，以面對可能來到的憂鬱症復發。我們相信，MBCT應該結合正念取向裡面的一般主題，並同時協助處理憂鬱症所引起的個別問題。但在這背後，我們一直要處理的主題，就是改變自己跟困難的關係。

學員帶入課堂的各種態度

學員過去不同的經驗，讓他們採取不同的方式來進入這個課程。有些人知道許多這個課程即將要教的內容；但有許多人對此一無所知，很害怕自己會被要求說些什麼或做些什麼。在第一週課程的開始，我們不只花時間強調保密原則，在大家自我介紹之後，我們也說明了學員在課堂中不需要有非得說話的壓力。我們也提到，當某個人正在說話時，其他人如何真正**傾聽**。經常看到的情況是，當某人正在說話時，許多人會想著該如何協助這個人，或者思考著我等一下要講什麼。學會專注，意謂著當他人正在說話時，你能夠真正專注傾聽他所說的一切。那些在課堂上選擇少說話的人，仍然能以他們全然地在場和傾聽的天賦，對團體做出很大的貢獻。

引導練習

我們發現，帶領正式練習的方式，也是為了課堂其他部分作出準備。以下是我們在做引導的時候，協助自己體現（embody）保持全然活在當下的一些方法：

- 敘述我們希望學員做的動作時，使用現在分詞，比方說「……注意（noticing）是否你的心已經跑走了……」或是「……將注意力帶回（bringing）呼吸」（而不是「注意（notice）是否……」或「把注意力帶回（bring）……」）。（注意：在沒有「…ing（現在分詞）」形態的語系中，必需找出方法，如何在引導練習時不會給學員有「被命令」去做的感覺。
- 練習開始時，請學員花一些時間覺察他們的姿勢。建議背部伸直，脊柱的底部輕微地向內彎，但不僵硬。如果是坐在椅子上，最好是稍微往座位前方坐，那麼背部就不需要依靠椅背的支持；如果有需要，使用坐墊，讓髖骨高於膝蓋。當然，如果背有問題或背痛，或許有需要使用一些方式來支持背部。引導學員檢查一下背部、脖子和頭，是否成一直線。有意地讓坐姿體現出尊嚴、穩定和醒覺的感受，這樣有助於將這些品質帶到靜坐練習中。
- 用平常踏實的方式說出練習的指導語。注意這不是放鬆練習，因此不用採取特別的音調，或讓聲音變得低沉來讓學員放鬆。不要逐字**唸讀**指導語，也不要完全放聲將指導語**唸**出來。
- 使用「盡你所能」這個措辭來給予鼓勵，而不是用「努力」（try）。我們要強調的是溫和而非努力強求。舉例來說：「……盡你所能將覺察力安放在呼吸上」，而不是「努力將覺察帶到呼吸上……」
- 和學員一起練習。帶領練習時，你自己正靜心修習和講話，而不只是「告訴別人怎麼做」。這意謂著你的引導，源自一個時刻接著一個時刻的自身經驗。如果你平常靜坐時閉著眼睛，或半閉著眼，那麼當你在帶領靜坐練習時，也是閉著眼或半閉著眼。有時候略微將目光掃描過團體學員，但不需要一直張開眼睛「來審視大家正做得如何」。

- 在你的指導語之間，允許空白和一段一段沉默的時間。讓學員有空間為自己「做」練習。你不需要用話語將所有的空間填滿。特別是在短的練習時，你可能會發現，話語消耗時間，而沉默送上時間。

和成員一起探問

我們發現，分享課堂感想的最佳時間，就在課堂練習剛剛結束的時候。我們在進行下一個課程活動之前，一定先讓學員有機會去回應或評論剛剛結束的練習經驗。我們從兩方面來看待這樣的團體對話：首先，我們有興趣知道學員練習過程中的實際經驗，他們有什麼樣的感受、想法、衝動或是感覺，學員有沒有留意到這些經驗內容？其次，我們想要知道有沒有人對自己的經驗有所**評論**（請見第十二章）。

歡迎學員提出的一切，並保持細心留意，這麼做能夠鼓舞其他的團體成員，也能夠讓每個人感到他們所經驗到的一切都是合理的。帶領人如果對學員的經驗感到好奇，這也能引發學員對自己的經驗產生探究的好奇心。因此，在整個對話過程，我們發現重要的是去貼近（或將焦點拉回）學員的實際經驗。

能夠看到自己的經驗和他人經驗之間的關連，這點非常重要。我們鼓勵學員討論任何他們遇到的困難或不同的意見。如果某個人有這樣的想法，那麼很可能另一個人也正有著同樣的想法。

最後，要牢記在心裡的是，ＭＢＣＴ的不同面向可能對不同的學員有所幫助。ＭＢＣＴ的哪一個面向會對特定的學員產生最大的助益，這是無法在團體開始時就事先判斷的。你要這麼想像：帶領人的角色就是播下種子，你不知道種子在多久之後才會發芽，實際上，這是你無法控制的。你所能夠做的，只是盡你所能培養一種開放和探索的氣氛。

MBCT的核心主題

接下來這個部分，我們盡可能精確地總結這個憂鬱症治療取向的核心主題。

探索如何預防負面思考型態的建立與強化

課程的每一個環節，其主旨都在防止負面思考型態自我延續的強化，這樣的型態可使負面情緒，逐步演變成為憂鬱症復發。我們的目標不是將負面的心理狀態完全驅逐出去，而是當負面思考出現時，避免讓它鞏固成形。

舊有思考慣性的驅動者：「驅策—行動」模式的七個訊號

負向思考型態以舊有的、已經熟練的、自動認知的慣性運作（通常稱之為反芻式〔ruminative〕思考）為基礎。想要脫離或避免憂鬱症及生活困境的目標無法達成，反而激發出負向思考型態。這些無用的慣性運作得以持續，是因個人受困於以下幾個特色的認知模式：

1. 依「自動導航」（而不是覺察和有意識的選擇）過活

2. 用思考（而不是透過直接的感受）來連結經驗
3. 老是想著過去或未來（而不是全然地活在當下時刻）
4. 嘗試去迴避、逃避或去除不愉快經驗（而不是帶著興趣去接近此經驗）
5. 總是想要事情變得跟它們現在不一樣（而不是容許事物就以它既有的樣子存在）
6. 將想法視為真理和真實（而不是視為一種可能跟現實狀況相符或不相符的「心理活動」）
7. 對自己嚴厲和不友善（而不是以仁慈與慈悲好好照顧自己）

以上的每一點都是「驅策—行動」模式的不同面向。當課程一週接著一週進行時，每一個面向將會成為探討的焦點。

核心技巧是什麼？

在這裡所要學習的**核心技巧**，就是如何離開（跨出）這些自我延續的認知慣性運作，並與其保持距離。底線就是要**正念覺察**、**放下**（letting go）。放下的意思是，不糾纏在認知的慣性運作中，把自己解放出來，不再要求事物變得不一樣，這樣的要求會驅動思考型態——**正因為，我們不斷想要逃避或避免不愉快，才會讓負向循環繼續運轉。本課程的目標就是解脫**，不是追求快樂、放鬆等等，儘管這些都是我們樂見的「副產品」。

仁慈扮演重要角色

讓仁慈和關懷的態度遍布在每堂課的不同層面，這是ＭＢＣＴ重要的基礎。這些心理品質有助於防止恢復舊有的思考習慣，引領學員用溫柔的好奇心來探索我們所不想要的經驗，因而跟這些經驗發展出一種截然不同的關係。正念不只是關於如何給出或轉換注意力，更重要的是留心注意力的**品質**。課程開始時，帶領人透過個人的溫暖、關注和歡迎的態度，將仁慈傳遞給學員；在整個課程中，尤其當負面情緒出現時，帶領人對學員溫柔的態度，會加深仁慈的氛圍。學員從一開始接收到這樣的態度，到後來能練習用仁慈對待自己的經驗，當心智的固有思考慣性又產生威脅時，也能夠溫柔善待自己。這個過程的細節會在第八章說明。

從經驗中學習

課程中所需的**技巧／知識**，只能透過直接的經驗來學習。智性的知識可能有幫助（它可能會因為設定期許、目標而成為障礙），但單靠智性知識本身是完全不足夠的。要掌握技巧需要經由重複不斷的經驗（或許需要做過好幾千次）來獲得；唯有透過以下的情況，才能獲得足夠的經驗：（1）九九．九％的學習來自課堂外的練習，學員必須自己負起責任，以及（2）所有的經驗都是研習的對象——不斷地覺察／放下，即便是對中性或甚至看起來似乎無害的自動化思考—感覺—身體感受，也要用它們來磨練技巧，以應付跟憂鬱症相關的反應型態。

引發力量

如果學員要獲得足夠的經驗來運用正念的話，引發學員的內在力量是絕對必要的。為了要協助注學員感受到力量，課程中的學習應該盡可能以學員自己的經驗為基礎，而不是透過帶領人的講課，學習應該要體現這個假設：學員是他們自己的「專家」，因為他們已經為自己累積了豐富的相關知識和技巧。

- 在任何課堂練習、演練之後，總是立即尋求學員的回饋，同時也對所有的回家練習回饋。這樣的回饋應該成為主要的教學媒介。
- 使用開放式問題，鼓勵學員表達懷疑、難處和不同的意見。
- 從學員的回饋中，強調其中任何清楚表達或含糊隱藏的學習重點。帶領人的回饋和指導語都必須具體而明確。
- 追蹤回家作業的紀錄，確實瞭解作業的執行狀況，將重點放在沒有完成的部分。
- 鼓勵學員建立清晰的學習意向（非目的取向），協助他們將練習連結到他們個人所重視的願景。
- 要平衡以下兩者：「放下」期待（如果過度強調，可能變成降低動機）和願意相信只要持續練習正念，就會帶來重要的改變。
- 鼓勵以好奇心來探索經驗，即使（特別是）所要探索的是看似無聊或負面的經驗。

需要學習的是什麼？

- **專注**。能夠展開並將注意力放在特定的聚焦點，是所有MBCT練習的核心。這持續而有品質的注意力應是集中和聚焦的，而不是散亂、零碎的。
- **對想法、情緒／感覺、行為衝動、身體感受的覺察／正念**。這很重要，因為只有當我們覺察到無益的心理運作型態，才能有意識地將它放下；因為這個無益的型態需要有資源運作，才能夠自我延續下去；而也因為對困難的覺察（特別是身體的難處），我們以「最佳的心懷」來容許這個過程更有創意地顯露自身。

- **活在當下此刻**。帶領人可充分體現一刻接著一刻的模式，不要「事先預告」，也就是說，不要在成員實際練習之前，就先給出指導語。
- **不以此為中心（decentering）**。這意謂著將想法、感覺、身體感受和想要行動的衝動，視為在心裡和身體中來來去去的事件，不要去認同它們。
- **接納／不嫌惡，不執著，友善的覺察**。嫌惡或渴望往往加強自動化認知習慣的動力。因此，「接納事物如其所是」，就能削弱驅動這些習慣的那股力量。接納和覺察也容許我們用更清晰、更為寬廣的觀點來看待任何的「好」與「壞」，因此更能夠對整體處境回應，而不讓處境中的某個片段立刻將我們「激怒」。當慣性反應在不同的情境下出現時，如果我們能夠藉由對自己仁慈，來培養這樣的覺察，那麼當嫌惡升起時，我們就有可能學到一個新的方式來看待嫌惡。
- **放下**。這是防止自己陷入無益的循環，或脫離循環的關鍵技巧。在身體掃描和正念呼吸練習中，放下都是很重要的部分。這也是為什麼人們覺得最困難的事（即心不斷飄移），可能也是最有用的——在練習時，心不斷地從呼吸或身體飄走，然後覺察到飄移，再回來，這樣的過程比百分之百集中注意力在呼吸或身體上來得更重要。呼吸，就是練習放下的一個自然方法。
- **「同在」（being）而非「行動」（doing），非目標導向，不企求達到某種特殊境界（如放鬆、快樂、平靜等等）**。所有無益的內在循環模式，都是「驅策－行動」模式的變形體

——它們所關注的是要達到某個既定的目的，而不斷監控現在的狀態跟所期待的、所渴望的或「應該有」的狀態，兩者之間的差距。能夠品嚐「存在」模式，能隨意進入這個狀態，那麼，當造成憂鬱症的「行動」慣性慢慢要聚集起來時，這就能另闢一個有力的途徑。正念的練習及帶領人自身存在的彰顯，提供學員一個強而有力的機會去直接品味「同在」模式——因此，以下兩點很重要：帶領人能夠盡量體現同在的品質，並且在第一週課程之後，每週課程都以一段練習時間作為開始。課堂中，恰當的速度和空間，及在任何時間都只專注在單一焦點，這些方法都能夠培養「同在」模式。

● **將覺察帶到問題在身體上所顯現的樣態**。MBCT練習的基石，就是透過身體學習用不同方式看待自己經驗，身體是成就這項學習的主要地方。例如，當厭惡感、壓力或其他刺激出現時，身體會提供我們線索；當我們覺察到問題在身體所顯現的樣態，我們會從自動、無益的（目標導向的）語言／分析慣性中抽離出來，同時仍將問題放在「處理中」的狀態（如此做並不會去強化原來的厭惡感）。這時候，覺察將會帶來另一種處理模式，讓事件繼續展現，而不受我們原來想要消除差異、追求目標與解決問題的思考型態所干擾。

結語

許多心理學家、諮商人員和其他心理健康工作者，都為了想要幫助別人而投入他們的專業。幫助他人可以有許多種形式，大多數的治療模式很合理地建基於這個原則：盡可能清楚瞭解過去什麼地方出錯了，現在又出現了哪些錯誤，以便協助當事人得到所需的資源讓情況改善。這個原則是基於評估問題及除去問題為目標。這些方法充其量能鼓舞人們更成功地管理他們的生活，許多人也透過這一類的治療方式獲得幫助。

我們的分析指出，這一類方法只能夠帶來暫時的緩解，除非能夠在緩解時期找到方法提升他們的安適狀態，照顧好自身，並且採用不同方式來面對問題。研究資料和臨床經驗皆指出，唯有學會採取不同的姿態看待自己的想法及感覺的「戰場」（battleground），將來才能夠提早指認出困難處境，並且有技巧地應對。採取不同的姿態，所涉及到的心要體驗到一個不同的存在模式，有別於我們習慣運用的模式，也是許多治療法所預設的心智模式。意即將「解決、修理問題」的舊有模式，以「容許事物如其所是」的新模式取代，這讓我們更清楚該如何妥善回應困難情境。第七到十七章中所介紹的八週課程，目的就是要帶來一種跟以往不同的方法，來看待自己的經驗。

第六章

成員的課前會談

基本原理

由於學員初次接觸ＭＢＣＴ課程，本質上是透過體驗的方式，因此，當他們來到第一堂課的時候，讓他們對這個方法所包含的內容有大致的圖像，這是很重要的。課前會談提供一個機會，建立學員對本課程的概觀認識。在六十分鐘一對一的個別會談，或九十分鐘的團體會談過程中，學員分享個人罹患憂鬱症的獨特經驗，同時也認識到ＭＢＣＴ如何能夠幫助他們。這也是整個課程中其中一次學員能夠單獨與帶領人個別互動的時刻；一旦課程開始之後，重點就比較不會放在個別成員的個人經驗細節，而比較著重在大家共同的經歷上（例如陷入反覆負面思考，或是逃避負面情緒的傾向）。成員在會談前，會收到講義6.1，並且在結束會談時，拿到講義6.2。

課前會談概述

當你進行會談時，要確定能夠給學員足夠的時間，陳述他們如何與憂鬱症共處；他們會感到自己有多脆弱，以致容易再患憂鬱症。同樣重要的是，探討為什麼他們感受到憂鬱症的風險仍然存在，之後，你就可以利用學員自己的例子和經驗，大致描繪出從認知的觀點，構成憂鬱症容易再發的因素，再協助他們瞭解正念在降低復發風險所扮演的角色。在訪談結束前，對於決定參加此課程的成員，你得重申課程對他們的期待，確實回答任何未回答的問題，最後和成員共同決定，在現在這個時間點，對他是否恰當。

「是什麼讓你來到這裡？」

開啟會談的其中一個方式，就是請成員說出：**是什麼讓他們走入此刻的生命狀態**。通常你會聽到的是，一長串在憂鬱症中掙扎的過往：一生中不同強度及長度的憂鬱症發作，所累積效應對他們自己和家庭造成沉重的負擔。在陳述的過程中，看看是否可以**探索某一次發病的細節**，尤其針對一次在較敏感的生命發展轉換點（如青春期、中年或退休）的發作。特別是，**當事人對自己的憂鬱有何反應？他（她）如何解釋自己的憂鬱症？**他們的解釋是否和其他家庭成員的說法一致？這些看法是否隨時間而改變？

接著聚焦在最近一次發作的憂鬱症：這一次的發作中，**當事人所注意到的觸發因素是什麼？**這一次他們面對到什麼**特別的症狀模式？他們如何試著去處理？**他們有沒有注意到想要抽離、逃避、反芻、壓抑內在感覺的傾向？試著**探索他們習慣的調適方法**。

記著這個有用的問題：「這個人認為自己有多容易復發？」有些學員將憂鬱完全歸咎於外在因素，認為他們的復發風險取決於外在因素是否仍然存在或重複發生。以下的陳述就表達了這種看法：「差不多在我得憂鬱症前後，我實在是工作過頭了，同時又長期熬夜。目前我已沒有在那個崗位，我會好起來的。」或者是：「我的憂鬱發生在我人際關係惡化時，當時我的女朋友很霸道，而且總是苛責我，或指揮我該怎麼做。我們已經分手六個月了，因此我不用為此擔心憂鬱了。」學員可能會表達不同的觀點，指出個人的脆弱之處，但提到如何解決時，他們又表現得被動。例如：「我知道我的憂鬱是因化學物質的不平衡所引起的，所以除了吃藥之外，我還能做什麼？」或者是：「憂鬱是我的家族遺傳，而且看來會持續出現在我的生命中。」

在會談中跟學員討論這件事或許有所助益：研究發現，即便容易罹患憂鬱症的先天因素已經存在，人們還是可以做不少事情來避免憂鬱症復發。就許多方面來說，這點概括描述了MBCT的本質。你或許可以用第二型糖尿病來比喻——雖然第二型糖尿病的人有其生理上易患此病的體質，但糖尿病的表現則能夠透過飲食及運動獲得有效管理。

最後，動機式會談的研究顯示，人們對現況的迫切感相當準確地預示了他們對於治療的承諾、課程出席率以及投入77。收集這項資料將幫助你決定，現在是否是這個人進入課程的合適時間點。

我們如何了解憂鬱症復發

討論學員自身的過往經驗、如何理解自身的憂鬱症，以及他們可以如何避免復發時，有時候值得引述最新的科學知識，說明哪些因素讓我們容易罹患憂鬱。引述這類內容時，帶領人應該詢問成員的想法，或問他們這些研究發現就他們的經驗看來是否合理。

在某個時刻，傳達以下的部分或全部的訊息，可能有用：

「新的研究顯示，在任何一次憂鬱症發作期間，負面心情隨著負面想法（如『我是一個失敗者』）和身體的遲鈍、倦怠感而出現。當此次憂鬱症過了之後，心情回復正常，負面的想法和身體倦怠感也消失了。然而，在這次的憂鬱期當中，負面的心情跟同時發生的負面思考模式，兩者之間的連結關係已經被建立起來。這意謂著，當這個人再一次（因任何理由）感受到難過時，一個相對來說只是小小的負面心情，就能夠重新啟動之前的思考模式。再一次，他又開始認為『我是失敗的，是不足的』，即使這樣的想法跟當下的情境並不相符。原本認為自己已經復原的人，內心會因此感受到『一切又被打回原形』，並持續詢問『哪裡出錯了？』『為什麼發生在我身上？』或是『到底憂鬱何時才會結束？』他們原先以為這樣反覆思量，就可以幫助他們找到答案，但其實這麼做只會延長並且加深情緒漩渦。一旦這樣的狀況發生，舊有的負面思考習慣又開始跑出來，讓這個人陷入原來的泥沼；這就好像在流沙中掙扎，結果越陷越深。越想要掙脫憂鬱，卻讓狀況變得更糟。隨著時間進行，另一次的憂鬱症可能就會全然爆發出來。MBCT所傳達的一個主要訊息就是：我們能夠學會退一步，找到不同的方式看待這些思考模式。這個課程的目的，就是要協助你找到方法，達成此目標。」

正念認知治療如何幫助你？

一開始就問學員，是否已經對MBCT有所瞭解，或是第一次接觸到這個方法。他們或許讀過關於這個課程的文章，在網路上找到相關訊息，或是已有涉獵《是情緒糟，不是你很糟：穿透憂鬱的內觀力量》76這本書。同時問他們想從課程中得到什麼，過去有沒有接受過認知行為治療（CBT）或禪修經驗。一些成員對於課程中間有關CBT的部分並不介意，但當他們得知這個課程其中一個核心技巧是學習正念練習時，可能會有疑惑。身為帶領人，不需要在這個時間點上推銷這個想法，反而是要留意他們的反應，嘗試引導學員的好奇心，試著做一些看起來不是那麼尋常的事情。例如，許多學員所面臨的情緒困擾，就是注意力總是被後悔、擔心、陷入憂慮等等的牽掛給「挾持」了。這是一個大好的機會來告訴學員，本課程的第一個部分就是訓練專注力（這就好比我們去健身房訓練我們的肌肉一樣），有許多不同的練習顯示我們專注力是可以被訓練的，我們因而有了更多的選擇來使用專注力。

你可以繼續以下的說明：

「關於這個課程本身，一些臨床研究顯示，MBCT能夠明顯降低憂鬱症的復發。它教你覺察內心的運作方式，這麼做讓你認識到，你可以在哪一個點作出選擇，以避免你的心陷入舊的思維模式。要做到這一點，其中一個主要的方法就是正念修習。八週的課程涵蓋不同的練習，我們會幫助你找到對你最有幫助的練習方法。我們要求你在課堂上及家裡嘗試所有的練習。我們也強調，課堂提供你一個機會，在這個過程中，讓你以仁慈和溫柔的態度來面對任何新的學習，透過這樣的過程來照顧自己。」

持續在家練習

發展正念其中一個主要方法，就是在上課期間所做的在家練習。在每週課程結束時所指定的功課，加上其它的在家練習，一天大約需要花一個小時來完成。我們必須要知道，雖然學員需要花相當多的時間在家練習，但足夠的正念練習經驗能協助學員在整個課程結束之後，決定採取最佳的自我照顧方式。課程邁向尾聲時，我們鼓勵學員羅列出課程結束後他們認為自己會繼續做哪幾個練習。為回家練習做好準備，會讓事情進行得更加順利。舉例來說，成員應該考慮如何在八週的課程中每天花一小時練習，通知家庭成員或其他同住者配合，並準備一台播音器來播放引導練習的錄音。

MBCT課程中可能出現的挑戰

有各種不同理由，讓參加MBCT課程的學員感受到挑戰。在課程初期，跟每位學員分享過去學員的回饋或許是有助益的，讓他們知道堅持完成課程絕對是值得的。帶領人可以花幾分鐘的時間，一起探討學員可能面對的挑戰，並依照帶領人過去的課堂經驗，對這些挑戰作出回應。學員可能遇到的挑戰包括：並非所有人在團體中都可以感到自在；有些人可能覺得他們必須說些什麼而感到壓力；課堂中的成員可能來自不同的背景；有時看不到練習帶來明顯的幫助。課程進行時，那些很習慣不斷用反覆負面思考，或是習慣將情緒趕出內心，來處理情緒的人，可能會發現在課堂中或是家中練習時，情緒問題又會浮現。雖然MBCT課程的設計裡也會處理這一類的課題，但也常遇到學員感覺到想要放棄，或不要再來上課。我們的研究發現，**那些最容易陷入反覆的思考並且／或逃避困難經驗的人，最有可能在課程初期就退出**[78]。當我們注意到這個傾向時，便在課前訪談中多花一點時間告訴學員，要持續參加這個課程可能會遇到困難，跟他們一起探索困難經驗，說明各種想要放棄課程的想法會以不同形式出現；重要的是，能夠及早發現這些想法，並將它們視為參加課程會預期出現的一部份。

保密需求

為了讓學員在課程中表露個人資訊時感到安全，保密原則是課程必要的基礎。針對一些特別具有脆弱性因素的成員（像是有自殺行為風險的人），團體帶領人需要確認他的一位聯絡人，例如家庭醫師或精神科醫師；當成員的安全或個人狀況出現重大問題，帶領人可通知該聯絡人。成員需簽立文件，同意帶領人可以聯絡該醫師。

實務上的安排

帶領人需要照顧團體進行時的實務細節，例如標示牌、停車空間、課程的開始時間、預約教室。如果成員需要填問卷，他們必須早一點到。此外，帶領人應該要求團體成員無法來上課時要打電話告知。帶領人也要取得成員同意，如果沒接獲請假通知時，可以打電話給學員瞭解他們目前的狀況。

結束會談

在會談結束前，很重要的是，你們兩位要決定：進入此課程是否為當下最佳的行動。在很多情況下，答案是顯而易見的。然而有時候，具體詳述課程將進行的內容後，有些成員會表達出有所保留。參加者可能太忙沒時間，或者他們可能感覺復發風險不大，不值得投入那麼多時間；他們可能要的是，脫離而非撩撥起痛苦的情緒。身為團體帶領人，有時你也會有所保留，你的考量可能來自於：某個學員對團體課程具有破壞性；他過去曾有的創傷經驗，尚未接受個別心理治療；或是他仍在經歷憂鬱的急性症狀如無法集中精神、難以做決策。有時候，建議參與者把參加ＭＢＣＴ課程當作未來的一個選項，會讓這個人如釋重負。

讓會談在帶有希望的氛圍中結束，並且清楚表達：學員能夠走到現在，且期盼課程來臨，這是極具勇氣的。

講義6.1 「正念認知治療」課前預備講義

請在我們見面前閱讀這份資料。

憂鬱症

憂鬱是一種非常常見的問題。二〇%的成人在他們一生中的某個時刻，會經驗到嚴重的憂鬱。憂鬱症同時包含大腦運作方式的生理改變及心理改變——也就是說，我們的思考及感受方式在改變。因此，要有效治療憂鬱症，通常必須結合醫療（作用在腦部）及心理治療（教導新的方式來處理思考和感受）。

憂鬱的治療

過去當你處在憂鬱時，醫師可能給你抗憂鬱藥物。這些藥物透過腦中化學傳導物的作用而產生效果。在憂鬱時期，這些化學傳導物經常分泌不足，導致心情低落，沒精神，並且影響睡眠和食慾。改變腦中的相關化學物質，通常需要時間，但大多數人在六至八週後可以感覺到改善。

雖然抗憂鬱藥物通常可以降低憂鬱，但它們並非永久治癒的方法——它們只有在持續吃藥時有效。你的醫師可能持續幾個月或幾年，都開給你抗憂鬱藥物；因為如果要使用藥物來預防未來的憂鬱症，持續服藥是目前所建議的方法。

然而，許多人希望使用其他方法來預防憂鬱症的復發。這就是你即將加入本課程的目的。

預防憂鬱發生

不管最初是什麼原因造成你的憂鬱症，憂鬱的經驗會產生一些後遺症。其中一個後遺症就是，你可能再次罹患憂鬱症。本課程的目的，就是要更有效避免未來的憂鬱症發作。在課程中，你將學到一些技巧，協助你以不同的方法處理想法及感受。

很多人曾經歷過憂鬱症，也承受未來罹患憂鬱的風險，你將會和多達十幾位學員一起上課，學習這些技巧；他們也曾罹患憂鬱，接受過抗憂鬱藥物的治療。在八週的課程中，我們每週見面二小時，學習用新的方法來處理內心所經歷的狀況，也會與其他學員一起分享及回顧你的經驗。

八週課程結束後，在接下來的幾個月當中，會有四次聚會，以瞭解大家後續的進展。

在家練習：課程週間練習的重要性

我們將要一起來改變那個存在已久的心理運作模式。這些模式可能已經變成你的習慣；但只要願意投注時間，努力學習技巧，我們可以期待改變成功。

這個方法的成效，完全仰賴於課程期間你在家練習的意願。一天至少要花一個小時在家練習，一週六天，共八週，其中包含聆聽引導練習的錄音及其他作業，還有一些簡短的練習。我們深刻瞭解到，要在既有的忙錄生活中撥出一段時間來學習新的事物，這經常是很困難的。然而，承諾投入時間在家練習，是本課程非常重要的一部分；如果你無法承諾，那最好先不要開始參加這個課程。

面對困難

課堂上及在家的練習，教你如何更全然地覺察，並活在生活中的每一個當下。一方面，這可以使生活更有趣、更生動及滿足。另一方面，這表示面對此刻一切，即便它是不快和困難的。在練習當中，你將發現從長遠來看，願意面對、指認出困難，是減低不愉快最有效的方法。這對預防未來的憂鬱也是很重要的。當不愉快的感覺、想法或經驗出現的時候，你可以清楚地看見它們，這就表示你更能夠在想法和感覺進展到更為頑強的憂鬱症之前，在萌芽時就扼止它們。

在課程中，你將學到以溫柔的方式面對困難，團體帶領人和其他成員會一起支持你。

耐心及堅持

因為我們將要改變內心根深蒂固的運作習慣，你會花上很多時間及精力。努力的效果可能在以後才會變得明顯。從很多方面來看，這個方法如同園藝一樣——我們需要先整理泥土、種下種子、確定它們有足夠的水及養分，然後耐心等待結果。

使用抗憂鬱藥物的治療時，你可能已熟悉這個模式：通常在你吃藥一段時間之後，才會有一些效果顯現出來。縱使你無法感覺到立即的好處，但是憂鬱的改善有賴於你持續服用抗憂鬱劑。

同樣的，我們邀請你帶著耐心及堅持的心來參與課程，並進行在家練習，對自己承諾，願意投入時間及精力來進行該做的練習，並且帶著耐心；你還必須接受：你努力付出後的果實，可能不會馬上出現。

初次個別會談

初次個別會談，讓你有機會詢問有關課程或是在講義中所發現的疑問。在我們的會談前，建議你先將要提問的內容寫下來。

祝你好運！

講義6.2

正念認知治療簡介

簡介

在課程前的初步訪談，你可能告訴了我們一些有關你自己的故事，也對課程內容有所認識，我們還討論了如何瞭解憂鬱症復發的問題、知道課程的實際安排，以及讓你提出疑問。

在這份簡要的講義中，我們摘錄了一些我們討論過的內容。

了解復發的憂鬱症

和其他團體成員一樣，你會出現在這裡，因為你的憂鬱症曾經再度復發，而且你想要預防它的復發。你在MBCT課程中所學到的內容和技巧，是以最新的心理研究為基礎，這些研究探討什麼樣的因素會讓人們易於罹患、並持續憂鬱。

首先，我們希望和你分享，我們對於這些因素的最佳推測。你已經盡全力來對付憂鬱，你所嘗試的方法就某個程度來看是有用的，但是它們對你的幫助可能還沒達到你的期待。因為你已經沒有其它選擇，所以若停止你原來習慣的方法，可能會讓你感到相當冒險。然而，有些應付憂鬱的方法，就好像為了跳出一個坑洞，卻不斷向下挖，結果只是讓坑洞變得更大。我們認為這就像是以下所描述的惡性循環：

- 當人們憂鬱時，會比他們相對健康的時候來得更多負面思考。
- 憂鬱第一次發作期間，這些負面因素需要一段時間才建立起來。
- 憂鬱反覆發作之後，強烈的連結就會形成，意思是，即使是一個小小的引發點，像是心情稍微低沉，都可能變成點燃憂鬱症的火苗。
- 被啟動的負面思考漩渦，會導致無望感。
- 這樣的想法使人更為畏縮，迴避更多的情境發生。
- 一旦你舊有的信念被激發出來，你很難讓自己從這樣的漩渦中擺脫出來，這就好像越是掙扎想要逃出流沙，就會越陷越深。

證據指出，與其讓另一次的憂鬱症復發，我們其實可以學會後退一步，找到不同的方向來看這個問題。我們希望協助你找到方法這麼做。

正念認知治療課程如何協助你？

針對幾百個病人的臨床研究顯示，MBCT可以明顯降低憂鬱症再出現的風險。以下是一些過去曾參加過MBCT團體課程的學員所提供的報告：

- 我變得能覺察自己內心的運作。
- 我學會認出自己的反應模式。

- 我學會保持沉穩，並且學會稍微退一步來看待事物。
- 我知道我有其他選擇，不必掉回去到舊有的反應模式。
- 我學習用比較仁慈及溫柔的態度來對待自己。
- 我學習辨認出憂鬱症即將回來的警訊，並採取有效的行動。
- 我學會使用較少的力氣，去「修理」（fixing）事情。
- 我學會聚焦在當下、活在此時此地。

在課程中，你將發現有很多不同方法可用來培養正念。藉由讓自己嘗試做各種正念練習，你可能就會找到對你最有幫助的練習。每週的課程也為你提供機會學習更仁慈、更溫柔地對待自己。

在家練習

你可以預期每個星期將有回家練習，通常每天要用一個小時。為了幫助你在生活中找到空間來履行這項新承諾，你可以考量以下的事項：

- 在一天當中，你有哪一段時間可以練習？
- 讓你的家人及週遭的人知道該如何配合你。
- 你有沒有適當的設備播放引導練習的錄音？
- 你是否可以在那些自然出現的不同動機中取得平衡，例如：一方面是心理想要有效果，另一方面則要放下你對八週課程的期待。

- 在這段時間，仁慈地對待自己，特別是當你遭遇困難的時候。

課程的挑戰

如同我們所討論的，你會發現參加MBCT課程其實具有挑戰性，這有幾個原因。我們想要向你承諾，當這些挑戰發生時，你的帶領人能夠和你討論任何潛在的相關議題。事實上，從過去學員的回饋，他們要我們傳達給新學員的訊息是：撐下去是值得的，即便內心充滿掙扎。你所獲得的知識及理解，將會降低憂鬱復發的風險。

保密協定及安全感

為了營造團體中信任及分享的氛圍，我們希望建立一些基本規則。

- 學員和團體帶領人雙方都將遵守保密原則。
- 如果帶領人對於你的安全及福祉有重大顧慮時，例如對你自己或他人有立即風險存在時，帶領人將在詢問過你之後聯繫你的醫生，或是其他專業人士。

實務安排

- 團體課程在______準時開始，______結束。
- 建議穿著舒適的服裝，也可以帶條輕便的毯子。

- 我們強調參加每一堂課的重要性。若無法出席，請通知你的帶領人。
- 由於課程可能對你有挑戰性，有些時候你會覺得不想來上課。如果這種情形發生，我們希望你打電話來，讓我們知道你的情況。我們可以跟你討論任何問題。

如果你漏了一週的課程，可能會覺得要再回來很困難，但其實回來繼續課程是值得的。隨時都歡迎你回來。

如何閱讀每週課程的章節

接下來的章節會詳細描述每週課程背後的意圖，我們的目標是以下幾項：說明每週課程涵蓋的內容，描述可以觀察的事項；讓成員自己說出練習時的發現；以及，我們想要坦率地指出，自己作為帶領人時往往會發覺哪些部分有困難，當這些困難發生時，我們如何試著瞭解當下的狀況。

以下章節的風格和我們一貫以來所習慣的不同。詩，寓言及故事，似乎讓這本書更遠離了心理學教科書。書中也有很多重複的地方：一個論點有時候似乎又循環回到自身（許多次），你可能覺得這就像一條小溪，永遠流不到大河，大河也流不出大海。我們希望，慢慢的會有一幅更完整的圖案，從個別的部分浮現出來；這就好像對於課程學員來說，同樣的訊息，在不同週的課程中聽到第二次、第三次之後，才明白其意義，也許他們之前即便聽過同樣的訊息，卻沒有留意到它的內涵。

雖然每一章都描述許多實務上的細節，但章節的開始都會有一些一般的說明，介紹該章節的主題。這些說明是要給讀者一個大方向，而不是用來向學員介紹每週課程本身（在第一週課程之後，每週的課程都以練習作為開始）；但是，其中一些有助於學習的案例，在後面的課程可能會用得上。從閱讀到練習、到教學，你正開啟這趟旅程，我們祝你一切順利。

第七章

覺察與自動導航

第一週課程

背景

你是否曾經打開一袋零食，只吃了一口，然後就發現手中的袋子已經空了？是有人把它吃了，或是你沒有留意到，自己不知不覺就將它吃完了？或者你是否曾經沿著每天固定的路線開車回家，一直到回家之後才發現忘了原本要先到朋友家拿東西？在這些狀況下，你可能覺察到，也可能沒有覺察到，你的注意力已經跑掉了——最後，沒有完成你預期要做的事。看起來，舊有的習慣控制了這一切。

分享這樣的狀況時，很多人會使用「自動導航」（automatic pilot）一詞來比喻他們的行為，好像是機械化的動作，沒有真正覺察到正在發生的一切。在自動導航模式下，就好像身體正在做一件事，而你的心卻在做另一件事。最常看到的是，我們沒有**意圖**要去想著某件事——它就是這樣發生了。因此，我們的心在大多數時候是被動的，任由自己被想法、回憶、計畫或感覺所「套牢」。我們的注意力，似乎已經被某些東西給綁架了。

許多時候，我們可能沒有全然覺察到正在發生的一切，如果我們過去曾經罹患憂鬱症，這樣的內心狀態尤其會產生問題。在自動導航下，負向思考的片段比較不容易被注意到。如果不注意，這些負面思考的片段會集結起來，導致更強烈的悲傷感受，和更嚴重的憂鬱。一直到這些你不想要的念頭或感覺浮現出來時，它們已經變得過於強大，不容易處理。稍後，我們會進一步說明另一種處理這樣的念頭和感覺的替代方法。

筆記 7.1 第一週課程的主題和課程內容

主題

在自動導航下，我們很容易不自覺就進入「行動」模式，過去反覆過度思考的型態，會讓我們慢慢進入憂鬱狀態。慣性的行動模式，剝奪了我們更完整活出生命潛能的機會。透過刻意地以某種方式將注意力放回到經驗，我們可以轉化經驗。刻意提起注意力，正念地覺察進食的過程、身體感受和每天生活經驗的不同面向，我們開始練習跨出自動導航模式。

進行項目

- 建立課程的大方向。
- 設定保密及尊重隱私的基本原則。
- 邀請成員配對，互相自我介紹，之後回到大團體告訴大家自己的名字，如果願意，也可說出希望從這個課程學到什麼。
- 葡萄乾練習。
- 葡萄乾練習的回饋與討論。
- 身體掃描練習——從短式的專注呼吸開始。
- 身體掃描的經驗回饋與討論。

- 回家練習作業：
  - ○在七天中，做六天身體掃描。
  - ○對日常活動保持正念。
- 分發錄音檔（CD，隨身碟或網址）和第一週學員講義（包括回家練習記錄表）。
- 兩人一組討論：
  - ○回家練習的時間安排。
  - ○可能遇到的障礙。
  - ○如何克服障礙。
- 用二到三分鐘專注呼吸的簡短練習，結束本週課程。

準備和計劃

除了個人的準備，記得帶裝有葡萄乾的碗、湯匙，以及身體掃描錄音檔案。

第一週學員講義

第一週——講義1　正念的定義
第一週——講義2　第一週課程摘要：覺察與自動導航
第一週——講義3　第一週回家練習
第一週——講義4　一位病人的經驗報告
第一週——講義5　第一週回家練習記錄表

首先，無論如何，我們需要走出第一步。我們每天都在「失去正念」，這似乎沒有什麼害處。但如果過去曾經有過情緒問題，這可能會造成傷害。要協助從憂鬱症恢復的病人保持健康，很重要的第一步即是要找到方法，協助他們辨識出自動導航模式，然後有意圖地從這個模式中跳脫出來。正念練習就是為了對心的運作模式有更多的覺察，因此我們能夠學習刻意地專注，並帶著覺知。

教導病人指認出正在進入自動導航模式的時刻，並且學會刻意地將覺察轉移到其他的事項；確認將以上這個方法當作防範憂鬱症復發的基本內容，這是一回事。但是，要在第一週課程開始時運用簡單的方法來告訴大家這一點，而不會讓學員覺得他們一直以來都在「犯錯」，這又是另外一回事。

課程開始

第一次拜訪麻州大學醫學中心的減壓門診時，我們參加了一個新團體的第一週課程，由卡巴金帶領。在簡短的歡迎辭中，卡巴金提醒學員他們為何來到這個課程，接著兩兩一組自我介紹，然後回到大團體說出自己的名字、為何來到這個課程、希望從課程中獲得什麼。他接著介紹一個簡短的正念練習，直指心的自動導航這個核心主題。這就是葡萄乾練習。

以吃東西來作為第一個練習特別有效果，因為這就是一項「自動化的行為」，我們甚至從來沒有正念地對待過這件事。因此，進食一方面是一個很好的例子，讓我們明白我們經常對正在做的事情沒有覺察，另一方面這個例子也讓我們看到，只要慢下來，專注在如此簡單的動作上，改變就會產生。這個簡單的葡萄乾練習，是讓學員瞭解正念的第一步。

葡萄乾練習

在這個練習的開始，該做多少說明呢？任何的說明，最好都保持簡短：寧願說得少，也不要說太多。我們一開始的目標，就是希望盡可能用體驗的方式來教授這個課程；如同課程中的其他練習一樣，學員先透過練習獲得經驗，然後再進一步瞭解經驗中的意涵。以下的謄稿說明了我們如何引導學員進行葡萄乾練習。

對於曾經憂鬱過的人來說，這個練習是對正念的絕佳引導。首先，它提供的是透過體驗，而不是透過口頭上以問題解決導向的學習方式。在這裡，學員透過練習以及從練習而來的回饋來學習。*練習非常重要，也將會是整個課程的核心所在。然而，葡萄乾練習也是一個非常好的機會，讓我們帶領人以最有益的方式來回應學員練習後所得到的經驗。在課程中被提出的任何問題，我們都必須體現正念的應對方法，而這也就是我們希望學員面對問題時所採取的有益態度。如果我們沒有體現真誠的好奇心來探問學員的經驗，或者我們對正在發生的事物總是匆促地給予草率的解釋，我們又如何能夠期待學員改變他們面對生命課題的方式？在這裡，我們希望隨著時間的進展，人們的經驗獲得些許微調，進而瞭解，在所有清醒的時刻，無論是多平凡或例常的時刻，只要清楚活在當下，就是正念的修習。

*這裡，「練習」（practice）這個詞指的是學員在日常生活中的正式與非正式的正念活動。它也帶有更一般的意義，即是溫和且持續的嘗試學習一種技巧，這裡所指的，就是對心智模式產生覺察。

筆記 7.2 謄稿：葡萄乾練習

我現在要繞一圈，發給你們每個人一顆葡萄乾。

現在，我想請你把葡萄乾看作是一個物件——想像你過去從來沒有看過這樣的東西，彷彿在此刻，你是從別的星球來到這裡，在你過去的生命中，從來沒有看過這樣的東西。

注意：在每個句子之間，至少有十秒鐘的停頓，以平實的方式說出指導語，速度緩慢而平穩，邀請學員做以下的事：

拿起這顆葡萄乾，將它放在手掌心，或用拇指和食指捏著。**（停頓）**

將注意力放在葡萄乾上面。**（停頓）**

仔細地看著它，好像你從來就沒有看過這樣的東西。**（停頓）**

用你的手指，將它翻轉一下。**（停頓）**

用你的手指，探索一下它的質地。**（停頓）**

看一看光線照射到的那一面——深色的坑洞和皺折。**（停頓）**

用你的眼睛，探索葡萄乾的每一個部分，就好像你以前從來沒有看過這樣的東西。**（停頓）**

當你這麼做的時候，是否有任何的念頭出現在心中，像是：「我們正在做一件好奇

怪的事情。」或是「到底這是要做什麼？」就只是注意到這些念頭，將你的覺察帶回到葡萄乾上頭。（停頓）

接著，將葡萄乾拿到你的鼻子下方，在每一口吸氣時，仔細地感受一下，你注意到什麼？有沒有聞到味道？（停頓）

再一次地看著這顆葡萄乾。（停頓）

現在，慢慢地將葡萄乾拿到你的嘴巴旁邊，可以注意到你的手和手臂，清楚地知道要將它放到什麼位置，或許留意一下，這個時候你的嘴巴有什麼變化。（停頓）

之後，溫柔地將葡萄乾放到你的嘴巴裡，注意，在咬下去之前，葡萄乾是如何被「接待」著，就只是探索一下，將葡萄乾放在你的嘴巴所產生的感受。（停頓）

用你的舌頭探索它，當你在嘴裡面移動它時，留意出現的感受。（停頓）

當你準備好的時候，非常清楚地咬下第一口，注意到此刻所發生的變化——它所釋放出來的味道。（停頓）

緩慢地咀嚼它——注意到嘴巴裡的變化——葡萄乾整個樣子的改變。（停頓）

接著，當你準備好要將它吞嚥下去時，看看是否能夠在「吞下葡萄乾」的意圖一開始出現時，就察覺到它；在你真正吞下之前，能夠清楚地體驗到這樣的意念。（停頓）

最後，看看是否能夠跟隨吞嚥的感受，感覺到它慢慢滑入你的胃，有沒有任何的餘味猶存，留意在嘴巴裡面，葡萄乾消失了——之後，舌頭的感受又是什麼。

取自卡巴金。[67]

其中一個能夠促進團體討論的方法，即是盡可能使用開放式問題。（例如：有沒有人想要說說我們剛剛所做的練習？）要學會在團體中帶領這樣的練習並不容易。封閉式的問題總會很自然就出現。（「有人感到厭倦嗎？」「你的心有沒有跑掉？」這些封閉式問題，就只能帶來「是」或「否」的反應。我們來對比一下，這些是開放式問題所得到的回應：

帶領人：有沒有人想說說，剛剛在吃的過程中，你的經驗如何？

學員：看著這粒葡萄乾時，不同的念頭閃過我的腦海。

帶領人：你能夠說說哪些念頭閃過你的腦海？

學員：我在想，好奇怪，怎麼會有東西這麼乾扁，看起來很普通，味道卻很棒……如果我們不知道它的味道，可能我們不會去吃它。

帶領人：所以，是一些跟葡萄乾有關的念頭——這些念頭讓你跑到哪邊去了？

學員：不同的聯想，乾枯的沙漠、熱沙……小時候和父母一起過的假日——不同的聯想。

帶領人：很有意思，真的很棒。我們的任務，實際上是要將覺察放在葡萄乾上，但是我們的心，總是不聽使喚。

學員：它就是跑到各種方向去。

帶領人：從葡萄乾，聯想到「好奇怪，它竟然嚐起來還不錯」，然後到「它有點乾枯」，到「熱沙」，再到「跟父母在一起的假日」——這是一個很好的例子，說明我們的心有它自己想做的事。這個練習，是要我們嘗試將注意力聚焦在此時此地，就在這個當下；但我們的心卻旅行到沙漠、到你的父母那裡或其他地方。心會自己跑走，這是一件很重要的事情。我們之後還會回到這一點，有沒有其他人要分享？

摘要：葡萄乾練習的意圖

- 留意到正念覺察和自動導航之間的對比。
- 瞭解到將注意力放在細節，能夠顯露我們沒有注意到或遺忘的事物。
- 用這種方式專注，能夠轉化經驗。
- 留意到心的遊移是正常的。

在這樣的對話中，強調了一個重要的主題：心的遊移是如此輕易地將我們帶離原本想要專注的對象。之後，帶領人就能夠把學員的經驗連結到課程的主題：我們經常處在「自動導航」；在自動導航期間，心的遊移總是會發生；心的本性就是會如此遊移，但是當你的心情往下沉時，心裡出現的聯想和記憶往往會讓人沮喪，這時候心的遊移就會特別危險。也因此，我們需要知道，在連結的串流裡到底正發生什麼事，並且能夠有意圖地讓自己從中解脫出來。

葡萄乾練習也提供學員第二個機會：直接體驗了一種**看待經驗的新方式**，並且跟平常自動導航中的做事方式進行對比。學員發現，用這種專注的方式來吃一顆葡萄乾，會顯露出一些預期以外的小發現，像是葡萄乾表面的隆起和皺折，以及一端的小疤痕，它曾經從這個地方連結到更大的部分，也就是藤蔓。有些人說，他們只想到喜歡或不喜歡葡萄乾，有些人說他們能夠更清明地看見葡萄乾，或發現葡萄乾有強烈、鮮明的滋味。我們能透過進一步的提問來探索這些部分：「跟你平時吃葡萄乾的方式相比，你是否注意到不同？不同之處在哪裡？」學員通常會指出在練習中吃這顆葡萄乾，和他們平時吃葡萄乾的方式，兩者有所差別。

學員2：你甚至沒有停下來注意它，就只是把葡萄乾自動地丟到嘴裡面，你不會像這樣品嚐一顆葡萄乾。

帶領人：所以你會吃得比較快，更自動化？那麼你認為，這次經驗跟和你平時直接把葡萄乾吞下去，這兩種做法之間最主要的差別是什麼？你注意到哪些東西？

學員2：味道更佳……

帶領人：你比較注意到味道？

學員2：以及質感，它的表皮有點乾，之後咬下去那一口，就比較多汁……我以前沒有注意到這個部分。

另外一類反應則清楚顯示，他們更能覺察到這個練習中的經驗和日常生活中的經驗，兩者之間的差別。

帶領人：其他人的實際經驗又是如何呢？有沒有人想要說一說？

學員3：我通常不吃葡萄乾；但因為某種理由，我的貓喜歡葡萄乾，所以當我在煮飯時，會丟幾顆給牠。事實上，我在想，下一次我再丟一些給牠的時候，我自己也會吃一些。慢慢吃它，感覺還蠻棒的。我喜歡這樣。

帶領人：這和你平時的經驗有何不同？

學員3：嗯，我通常都是將東西往嘴巴裡頭塞，你知道的，越快越好，這樣就可以去做其他的事情，真的，就像把煤炭扔到火堆裡。

帶領人：好的，所以你可以跟我們多說一些，這次的經驗有什麼不一樣？

學員3：是，我**知道**我正在吃它。這聽起來可能有點怪！

帶領人：不會的，這很有意思。你知道你正在……

學員3：我知道我正在吃葡萄乾。

請注意到，這位學員使用「知道」，但不確定他所指的是知性或實際層面的知識，還是指直接感覺和經驗的層次。由於課程的主題是要離開反覆的負面思考狀態，朝向直接經驗，因此這是我們可以繼續探索的一點（但是不一定要在這個時間點深入探索）。

帶領人：關於這一點，可以請你再多說一些嗎？

學員3：是的，我只是認為我極為清楚地覺察到，我正在吃東西這個事實。

帶領人：你指的是事實，或是感受

學員3：是感受，是的，當然。

帶領人：是它的味道或是……？

學員3：是，還有所有的東西，像是手臂和每一個動作。我通常就只是抓東西吃，平時我並不知道我的手臂正在做什麼；我的意思是，我知道，但沒有感覺到。

帶領人：這真是非常、非常重要的區別，所以比起一般的經驗，這次有更多對直接經驗的覺察。

學員3：是的。

帶領人：是對手臂感受的直接經驗，對味道的直接經驗？

學員3：沒錯。

帶領人：好，這是非常重要的。謝謝。有沒有其他人想分享經驗？

學員4：我猜這是感官的，不是嗎？如果我能記得「肉感」是什麼（笑）。是的，我想這可以描述為感官狀態。

帶領人：能夠再多說一些嗎？

學員4：好，我的意思是，我在想：我應該要多做這個練習，因為實際上我經驗到的感受，遠超過……嗯……是一種比起平常的覺察，更為強烈的方式。我以為，是的，它有一點是感官經驗。

帶領人：的確，這不像是一些自動化的經驗。

學員4：是。

帶領人：所以這些都是重點：有意圖地、刻意將覺察帶到某件事情上，就會改變經驗。實際上，這麼做會豐富你的經驗，改變經驗的性質，這讓你對事物產生你平時所沒有的覺察，就像你手臂的感受。在我們繼續下一個主題前，還有其他的分享嗎？

當然，並非所有的學員都覺得這個練習有趣，帶領人要跟學員確認，這樣的感受也是被認可的，並且強調留意到這些反應的重要性：

學員5：這個練習讓我感到很挫折，一直坐在這裡，想著……

帶領人：這很有意思，好像某種一直在你心裡面跑的想法，像是「讓我們開始吧」那樣的念頭。「為什麼要一直拖延呢？」是種很真實的挫折感？

學員5：因為我只有在餓了才會吃東西。

帶領人：好的，那就是有意思的地方，你能夠留意到心思跑走了，然後再回到葡萄乾上頭？

學員5：我就只是回來，然後吃葡萄乾。

帶領人：就是這樣。還有嗎？

所有的反應，無論看起來是正向的或是負向的，都受到歡迎，都能夠跟其他學員的回饋交織在一起，形成更大的「融會貫通」，進而讓提升覺察力與預防復發的目標產生關連。

「這只是一個很簡單的練習。首先，它只是要用來說明，在大多數的時間，我們並沒有真正賦予當下該有的價值。你曉得，葡萄乾所有的滋味、所有的味道、所有眼睛看得到的質地，在你一把將它們吞下時，這些滋味消失殆盡。我們並沒有真正地在吃這顆葡萄乾。此外，這個練習也讓我們知道，當我們用不同的方式覺察到經驗時，會發生什麼事。對多數人來說，這種吃葡萄乾的方式和我們一般的吃法，有些不同。很有趣的是，它讓我們能夠開始注意到惱怒、迫切感或希望獲得進展的感受——『到底我現在這麼做，是為了什麼？』因此，能夠留意到這些，是很好的事。

「葡萄乾練習是一個例子，我們將來還會做許多這樣的練習。我們將會練習將覺察帶到我們的每日活動，如此一來，我們知道自己正在做什麼，並且能夠真正改變經驗的本質。如果你能夠全然地覺察到念頭、感覺和身體的感受，就如同你在葡萄乾練習中所瞥見的經驗一樣，你就能夠真的改變你的經驗；你會有更多選擇，更自由。到目前為止，這些都還只是理論；我們需要更多、更多提升覺察力的經驗，讓你最終能夠看到，這將會怎麼樣幫助到你。而這也就是為什麼，此刻我要邀請你，在進行著像吃葡萄乾這樣簡單的事情時，對正在發生的當下產生興趣。在這個時候，緩慢吃一顆葡萄乾，和在未來保護自己免受憂鬱症干擾，這兩者之間的連結關係，或許還不是那麼清楚。但是，這裡所跨出的第一步，以及我們在課程第一個部分所做的，就是要訓練你的覺察力。

「所以，這個小小的練習所帶來的精要重點是：很多時候，**我們沒有覺察正在發生的事。**如果能夠帶著覺察，我們就能夠留意到生命的各個部分，否則不管是好的或不好的，它們很快就會溜走。錯過生命中的美好，意謂著生命失去了本該有的豐富。而沒有覺察到生命中不好的部分，則意謂著實質上我們沒有辦法對生命採取善巧的行動。當我們的心總是在他處，憂鬱症又會不知不覺地到來。

「**我們沒有辦法真正控制心裡頭會出現什麼，但我們能夠控制的是，下一步要怎麼做。這個課程的目標，是讓我們能夠移動到一個覺察的位置，從這個位置，我們能夠選擇如何進行下一步，而非只靠著心智的舊習在運作。**」

事實上，團體成員發現，要將葡萄乾練習的經驗關連到他們落入憂鬱心理狀態的傾向，是相對容易的。首先，當他們用同樣的方式將注意力貼近到經驗時，就會清楚地發現到，自己平常總是用自動化的方式在做事；在大部分時間當中，心不是放在過去，就是處在未來，而不是在當下；多數人在任何時候對眼前實際發生的一切，只有部分的覺察。儘管很多人可能注意到處在自動導航下的效應（很容易聯想到的例子：車子開了好幾英哩，而沒有覺察到心跑到哪裡去），但當他們意識到同樣的傾向出現在日常生活中的許多事情上時，仍然會是一個新發現。

其次，葡萄乾練習所顯示的是：用某種特定的方式來專注（刻意地將注意力放在當下，對事物不給予評判，如其所是），實際上能夠改變經驗的本質。只要提起專注力，就可以把自己從自動導航模式中喚醒，同時更全然地連結到當下。當學員念念分明地吃一顆葡萄乾時，他們也有了更深刻的發現：**在當下，經常有比我們想像中還豐富的事物，在那裡等待著我們，特別是當我們已在很長的一段時間裡使用自動化的方式在過生活**。透過像葡萄乾這樣的練習，學員能夠體認到這一點，這並非來自於帶領人的教導，而是透過他們自己的發現。

覺察力訓練：身體作為聚焦點

ＭＢＣＴ一再強調的是，讓學員有機會學會以念念分明且直接的方式來看待自己的經驗。第一週課程的下一個階段延續葡萄乾練習，運用「身體掃描」練習，來引導學員開始探索，對身體感受的覺察。身體掃描練習的主要目地，是將細緻的覺察帶到身體的每一個部位。這是學員第一次做這樣的練習，需要在一段連續的時間裡持續集中注意力，這個練習也可協助學員發展專注、平靜、具有彈性的注意力，以及念念分明的能力。這個練習讓學員學習將覺察力特有的品質放到某個對象上（在此指的是身體），這是帶有溫柔和好奇心的覺察。

為何利用身體作為練習注意力的第一個對象？第一，對身體產生更強的覺察力，有助於學習如何處理情緒。強大的感覺，像是悲傷或無望感，不只透過想法或心理狀態來表達，也會對身體產生影響。駝背的姿勢、胸口有沉重感，或肩膀緊繃，有時候可能是強烈情緒的表現，而我們並沒有全然覺察到這個狀況。在身體上所發生的，也會對我們的心產生重大影響。對身體感受的種種反應，是構成我們固有思考與感覺慣性循環的一部分。

其次，曾經憂鬱的人，經常嘗試**思考**如何跳脫這令人困擾的感受。另一種做法是，去覺察情緒在感官或在身體**裡面**的顯現。慢慢的，這會讓注意力的重心從「腦袋」轉移出來，移向身體的覺察。這會帶來一個嶄新的觀點來看待情緒的出現，我們開始轉向：「我的身體如何感受到這個情緒？」

我們引介身體掃描作為一種覺察練習，邀請人們將注意力刻意地放到身體的不同部位，看看這麼做會發生什麼事。將身體掃描連結到學員剛剛完成的葡萄乾練習，這樣會比較容易向學員介紹這個方法。光是集中注意力，就能夠讓學員瞭解到，用嶄新與直接的方法來感受吃葡萄乾的體驗，同樣的做法也可以用在身體上。如同葡萄乾練習，做身體掃描的重點在於將相同品質的覺察力，帶到不同部位的身體感受。

準備做身體掃描時，我們請學員躺下，通常是在墊子或軟面地板上（見筆記7.3的逐步引導）。如果教室不夠大，或有個別的需要，學員也可以坐在椅子上來進行身體掃描。如果大部分人都是躺著進行，帶領人通常也會躺下；如果多數人用坐的，帶領人也會坐在椅子上。接下來，我們花幾分鐘的時間，專注在氣息進出身體所感受到的律動。之後再給出身體掃描的指導語：請學員依序將注意力移動到身體的不同區塊，目的是要刻意地將覺察力依序帶到身體的每一個部位，探索這個部位在當下的實際感受。做身體掃描的時候，學員有許多機會來練習這個基本的引導——把注意力帶到特定的身體部位，把這個身體部位放到覺察力的「中心舞台」一會兒，然後，離開且「放下」此部位的感受，再將注意力轉換到下一個部位。

注意，如同其他的練習，帶領人在這個環節並非張開眼睛「說出指示」並且看著大家做得怎麼樣，而是透過帶領人本身在每一個當下的身體掃描經驗，來引導這個練習。

營造正式的正念練習情境

在開始正式的正念練習時，會出現幾個常見的議題。由於這些事情往往在引介身體掃描時就會出現，我們就在此提出來。首先，是關於成功或失敗的問題。這裡必須強調的是：沒有所謂的成功或失敗。問題就在於，如何能夠不要將成功的想法放到一個人的腦袋中。尤其是曾經受苦於憂鬱症的人，他們對於這些練習都有出現尋求他人認可，或追求「高分」的反應，這是可以理解的。許多傾向憂鬱的心理慣性其實都纏繞在表現／成就，或社會評價，所以曾經患憂鬱症的人會很自然地帶著這個態度去完成所有任務。身體掃描以及課程期間與課程之後的各項作業，也都不能倖免於這樣的態度。當然，作為帶領人，我們也會覺察到自己身上出現這樣的傾向。在意成敗（「我這樣做正確嗎？」）或尋求認可（「其他人會認為這是可行的嗎，會認為我沒有問題嗎？」）會一再浮現。我們的任務並非阻止這些念頭升起，而是當它們出現時，學會認出它們，這樣的話我們就有可能用善巧的方式來回應。

筆記 7.3 身體掃描

1. 躺下，找到一個舒適的姿勢，你的背躺在地板上的墊子或毯子，或躺在你的床上；在這個地方，你感到暖和，不被打擾。輕柔地閉上你的眼睛。
2. 花一點時間，感覺你的呼吸律動和身體感受。當你準備好時，將覺察帶到身體的感受，特別是身體與地板或床接觸或受壓的感覺。每一次吐氣，讓自己將重量放下，好像有一點點沉入墊子或床裡。
3. 提醒自己做這個練習的動機。它的目標，並非要去產生任何特別的放鬆或安靜的感受；這種狀況有可能發生，也有可能不發生。相反的，練習的動機是，當你將注意力依序放在身體的每一個部位時，盡可能地去覺察任何出現的感受。
4. 現在請將你的覺察放到下腹部的感受，在你吸氣和吐氣的過程中，覺察腹部表面在變化。花幾分鐘的時間，去感覺你吸氣和吐氣時所產生的感受。
5. 覺察到了腹部的感受之後，將你的專注力，或覺察力的「聚光燈」，往下移動到左腿，一直到左腳、左腳的腳趾。依序專注在左腳的每一個腳趾頭，帶著溫柔的好奇，探索一下感受的質地，也許你注意到腳趾之間接觸的感受，刺刺的、溫溫的，或者沒有特別的感受。

6. 當你準備好之後，在吸氣時，感覺或想像氣息進入到肺部，然後向下一直到腹部，進入左大腿，再進入左腳，然後向外到左腳的腳趾。接著，在吐氣時，感受或想像你的氣息倒轉過來，一路從你的腳，到大腿，向上經過腹部、胸腔，再從鼻子離開身體。盡你所能，繼續幾次這樣的呼吸，吸氣往下進入腳趾，吐氣從鼻子離開身體。要一下子就能掌握或許不容易——盡你所能的，就只是練習這樣的「吸氣進入」，用一種好玩的心態來練習。

7. 現在，當你準備好之後，在吐氣時，放掉對腳趾的覺察，將注意力帶到左腳底部的感受——將柔和、好奇的覺察放到腳底、腳背、腳跟（例如留意腳跟和墊子或床鋪接觸的感受）。試試看跟著這樣的感受一起呼吸——把呼吸的覺察放在背景，同時在前景探索左腳下半部的感受。

8. 現在，讓你的覺察擴展到左腳的其他部分——到腳踝、左腳的頂端，進入骨頭和關節。接著，再稍微深吸一口氣，將呼吸向下帶到整個左腳，在吐氣的時候完全將左腳放掉，讓覺察的焦點移向左邊的小腿——依序聚焦在小腿、小腿外側等等。

9. 持續將你的覺察和溫柔的好奇心，依序帶到其他每一個身體部位的感受——到左腿上方、右腳腳趾、右腳、右腿、骨盆腔、背部、腹部、胸腔、手指、手掌、手臂、肩膀、脖子、頭和臉部。在每一個部位，盡你所能地將同樣細緻的覺察和溫柔的好奇，帶到該處所出現的感受。當你離開每一個主要的部位時，吸氣將空氣「吸入」這個部位，然後在吐氣時，將這個部位放掉。

10. 當你察覺到張力，或者是在身體特定部位的強烈感受，你就將空氣「吸進」這個部位——運用吸氣，溫柔地將覺察直接帶入這個感受，之後，在吐氣時，盡你所能，放下或釋放這個感受。

11. 無可避免的，我們的心會一次又一次從呼吸和身體遊移開來。這完全是正常的。這就是心會做的事。當你留意到它，溫柔地清楚知道它的存在，並留意到心跑到什麼地方，之後再溫柔地將你的注意力帶回到你試著要聚焦的身體部位。

12. 用這個方式「掃描」過整個身體之後，花幾分鐘，覺察身體的整體感受，覺察呼吸自由地在身體中流進、流出。

13. 如果你會睡著，或許可以嘗試用枕頭將頭部支撐住並且張開眼睛來練習，或用坐直的方式練習。

因此，我們發現一個有用的做法是，提醒成員「做得好」不是我們所在意的，可以這麼說：「請不要太過努力，這一點很重要。」「我們並沒有為了要達到任何特殊的境界；我們甚至沒有要試著放鬆。」在之後的指導語中，這個主題會一再被提起：「有時候，練習會帶來不舒服，或是讓你覺得無聊，這並不表示你失敗了。」我們要鼓勵學員，邀請他們把這種情形當作機會，去發現不適感或無聊呈現在身體上的感受如何，去觀察身體感受會伴隨著什麼樣的情緒，以及自己對每一種情緒如何反應。

第二種會出現的重要議題是：當困難發生時，要如何回應。例如，進行身體掃描練習時，一些學員發現他們自己或旁邊的學員沒辦法保持清醒狀態。有的人則出現身體不舒服的感受，讓他們無法專注練習。儘管如此，帶領人所要展現的精神依舊是：「不管發生什麼，出現什麼狀況，都是OK的。」漸漸的，學員能夠將所遇到的困難，視為將覺察帶到感覺和感受的機會，而非擔憂所遇到的困難，或受到它們的控制。正念方法的精髓是：瞭解這些反應無論如何都會出現，因為困難即是生活的一部分。差別在於，我們如何應對困難，這些困難是不是正在過度掌控我們的生活。

對於課堂中所出現議題的處理方式，讓帶領人有機會去體現好奇心與樂於探索的心態。剛開始發展MBCT時，我們發覺到自己有明確的願望：希望讓學員改善狀況，協助他們修復問題、減輕情緒和沮喪所帶來的痛苦。我們發現，擁有治療工作背景的帶領人，很容易就跳回到治療模式，這帶來的危害是：中斷了好奇心的培養。還好，我們及時發現，我們不需要匆促地想要改變什麼，當疼痛能夠被表達出來、被探索，並保持在覺察之中，這本身就具有轉化的力量。當然，有時候採取務實的做法來處理練習中出現的困難，這是恰當的；而有時候，提供有關憂鬱症及其本質的簡短解釋，也是有需要的。但我們主要的重點在於，喚起學員的好奇心，協助他們發展在每一個當下對感受的內在覺察。

當學員留意到身體特定部位的感受時，他們可能也同時察覺到負面且帶有評價的念頭，或是困難的情緒。儘管在練習時我們做了引導，有些學員還是覺得要放下一直想確認自己到底做得好不好的傾向，是相當困難的。當學員用這種方式觀察身體時，心中就會一直想著自己看起來如何，想著要改變身體的哪一個部位，或是充斥著困窘、尷尬的感受。我們強調的一個做法是，辨認出這個感覺，將好奇和樂於觀察的心帶到這個感覺上。於是，學員開始有機會學習將想法和感受看成是內心的狀態，而不去認同它，或受它的影響。這樣的經驗可以被運用來傳達MBCT的核心訊息：透過這個自我發現的探索歷程，我們學習去覺察，進而能夠用不同的方式來看待我們的想法、感覺、知覺和衝動——換句話說，用不同的方式來看待我們活著的經驗。

反應和回應

在接下來的例子中，請注意到學員通常將指導語理解為要遵循的規矩（他們認為自己或其他學員破壞了規矩）：例如「不要動，不要坐立不安」、「不要睡著」（學員1）；「不要睜開眼睛或讓你的心遊移」（學員2）；「放鬆！」（學員3）；和「不要脫離指導語」（學員4）。請留意每一個學員如何以自己的方式觀察，然後快速地轉向負面的自我評價。

學員1：開始的時候，我的腳感到很沉重，之後我就沒有辦法讓它們靜止不動。我一直想要移動雙腳。我在想一定有什麼地方我做錯了，因為我沒有聽到任何人在移動，但我卻拚命地想要移動我的腳。後來，我聽到有人開始輕輕地打呼，我想：**喔，我的天啊，真是太糟了，有人已經睡著了**。

帶領人：很好，很好。

學員1：我真的很擔心，因為他們已經睡著了。我想著：**不要睡著**。

帶領人：這很棒。我真是很高興你說出了這一些。這是很棒的。因為練習的整個重點就在於我們覺察到當下的狀態。因此，當下的狀態沒有正確或錯誤。這個練習的目標是，盡你所能（而這是很難的），覺察到當下你所感覺到的一切。對你來說，就是你的坐立不安和想要移動，這就對了。而這就是你在那個當下的經驗。這不是錯誤，不是不應該發生的事情。而是需要去覺察的事情。你知道，最終你會覺察到想要移動的衝動，然後你可以自己決定，看看是要移動，還是不要移動。

學員1：我試著壓抑它，我想要稍微移動一下。

請注意到這個時候帶領人所**沒有**做的。他沒有問這位學員為什麼感到挫折，甚至沒有想要瞭解這個挫折。他也沒有詢問隨著挫折而來的相關細節（像是身體感受）。相反的，他很有興趣地想要瞭解學員對此經驗的**反應**；也就是說，這位學員如何**看待**她每一個當下的經驗。換句話說，帶領人邀請團體成員，**去覺察自己內心的「天氣模式」，以及對這些天氣模式的反應**。請留意這個過程如何進行。首先，針對學員坐立難安，帶領人不認為這是「問題」，恰好相反，他說「這很棒」。為什麼呢？因為該學員已經對身體掃描的反應做了很好的描述（腳很沉重，想要移動它們，心裡想著「一定有什麼地方，我做錯了」），之後聽到有人打呼，她的反應是：「**真是太糟了**。」這都是一系列的經驗和一連串的反應。因此，如果帶領人試著要讓學員對腳的沉重感到放心，反而會不經意地強化了這些狀況不應該發生的訊息（其中帶有的意涵是，隨著練習，一切將會變好）。相反的，這位帶領人透過這個機會，強調課程的中心議題：對每一個當下的經驗培養覺察。下面這段話中，「這就是你真正需要知道的」這句話極為重要。

「好，是的，沒有必要嘗試跟這些東西搏鬥。這不容易，尤其是面對煩亂不安的強烈感受。但是，盡你所能，就只是知道它：『是的，好，來了，我真的希望站起來，在這裡跳一跳。我受夠了，指導語的速度怎麼會這麼慢。』不管什麼感受出現，盡可能地知道所有的感受，因為在那個時刻，這就是你的經驗，這就是你真正需要知道的。所以，你知道它在那裡，不要將它推開。清楚知道它的存在，然後盡你所能，將注意力帶回到正在掃描的身體部位。」

通常，當一個學員提出自己的經驗時，也會鼓勵其他學員勇敢說出經驗。這的確就是接下來發生的。看看這位帶領人，如何將不同人的經驗交織成為相同的主題。

學員2：我感到手臂非常癢。蚊子在我身邊飛來飛去，有一隻在桌子上，牠飛到我手上兩次，我張開眼睛看了一下。我不認為我可以這麼做。

學員3：我一直想，**在這裡我應該要放鬆**。

帶領人：好，所以我們不斷會遭遇到的狀況是，出現「事情應該要如何進行」或是「事情應該怎麼樣」的想法。而就是這樣的張力，讓我們感到痛苦。通常這是小時候就被放到我們心裡的東西。在那個時候，這一套或許有用，但現在可能就沒有用了。如果我們可以覺察到這一點，就可以將它放下，只要知道它在那裡就好。如何能夠做到？覺察到「我應該這麼做才對」

的感受，將它指認出來，再將它放下。這樣，我們即是在處理現實狀態、處理這個當下的真實，而不是要應付諸如「什麼事情應該如何」，或「我們應該要預期什麼」等的想法。

學員4：當被引導要吐氣時，我感到很困難。我一直要從頭開始做起。我的呼吸沒辦法跟指導語配合。

帶領人：試試看是否能對自己溫柔一點，看看能否培養這樣的態度：不要用「這是錯誤的；我要從頭做起」。試試看用這個態度：「喔，這就是它現在的樣子。」

在每個例子中，注意帶領人的回應，如何邀請學員清楚知道事物對他們所呈現出來的樣態，並對此感到好奇，溫柔地對待自己，而不是責難自己的失敗。這就好比一個製圖師正在繪製一張未開發土地的地圖。不論製圖師看到的景象是起伏的丘陵，還是危險的斷崖，他的任務都是相同的：盡可能精確地記錄這裡有什麼。而「這裡有什麼」，包含所有的自我評價、想要挪動姿勢的衝動、坐立不安和無聊的感受；也包括了內心不斷會跑出來說「我沒有做對練習」的那些評論。

「盡可能地知道所有的感受，因為在那個時刻，這就是你的經驗，這就是你真正需要知道的。」

回家練習

回家後的練習是ＭＢＣＴ的常規內容。透過談論事物所獲得的知識，對於我們希望達到的目標來說，是相當不夠的。正念認知治療課程裡真正的學習，是透過自己的體驗。這就是為什麼回家練習如此重要，這是核心，不是額外附加的部分。我們讓學員每天做正式的正念練習，使用類似麻州醫院正念減壓課程的正念練習引導錄音。在研究初期，為了確保不同研究點（劍橋、多倫多和班戈）的一致性，我們使用卡巴金所錄製的「正念練習引導」系列一和系列二的錄音帶或ＣＤ。經過幾年的教學之後，我們錄製了自己的引導練習（可從www.guilford.com/MBCT_audio下載）。正式的回家練習也包含了持續寫下每天正念練習的日誌，記錄在「回家練習紀錄表：第一週課程」中（第一週課程，講義5；每週課程的回家練習細節，請見其他的學員講義）。

從課程一開始，我們都確認每週課程結束前留有足夠的時間，來討論接下來一週的回家作業，這顯示我們對回家練習的嚴肅態度。我們發現，留有足夠的時間是很重要的，因為通常需要分發錄音和講義給大家。所有的回家作業都跟每週課程摘要一起列在講義上。我們每週會發給學員當週的講義，而不是在第一週就將全部的內容給大家。我們的理由是，「預知」未來的課程內容對學員並沒有幫助，而且可能削弱了他們對當下時刻的覺察。

回想一下帶領人跟所有學員所進行過的課前個別訪談，當時我們就強調：由於我們所要改變的內心運作模式，已經持續一段很長的時間，正念方法的學習完全仰賴於學員在兩週課程中間進行的在家練習。我們提醒每一位學員，他們對在家練習所投入的時間與承諾，是課程非常重要的一部分。如果無法承諾課程期間能夠在家練習，我們會建議不要在這個時間點參加課程。幾乎沒有例外的是，學員原則上接受被要求在家練習，但是實際開始練習之後，就會出現各種不同的絆腳石。

在第一週課程快要結束時，我們會留時間讓學員**兩兩一組，討論他們預期在家練習時會出現什麼困難，認為如何克服這些困難**。（學員所提出的觀點，可以在第二週課程時回顧：出現的障礙是否為原先所預期的？或是他們遇到了哪些預期以外的障礙？）

有些學員會提出非常實際的問題，比如：一天的什麼時間練習最好？哪個練習地點最佳？需要哪些特別的設備？有些成員則認為找時間練習是非常困難的，或者認為練習會佔用到和家人相處的重要時間。我們鼓勵學員找出最適合自己的做法，以履行當初在課程前所做的承諾，即願意在一週的六天當中進行所規定的練習。我們詢問學員，是否能夠有一個安靜的地方可做練習，是否能有一段不受干擾的時間；我們試著協助學員創造出一個可以讓他們練習的空間。我們清楚知道，什麼狀況會阻礙回家練習。比方說，在週末、假日，或客人來訪時，學員如何持續練習？

「在家練習可能會遇到一些困難。讓我先提兩件事情。首先，你將會在講義中看到，在一位病人的報告中，他說：『我辦不到，練習的狀況起起伏伏，但最終，似乎就會進入狀況。』因此，請不要氣餒。其次，我們曾經詢問過完成八週課程的學員，在一段時間之後回頭看看這整個過程，有沒有想要提供給新學員的建議。他們一致表示：『無論發生什麼事，堅持下去。』這一點，你現在可能沒感覺，但會在某個時候有所感受。請記住，你不一定要享受練習，你就只是去做練習。」

將正念融入日常活動

我們要學員在家裡進行每日的正式練習，也給他們一些非正式的作業。這是為了引導學員將他們在正式練習中所學習到的，融入每天的生活之中。例如：我們邀請學員用正念的方式進行每天的活動。先選一樣每天固定做的活動，刻意地將每個當下的覺察力帶到這個活動上，就如同在葡萄乾練習所做的一樣。任何活動，例如刷牙、淋浴，甚至是倒垃圾，都可用同樣的方式。學員選擇一樣活動來練習，每天都利用同樣的活動練習，一直到下一週的課程。我們強調真正把自己帶回到當下時刻的重要性，全然地存在於當下，感受到在牙齒上的牙刷，或是灑到背上的水花。這麼做的目的，並不是要讓這些小事情變得讓人愉快（雖然這可能會發生），而就只是要讓學員有機會「清醒」地面對真實的生活，而不是只用慣性來完成這件事。（如果到後來學員在某一天，或某幾天之中忘了做這個練習，那麼就要留意，當學員覺察到自己忘記了的時候，出現什麼反應？把這個「清醒」當作一個機會，看看當下會出現什麼。）

一刻接著一刻的覺察，能幫助我們區分自動導航，相對於我們確實知道自己在做什麼，兩者之間的差別。將這練習運用到日常活動，也顯示了其實正念並非有什麼特異之處。只要專注，我們就能夠在做任何事情的過程中發現正念。

結束課程

在第一週的課程結束前，學員已經在相當短的時間內接收了許多新的訊息。在開始練習之前，對於在課堂上所得到的概念，他們也經驗到了許多不同的反應。有些反應已經被表達出來，有些則還沒有。在接下來的幾週，這些經驗和其他的相關經驗，會持續浮出檯面，無論是「正面」或「負面」的經驗，都能成為教學的材料。

我們發現，課程結束的時候，是提供成員本週課程摘要的好時機。我們以第一週課程摘要：覺察與自動導航」（第一週——講義2）來作為摘要的架構，在做總結的同時將學員的注意力引導到講義上。

最後，我們以二至三分鐘的呼吸練習來結束本週課程。邀請學員挺直背部（但不僵硬）的坐姿。一會兒後，將注意力聚焦在呼吸，感受空氣進、出身體的感覺，留意是否出現任何身體感受。在討論之後，以這樣的方式讓課堂「安穩」下來，並且品嘗著即將到來的一切。

第一週課程——講義1

正念的定義

正念是透過專注產生的覺察

有特定目的

在當下

並且

不帶評價

如其所是地看待事物

——威廉斯、蒂斯岱、西格爾、卡巴金（2007）

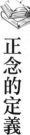

第一週課程——講義2

第一週課程摘要：覺察與自動導航

我們可以用「自動導航模式」開車開了幾哩路，而沒有真正覺察到我們正在做的事情。同樣的，在生命中的大多數時候，我們並沒有真正在每一個時刻「活在當下」。

在自動導航之下，我們比較像是「按下按鈕」：任由身邊的事件、心中的念頭、感覺和感受（我們可能只隱約地覺察到這些）觸發我們舊有的思考習慣，這些習慣通常是無益的，並且會導致更不好的心情。

提升對念頭、感覺和身體感受的覺察力，我們給自己更多自由和選擇的可能性。我們不必要回到那個早已造成許多問題的「老舊心理」。

本課程的目標是要提升覺察力，讓我們能夠有選擇地回應情境，而不是自動化地反應。透過一次又一次的練習，察覺到我們注意力的所在，刻意地改變注意力的焦點，來達到這個目標。

開始的時候，我們以吃葡萄乾的練習，探索如何跨出自動導航模式。之後我們專注在不同的身體部位，將身體當作在每一個時刻提起覺察的定錨焦點。我們未來也會學習隨自己的意願將專注力和覺察力放到不同的地方。這是身體掃描練習的目標，也是接下來一週主要的回家練習。

第一週課程——講義3

第一週課程後的回家練習：

1. 在我們下週見面前，進行六次身體掃描練習。練習時，不要預期會有什麼特別感受出現。事實上，放掉所有對這個練習的期待。就只是讓你的經驗，成為你的經驗。不要給予評判，就只是持續練習。下週我們再來討論。
2. 每次練習之後，將經驗記錄在「回家練習記錄表」（第一週課程——講義5）。也寫下回家練習所出現的任何狀況，以便在下次課程時討論。
3. 選擇一個在你的日常生活中固定會做的活動。每一次你進行這個活動時，刻意地將你每個當下的覺察，帶到這個活動上，就如同我們在葡萄乾練習時所做的一樣。你可以利用早上起床、刷牙、沐浴、擦乾身體、穿衣服、吃早餐、開車、倒垃圾、購物等等活動。完完全全把你的注意力集中在**覺知你實際正在做的事情**。
4. 在任何時刻，當你發現到自己能夠注意到所吃的食物，如同你吃葡萄乾的方式時，請記錄下來。
5. 至少「正念地」吃一餐，如同吃葡萄乾一樣。

第一週課程——講義4

一位病人的經驗報告

這位病人四年前曾經因為憂鬱症住院，之後她的先生和孩子離她而去。除了透過律師，他們之間沒有進一步的聯繫。雖然沒有再入院，但她變得非常憂鬱和孤單。現在她已經走過憂鬱症最糟糕的狀況，開始運用身體掃描，協助她預防心情惡化。回首八週的課程，她寫下以下的評述。

「前十天的練習，像是沉重的負擔。我一直在『遊盪』，擔心著自己是否做得正確。比方說，一直有奇異的念頭閃過。我的心就是四處亂跑，我想我已經非常努力地阻止它。

「剛開始的另一個問題是，指導語一直告訴我：『接受事物如同它們現在的樣子。』我認為這根本行不通，我告訴我自己：『我辦不到。』

「最後，我就只是把錄音檔打開，預期又會進入一連串的想法。我並不擔心會有什麼想法產生。慢慢的，四十分鐘過去了，我還是跟隨著指導語，從這次開始，之後的練習就比較有效果了。

「十天之後，我比較放鬆了，不再擔心我是不是在想著其他事情。當我停止擔心之後，實際上我也停止了和奇異的念頭搏鬥。如果我還是想到其他事情，就在想法過去之後，再回到錄音。慢慢的，與想法搏鬥的時間減少了。聽著錄音指引，我感到高興，此後我就開始覺得有收穫。

「很快的，我比較進入狀況，能夠實際上感受到呼吸一直往下到腳底。有時候，我並沒有感受到什麼，但我想：『如果沒感覺，那我就滿意於沒有感覺就好了。』

「這樣的練習，並不是你做個五、六次就好。這是每天要做的事情。當你做得越多，感受就會越明顯。我開始對練習產生期待。

「如果已經可以騰出四十五分鐘來聽錄音，那麼要在生活中安排其他事情可能就會比較容易了。聽錄音帶能夠提升動力。」

第一週課程——講義5

在家練習記錄表——第一週課程

姓名：＿＿＿＿＿＿＿＿＿＿

每一次練習後，記錄在「回家練習紀錄表」，也記下在家練習時出現的任何反應，以便在我們下次碰面時討論。

日期	練習（是／否）	評述
星期三 日　期：＿＿＿＿＿	身體掃描： 每日正念：	
星期四 日　期：＿＿＿＿＿	身體掃描： 每日正念：	
星期五 日　期：＿＿＿＿＿	身體掃描： 每日正念：	
星期六 日　期：＿＿＿＿＿	身體掃描： 每日正念：	

星期日 日　期：__________	身體掃描： 每日正念：	
星期一 日　期：__________	身體掃描： 每日正念：	
星期二 日　期：__________	身體掃描： 每日正念：	
星期三 日　期：__________	身體掃描： 每日正念：	

第八章

正念認知治療中的仁慈與自我悲憫

二○○二年撰寫這本書的第一版時，我們認為，無論是經由講授或親身體驗所進行的練習、探問與教學，都應該本著仁慈與悲憫的精神。事實上，MBCT課程的品質標示，在於學員被視為客人而非病人，課程裡有溫暖的款待，以及我們對學員展露的勇氣，所給予的敬意，即使只是來出席課程，也值得敬佩。我們將在第十九章再次提到的研究證據顯示，人們從MBCT課程中學習到最重要的事情之一，就是仁慈與自我悲憫。我們認為這是最根本的。**如果不是在這樣的氛圍下進行，MBCT課程就丟失了一項它最基本的特色。**

正念不能被化約為只是覺察力或注意力的訓練。對於外在和內在世界中正在發生的一切，正念覺察是否能根本轉變我們看待這一切的方式，取決於我們是否把仁慈和悲憫帶入所參與的當下經驗。事實上，如果不帶著仁慈和悲憫產生的專注，那麼這樣的專注可以是無益的，甚至會帶來傷害。克莉絲汀娜．費爾德曼（Christina Feldman）這麼說：

> 正念的品質，不是一種中性或空白的存在。真正的正念是充滿著溫暖、悲憫和關注。在這樣的專注之中，對那些我們真正理解的事，不可能會升起憎恨或恐懼之心。正念的本質是全然地投入；那裏有著關愛、自然，無需勉強的注意力就會隨之而來。（p.173）[79]

由於我們將仁慈視為MBCT的根本，帶領人個人的溫暖就成了這個課程必備的結構性元素。要培養這些特質，傳統的靜修方式在練習中使用特定的禪修練習，把無條件的愛延伸到自己和他人身上。[80]例如，慈心觀（lovingkindness or metta practice）透過複誦一些語句，協助我們「把心念轉向」祝福一切眾生；唸誦的語句如「願我（你、我們、他們）平安，得到守護」；「願我（你、我們、他們）平靜、喜樂」；「願我（你、我們、他們）健康、強壯」；「願我（你、我們、他們）自在、安祥」。這些語句及它們包含的意願，一開始先指向自己，然後依序擴展至他人，先是自己感謝的人、好朋友，接著是你既不喜歡也不討厭的人，然後是會激起你的厭惡而讓你困擾的人；最後將祝福擴展到一切生靈，包括人類或非人類。如莎朗．薩爾茲伯格（Sharon Salzberg）所說，慈心觀練習以及在艱困和危急心理狀態下展現自我悲憫的能力，兩者有所連結；端賴我們認識到「當我們經歷慈愛，也就會深刻瞭解到每個人都一樣期望快樂，我們也同樣經常感到困惑，不知如何得到快樂。我們也知道，面對改變和痛苦，每個人都同樣脆弱，因而生起關懷的心。」（p.178）[80]讓我們自己獲得這種關懷，能夠緩和伴隨著失敗或挫折而來的，自我責備和被摒棄的感受。

有些正念課程會依循這樣的傳統，在八週課程中納入正式的慈悲或慈心觀練習。針對復發型憂鬱症病人發展正念認知治療時，我們也曾考慮這麼做，但後來放棄了。首先，我們認為團體成員感受到仁慈的經驗，主要應該來自帶領人，而帶領人的仁慈特質體現在對學員歡迎的品質、對正念修習的引導，以及回應學員提問或意見的方式。其次，對於有臨床症狀的人而言，慈心觀練習可能會觸動到他們的脆弱性：對有過度反覆思量傾向的人來說，「喜樂」或「免於傷害」這樣的字眼，很可能狹隘地被理解成一種必須**拼命達成**的狀態，進而引發一連串的痛苦情緒，這些情緒是來自過去無法達到這些狀態的失敗感，或覺得未來根本不可能達成。再者，如果這個練習的目標是要發展出**愛的感覺**（而不是意圖），如果有人覺得自己就做不到，那可能會強化他原來的感受，認為自己沒有能力去愛與被愛。

然而，儘管在針對憂鬱症的正念認知治療課程中，並沒有明確的慈心觀或慈悲練習，但在累積了八週的訓練，以及對課程內容給予特定面向的引導，學員們依然會發展出這些能力（請見第二十章）。

通往自我悲憫練習的間接道路

仁慈與自我悲憫，在正念認知治療中究竟如何呈現呢？費爾德曼和凱肯（Kuyken）[81]認為，雖然有別於傳統方法對慈悲的展現形式，但正念認知治療確實蘊含著培養悲憫的基石。他們指出，發展正念最初所強調的，就是將其視為通往自我悲憫的重要門徑。在他們看來，要培養一個像「朋友」而非「敵人」的心，第一步要做的，即是發展正念技巧，讓自己能夠沒有恐懼地探索內心景緻。認識我們的心和它運作的方式，就是跟心成為朋友的開始。在跟心交朋友的過程中，好奇、仁慈、沉著和平穩的內在品質，也開始強化。這些內在品質，都是悲憫的一部分，讓人能夠開始從苦惱中抽離出來。在MBCT課程中，成員經歷了這所有的步驟。

卡巴金在描寫減壓門診時，提到這個大方向：「門診中的整體氛圍，總是嘗試去體現慈心——在我的心中，我們不必刻意地去標舉什麼來彰顯慈心。而是盡我們所能，在我們本身的每一個面向，和我們所做的每一件事情當中，表達出愛與仁慈，這就夠了。」（p.285）。[82]如果說，溫柔地將我們的注意力轉向每一個當下時刻，就能有力地展現仁慈和自我照顧，那麼，所有在正念減壓和正念認知療法中的正念練習，都是一種自我悲憫的行動；而我們也就不那麼需要設置一種練習來專門訓練自我悲憫的能力了。

帶領人的態度與成員自我悲憫的發展

在正念認知治療中，如果自我悲憫是透過間接的，甚至是內隱、不言自明的引導而傳遞，那麼要體現這一點，大部分責任就落在帶領人身上。一開始，是透過帶領人個人的溫暖、關注和親切歡迎的態度來傳達仁慈，並且在整個課程中跟學員溫柔的相處而被增強，尤其是當負面情緒如悲傷或憤怒出現的時候。所以，正念和悲憫都是從具體經驗中被把握，而不是從論述講課而習得意義。這意謂著，儘管正念認知治療的每一堂課都很重要，然而「教導」仁慈最重要的途徑，是透過帶領人在教室中的臨在（presence）而傳遞給學員。有時候，學員留意到的不是課程內容說了**什麼**，而且它**如何**被呈現出來。讓學員看見仁慈的彰顯，是最具影響的教導，無論仁慈的行動來自於帶領人在課堂中引導練習，或是回應學員所表達出的質疑、憤怒或失望。作為帶領人，透過個人的正念修習會讓我們知道，自己何時有用或沒有用自我悲憫來回應我們的生活經驗，而認識這個態度。

教學困難時的自我悲憫

大多數帶領人都有這樣的經驗，帶領練習時，我們說出來的話並不是原先想要說的：像是在身體掃描時，想要說「左膝」，卻說成了「右膝」；或是在第四週的課程中，直接從覺察身體進入到覺察念頭，卻遺漏了對聲音的正念。我們可能會發現，自己在處理學員的提問不是那麼善巧，或是感覺到自己太過急著想要進入課程的下一個部分。當我們坐在那兒帶領課程的進行時，我們可能會覺察到心中浮現的質疑和自我批評。

帶領人要如何完成這雙重任務，一方面要照顧好自己，另一方面得持續關照課程學員的需求？他會不會糾結犯了錯誤的感覺，進而挑剔自己，覺得自己像個騙子？那麼學員們的需求呢？帶領人應不應該馬上補充額外的指示以糾正自己的錯誤，還是就這樣放著直到進入下一個指示？

在這些情況下，帶領人的自我悲憫能給出一個空間，以做更善巧的選擇。我們並沒有忽視，在某一些狀況底下為他的選擇可能更具善巧。而我們總能從每一個情況中有所學習。我們不要讓自責蒙蔽了下一刻的清晰洞察，以及下一刻會有的選擇。即使是經驗豐富的帶領人也無法回答所有問題，注意力也有可能被拉離他們所預設的焦點，認識到這一點可能會有幫助。當我們的心仍糾結在自我責難當中，可以記得這一點，然後看看接下來會如何，這可能是最仁慈的做法。

有時候，難處來自他人對我們說了什麼，而不是我們做了什麼。當學員說出「這根本是一堆垃圾」或是「這對我沒有半點好處，只會讓我變得更糟」之類的話時，我們該如何在回應中體現仁慈？事實上，這些都是重要的教學時刻。一旦帶領人汲取了個人正念練習的成果、深刻理解憂鬱症的狀態、瞭解學員要完成練習需要面臨多大的困難，那麼他就能夠安然沉穩地在課堂上應對學員表達出的難題。當然，帶領人很可能會馬上感受到，心裡好像有「收縮」的緊繃反應，這時候腦海裡升起恐慌感，心想著「我現在要說什麼？」這並非不尋常。

並不是說有經驗的帶領人就不會有這樣的感受，而是這個「收縮」的反應逐漸地被視為一種訊號：提醒帶領人該花點時間讓自己定下來，以準備善巧地回應。還記得我們在練習時曾經歷掙扎的那一刻嗎？是否還記得，我們想為生活創造出正念慈悲的空間，但卻又經常對自身的努力充滿評價？若是如此，我們就應該更能夠對團體成員的挫折感同身受。我們會更願意去看見隱藏在這憤怒與挫敗背後所受的苦，也能更清楚看到，願意將這些情緒表達出來，所需的勇氣。然後，出自於帶領人與學員之間的慈悲與「無分別」的心，會升起一種不偏不倚的回應態度，一種全神貫注的好奇，讓我們願意「往那尖叫聲處」而去，沒有緊縮、厭惡和過度反應，隨即而來的，是廣袤的空間感和無窮的可能。

提示：脆弱群體的自我悲憫會帶來非預期結果

在課程中，無論是否透過直接的慈心觀練習，任何的仁慈，即使是教室中充滿慈悲和正念的氣氛所隱約體現的仁慈，都可能對學員造成影響，而這樣的影響不一定都是正面的。事實上，當我們面對的是有臨床症狀的群體時，這就不太算是不尋常的現象，因為即使用最溫和的方式邀請病人以慈心和自我憐憫來對待自己，也會很容易重新啟動病人心中古老且持續的習慣，將自己視為沒有價值、不討人喜愛、不完美的人。從傳統的認知治療中，我們知道核心信念有兩個特徵：它很難被改變，以及很有效率地濾除掉與它不相容的訊息。這意味著，即使是仁慈的字眼，或關懷的話語，都可能引發傾流而出的難受。

我們的研究已證實，對於那些反覆過度思量、常陷入憂悶沉思的人來說，一開始要練習慈悲可能是很困難的，而那些習慣反覆過度思量和躲避的人，更有可能在正念認知療程的早期就退出。[78]因此，認知到自己有這種行為模式的學員，或在初始心理評估就表現出這種模式的學員，我們會在課前花更多時間與他們會談，詳細討論課程進行中可能會遇到的困難，以及參與課程會帶來的挑戰——其中一個挑戰，就是萌生放棄的念頭。我們告訴學員將此狀態視為一個重要機會，讓他們能從中學習到重要的功課，因此學員要特別留意這種狀況的出現，並能自在地跟帶領人討論。

克里斯多夫．葛默（Christopher Germer）對這一點提出許多寶貴的意見。84 他同意，任何人開始對自己表現仁慈時，我們可能會產生一股負面情緒的反彈，所以帶領人最好讓學員準備好迎接情緒來臨的那一刻。比較善巧的做法是，帶領人告知這個情況可能出現，但不要誘發過度的悲觀；邀請學員試試看能否在仁慈和情緒強烈反彈之間取得平衡。我們從自己的練習經驗清楚得知，有時候我們會拚命提升由內而發的仁慈，將它用來對抗不愉快的感覺，或是認為只要我們夠努力，仁慈就會奏效。當這樣的情況發生時，最好的方法就是回到呼吸，將呼吸當作定錨點，或選擇從行為層面來表現自我悲憫，像是享受他人的陪伴，或是為自己做點特別的事。比起在正式練習中與之「搏鬥」，這是更為善巧的做法。

到頭來，最重要的是，把仁慈與自我悲憫當作一種意向，即使有時候確實很難讓我們的心朝這方向前進。就算是在最艱困的心理狀態下，懷有照顧自己的意向，意向本身能帶來療癒。如果我們能漸漸領悟到，仁慈是一種意向，是一種**把我們的心朝向**仁慈的實踐，而不是指**製造仁慈的感覺**，那麼，當我們對自己嚴厲與責難時，就更能寬恕自己。

綜合以上，我們想說的是：學習或教導正念，我們並不是在學習或教導一種「冷冰冰」的注意力控制訓練，然後額外再加上仁慈與悲憫的成分。每一刻的正念，儘管我們可能只是短暫地覺察到這樣的時刻，都會很自然地伴隨著仁慈、悲憫，以及平衡感，甚至是讓我們感到驚訝的愉悅感。仁慈與悲憫是我們練習的根基，是我們進行教學的所在，也是學員培育修習的土壤。

第九章

用大腦過生活

第二週課程

對於第一週的練習，大家有非常不同的反應。對某些人來說，好像面臨了巨大的挑戰，覺得這星期簡直「糟透了」，正念練習讓人失望透頂，一點幫助都沒有。他們甚至認為，這個方法讓事情變得更糟糕。但是另外一些人覺得「棒極了」，身體掃描能讓人十分放鬆。在這麼多不同的反應之下，團體帶領人如何還能夠保持開放和不偏不倚呢？

一九九二年我們開始構想將正念和認知治療結合，當時我們從公共電視為麻州大學醫學院正念減壓門診所拍攝的紀錄片，初步了解這個課程。公共電視台拍攝新課程的學員參加八週的課程，記錄他們如何練習正念。在第一週的課程中，我們看到帶領人在課程開始時的談話，介紹葡萄乾練習和身體掃描。電視台也跟著學員到他們家中，紀錄他們在生活中練習身體掃描的狀況。一週以後，節目直接從他們在家中的練習，跳到了他們來到第二週的課程，分享前一週的練習情形。當時我們感興趣的是，帶領人如何處理學員在第一週練習後的各種不同反應。日後，我們拜訪正念中心並實際體驗課程時，才知道原來電視台為了要將八週的課程濃縮成四十分鐘的節目，只好捨棄了課程的一個重要部分——即是每週課程剛開始時的練習。

但這個緊湊的節奏，不僅僅是因為電視節目的壓縮。在這一類的課程中，當第二堂課開始時，學員和指導老師可能急切地想分享上一週的經驗。第二週課程開始之前，教室裡就會坐滿人，他們忙著討論、交換心得。學員彼此之間已經有一點認識，而他們花了一週的時間投入嶄新、不熟悉的練習。我們很難不跟著電視節目剪輯的方式，直接切入課堂討論的部分，看學員分享上一週的練習狀況。事實上，這也是認知治療取向重要的做法：設定該週課程要進行的項目，然後檢視在家練習的情況，以及他們從中學到什麼。如果我們的任務是要解決問題，那麼我們很自然地會如此進行：先將問題攤開來，然後盡可能共同合作找出解決的辦法。

我們發現正念取向和我們過去所使用的方法，有根本的差異。正念取向並不針對任何人的問題，包括憂鬱症，提出解決辦法。我們從一開始就發現以練習而不是討論，來作為課程的開始，是比較好的做法。也就是說，從第二週起，帶領人在每次課程開始的第一件事，就是帶領大家練習。通常，一開始持續約半個小時的正式練習，就為該週的課程內容奠定了基礎。以第二堂課來說，一開始的練習是身體掃描，這個部分的重要性在於，讓學員更能夠覺察到兩種不同的模式，也就是「同在模式」和「行動模式」，因此以練習作為每週的開始，其目的就是要讓學員認知到自己正處於哪一個模式；如果他們發現內心出現了行動模式中的「驅策」面向，就必須清楚看見，並且遠離它，然後轉換到不同的模式。

雖然，我們探索的是目標導向以外的另一種做法，但這不表示每週的課程就不需要議程。課程中還是有需要完成的工作，一些努力還是必要的，以便讓學員保持適度的專注，善用兩個小時中的每一刻，來體驗如何把正念融入自己的生活。筆記9.1就是第二週的上課議程。首先，我們先做身體掃描。接著，我們回顧剛剛所做的身體掃描，之後再討論學員這一週所做的正式和非正式練習。

筆記9.1 第二週的主題與課程內容

主題

在行動模式下，我們只是透過想法，間接地、用概念化的方式「知道」我們的經驗。這也意謂著，我們很容易迷失在反覆思考和焦慮之中。對身體的正念，提供我們一種機會來探索一個新的方法：一種直接、直觀的知，也就是「經驗式」的認識。從經驗來認識是一種方法，讓我們覺察不愉快經驗時，不會迷失在反覆思考當中。多數學員在練習過程中會經驗到一些困難，而這些困難提供了寶貴的機會，讓我們練習放下思考，轉而和身體的直接覺察做連結。

進行項目

- 身體掃描練習
- 練習回顧
- 在家練習回顧——包含在家練習所遇到的困難
- 想法與感覺練習（「走在街上」）
- 愉快經驗日誌
- 十分鐘靜坐練習
- 發第二週學員講義

● 在家練習：

○身體掃描，七天中做六天

○十分鐘正念呼吸，七天中做六天

○愉快經驗日誌（每日一則）

○用正念進行一項日常活動

準備和計畫

除了你個人準備，請帶一個小白板或翻頁式圖板和馬克筆，以備「想法與感覺練習」時所需。

第二週學員講義

第二週——講義1　第二週課程摘要：用大腦過生活

第二週——講義2　身體掃描提示

第二週——講義3　正念呼吸

第二週——講義4　第二週課程後的在家練習

第二週——講義5　第二週在家練習記錄表

第二週——講義6　愉快經驗日誌

本週課程基礎：探索練習

練習之後，學員總會有各式各樣的反應。有些人在評論剛結束的練習帶來的新經驗，有些人則想要討論過去一週在家練習身體掃描時的經驗。我們認為比較好的做法是，盡可能先把討論焦點放在剛剛結束的練習經驗，而把在家練習的經驗延緩到後面討論。

在課堂練習中普遍會出現的主題，往往跟學員過去一週的練習經驗相符合。本週練習最常出現的主題是「我這樣做正確嗎？」、「練習時我覺得不舒服」、「情況不對勁」、「我的心一直在神遊」。

在練習的經驗分享當中，我們特別留意這樣的例子：輕微的憂鬱想法或感覺如何相互餵養，導致惡性循環。對經驗的負面詮釋，很容易就會觸發這樣的循環，如果這發生在練習當中，會讓人難以應付。要幫助學員處理這個狀況，就要引導他們清楚地看到這整個過程是如何發生的。在課程的早期，我們就需強調這一點，部分原因在於，這是預防復發的核心（見第二章）。另外一部分的原因，在於提高學員持續練習的動力。因為我們固有、熟習的反覆思考的心理慣性，在練習時會經常跑出來，這也給我們一個機會，清楚看見心理慣性對注意力所產生的影響。

討論在家練習的經驗之前，我們先來看一下剛完成的身體掃描練習會出現的一些反應；然後再把這些經驗連結到學員一週以來的在家練習。

「情況不對勁」

要運用書中所描述的正念方法，最讓人無法擺脫的障礙之一，就是認為練習的條件必須都要是適切的：認為正念是當我們冷靜的時候、有空閒的時候，或沒有干擾的狀態下，用來處理事情的方法，否則就會效果不彰。

發展MBCT的初期，我們在劍橋舉辦的其中一堂課，清潔人員在會議室外面打掃，走廊充斥著他們彼此之間的呼叫聲，還有吸塵器啟動後嗡嗡作響的聲音。

當時練習後的討論，大部分學員的重點都放在那個噪音。有些學員發現，他們能夠將清潔工人的聲音，融入到對一般聲音的覺察之中。然而，另外有些學員感到，聲音對靜坐造成干擾。他們覺得很難不被惱怒，認為自己的心受到不必要的干擾。

當課程持續探討不同面向的想法時，有一件重要的事情逐漸浮上檯面：所有聽到清潔人員聲音的人，都覺察到一些負面想法或反應。「難道他們沒看到，門上貼著上課中的標誌嗎？」有些人能夠注意到這些想法，然後放下它們，再回到練習當中。這就好像把噪音看成整個情境的一部分，然後就能夠放下，不再執著於要求一個跟當下不一樣的情況。有些學員則會有負面反應，因為他們期待這個練習應該按照某種方式進行，但結果卻不如他們的預期。後者的生氣反應是很正常的，學員不需要被視為無法勝任這個練習，而必須做出立即的修補行動。這種挫折感也會發生在那些練習多年的人身上。清潔人員製造出的噪音，其實提供了一個絕佳的機會教育，讓我們覺察到，當事情沒照著計畫走，我們的心會如何反應。我們可能沒辦法控制噪音，也沒辦法控制我們最初的不舒服或挫折感。問題在於：有這樣的感受之後，下一步是什麼？我們是否能夠清楚地看見我們的反應，不帶粗暴地承認它的存在，之後再將注意力帶回我們原來專注的對象上？

沒有任何治療法或正念練習，能夠阻止不愉快的事情發生在我們的生活當中，也無法避免我們內心因為外境改變而產生情緒變化。這樣的狀況在練習的時候也會出現（或許更強烈）。有些人在過去曾經歷憂鬱，當這樣的狀況出現時，他們的心情可能開始被「鎖入」我們之前所提過的自我延續的惡性循環。當反覆思量被啟動，內心一再出現重複的想法，比起課堂上聽到的吸塵器噪音，更讓人困擾。外在因素所造成的分心和心念神遊，都是課程中經常出現的議題。心念神遊造成期望落空，包括因練習沒能按照應該進行的方式運作而感到失望。許多學員相信，在練習的時候，如果心念不那麼經常從專注點飄走，那麼要處理練習時的不舒服感和困難，就會容易許多。這就產生了許多人一再提出的問題：如果心念神遊了，怎麼辦？

心念神遊與心的習性

在我們和其他人的經驗中，心念神遊很容易被當作是一種「錯誤」，需要被修正。但其實「神遊」就是我們的心會做的事。不斷遊移是心智的本質，我們沒有辦法阻止。問題在於我們如何應對心的遊移。如果我們把任務定為讓心沒有雜念或停止思考，或讓腦子變得一片空白，那麼，一旦念頭出現時，我們就會覺得出錯了，需要矯正。在這裡，我們要再次強調：**正念練習並不是要將內心清空**。就算是經驗豐富、練習多年的老師，也會發現念頭總是經常出現。但他們會把這種情形當作就好像電台在播放背景音樂一樣。他們知道聲音就在那，也知道如果將注意力放到它上面，就會知道節目正在播什麼內容，但他可以繼續做生活中其他的事。所以，問題不在於如何關掉這些想法，而是如何改變我們對待想法的方式：如其所是地看著它們，就只是將它們看成思緒的流動，或內心所出現的活動，而不讓自己迷失在其中。所以，當心念神遊時，給予的引導語是：清楚知道心飄走了，知道它跑到哪裡，再慢慢地、溫柔地將注意力送回身體或呼吸。如此練習的好處就是，無論你心念跑到哪裡，在下一秒鐘，你都可以重新開始。

正念的精神就在於願意一而再、再而三地重新開始。

正念練習其中一個核心技巧就是，離開內心運作的舊習慣。身體掃描提供一個機會，讓我們優雅又溫和地進行這項工作。我們可以把這樣的練習看作是，以覺察懷抱瞬間的經驗，然後放下它。這說起來簡單，練習起來卻不容易，需要一種刻意的決心：刻意地將心念引導到某一個身體部位，然後「吸氣進入那個部位，及從那個部位將氣呼出」，或者是把注意力聚焦在這個部位，而呼吸成為背景，接著（再一次，刻意地）把注意力移到身體的下一個部位。

摘要：身體掃描目的

- 練習刻意地投入和帶走注意力。
- 留意到內心的狀態和心的遊移，並以不同方式看待：清楚知道心的狀態，不斷地讓注意力回到你所要聚焦的地方。
- 把呼吸當成一種「媒介」，用它來引導和保持注意力集中。
- 容許事物如其所是的存在。
- 培養從直接經驗而來的瞭解。

在家練習：在現實生活中培養正念

學員們第一次報告他們在家練習的經驗，總是充滿各種不同的反應。這會出現在課堂討論，或是學員每天練習的日誌中。讓我們來看看，第一週身體掃描練習之後的一些常見反應。我們從一位學員露易絲的經驗說起，在此之前，我們先介紹一下她的背景。

露易絲三十八歲時被轉介到正念認知治療的課程。她反反覆覆的憂鬱症狀已經持續很多年，上一次的發作延續了九個月。她來上課，是因為害怕憂鬱的狀況越來越嚴重。當時，她被轉介到正念認知治療的臨床試驗時，狀況還不錯（我們說過，正念認知治療是特別設計給當下沒有憂鬱，但未來可能憂鬱的人）。露易絲在學校裡擔任接待員，她有丈夫和三個小孩。當露易絲還是個孩子時，她的父母（據她所言，他們是典型的完美主義者）送她到修道院學校（他們家是羅馬天主教徒）。露易絲常常覺得，自己是一個很糟糕的母親和妻子。每當她開始憂鬱，就感到沒有力氣，這一點讓她更覺得自己真的就是這麼糟糕，因而，她陷入無止盡的反覆思量自己是如何糟糕。

在課前會談中，帶領人將一些課程的核心主題連結到露易絲的個人經驗。例如，她知道自己總是很嚴厲地批判自己。「理智上」她知道這一點，但對此卻一點辦法也沒有。同樣的，她也知道自己的情緒會輕易地被挑起，但是這樣的「知道」並無法帶來改變。她談到「雪崩效應——滑下斜坡的狀況」，帶領人告訴她，要看到憂鬱症的「警告訊號」是相當困難的。

在那次的會談，帶領人花了些時間，說明正念認知治療是一個八週的課程，每週一定要來上課兩小時，也特別強調在家練習的重要性。如果露易絲沒辦法確定目前能夠投注這些時間，最好就先不要參加，因為每週之間的在家練習是課程的要素。這些說明並沒有嚇跑露易絲。（其實這也很少嚇跑其他人。大部分人都知道投注時間是必須的，但往往開始要做功課時，大家就會有不同的反應。）

練習時的態度：「我做對了嗎？」

露易絲說，在課堂上她能夠專注地做身體掃描，比這週在家練習的狀況好很多。隨著課程進行，我們能看清這種差異的本質。一週當中，露易絲「極端有規律地」在家練習。她說她嘗試放鬆，可是任何一點分心都讓她感到生氣、沮喪，而她覺得「練習不應該是這個樣子」。更糟的是，她發現，當她將注意力移動到身體的不同部位時，她感覺到多處的緊繃：胸口很緊、下背僵硬，肩膀也是緊繃的。這些不舒服，混雜著另一種感受：如果沒有感到愉快，那肯定是她做得不正確。

這個話題（「我做對了嗎？」）就某方面來說，是課程中許多學員的共同感受。有一些人練習時感到疼痛；另一些人則會睡著、失去專注力、一直在想其他的事、把注意力錯放在某個身體的部位，或甚至完全沒有任何感覺。有千百種理由，讓人們覺得自己做得不正確。正念取向讓我們去感受當下的感覺，承認這些感覺的存在，並在心裡面清楚地將它們標示為心中的活動，然後繼續練習。帶領人在第一週課程結束前說過：「你不需要喜歡它，做就對了！」從露易絲的案例中，我們也看到了疼痛和不舒服的問題，接下來我們就來談這個部分。

疼痛的身體感受

露易絲的疼痛反應是很常見的，這同時也是一個很好的機會來學習新的東西。身體掃描的目的，包含了將注意力放在身體感受。當強烈的感受出現在身體某處時，我們的任務依然是，持續不變地將覺察力帶到身體的這個區域，盡可能仔細地留意到所浮現出來的感受。在這裡，我們採取了和過去習慣所不同的態度。過去典型的反應是，開始思考**關於**這個疼痛的種種。這也就是露易絲的狀況。露易絲被問到，當她注意到這些強烈的感受時，心中出現什麼？她的回答是：「真的非常不舒服。為什麼我會這麼緊張？為什麼我什麼事都做不好？」在隨後的內在自我獨白中，事實上露易絲已經在她的經驗上，加上了其他概念——她試圖想找個方法來減輕不舒服的感受。但問題就在於，當她這麼做的時候，她的心念開始從原來的專注點遊移開來，也使經驗變了樣，不再如其所在——她所經歷的不舒服感受，現在轉變成種種有關工作壓力、婚姻關係和親子壓力的內心獨白；最後不禁懷疑，為什麼自己就是沒辦法應付好這一切。

帶領人問了一些問題，例如不舒服的感受持續了多久、不適感停在原處還是隨時間改變；然後，帶領人邀請露易絲在下一次練習身體掃描，當她注意到自己的心念又開始飄移時，盡可能地把覺察帶回到當下正在掃描的身體部位。如此一來，她就能夠將這些分心的狀況當作機會，讓自己從忙碌的自我獨白所創造的糾結中，解脫出來。不要試圖去打開這些糾結，而是一而再、再而三，全心全意地，回到對身體感受的直接覺察。

「我沒時間練習」

每一次上課，都會有些學員說他們沒辦法在家做練習，或只是斷斷續續練習了幾次。我們該讓這個難題就這樣過去嗎?因為在家練習是整個課程中非常重要的部分,所以當這種狀況發生時,最好的做法就是明確地討論,但別讓學員感覺被批評;帶領人應該讓學員知道,如果缺乏在家練習的經驗,那麼他們能從這個課程得到的收穫就會很有限。如果學員在家練習時有困難,我們可以利用這個機會,帶著好奇心來瞭解他們的狀況。回到第一堂課的討論:「這是你預期中的困難嗎?或者這是你沒想過的?你有什麼發現嗎?你怎麼處理它呢?」學員在下一週的任務就是,當找不到時間練習的困境又發生時,要用一個探問的心來面對它。我們發現這個方法比較可能幫助學員打開心門,再次面對問題,並且覺察到那些阻礙在家練習的想法與感覺,留意他們的發現。

「我覺得超級無聊」、「那些聲音讓我很火大」

這些都是最引起注意的反應類型,因為這些反應會損害繼續練習的動力。在課堂上,帶領人通常本著同理心和接納的態度,以實事求是的方式來處理這樣的反應。這樣的練習經驗,提供了一個機會來應對負面情緒。藉此,指導者體現了一個對學員來說可能是新的方式,來應對困難,這個方式也和學員平時用來處理負面情緒的方法迥然不同。這個方法用誠摯的好奇心和接納的態度,來回應負面想法和感覺,接受它們為當下的經驗,如此一來,我們就示範了一種新的態度。這也是MBCT課程中會一再出現的主題。藉由對學員的感覺提出問題(「這些情緒在什麼時候湧現?」「它們是固定的,還是會變動?」「它們持續了多久?」「你有沒有注意到,是否還有其他的想法、感覺或身體感受?」等等),能幫助學員把「這個領域的地圖」畫得更清楚。這些問題的用意,不是要去「診斷出問題」,而是喚起一種不具批判性的探問

（inquiry）態度。

如果學員問：「當我有這種感覺時，怎麼辦？」帶領人可以秉持這種探問的精神，問問他們做了什麼，接下來發生了什麼事。相較於從帶領人所假定的「最佳辦法」為出發點，匆促提供一個「解決方案」，對學員的狀況抱持好奇的態度才是更善巧的方法。通常，學員已經竭盡所能嘗試控制自己糟糕的感覺，因此別人更進一步的建議（即使是看起來很有智慧的建議），都只會加深他們原來的態度：以為只有找到更正確的技巧，他們的情緒問題就能獲得解決。

所以，任何建議都該禁止嗎？不是。相反的，我們基本的立場是去探問，提出問題；如果有建議，也是為了讓探問成形。例如，有一個建議是，學員就只是將生氣或無趣當作一種心理狀態。一旦學員運用這個方法，他們就能將覺察帶回當下所要專注的身體部位上。這個建議其實是個邀請，當學員在身體掃描過程中採用這個策略時，他們就可以留意內在的狀態。這也是一個範例，當學員的心「自動地」被情緒拉走時，能刻意地將注意力抽離出來，並且刻意地放回到所選定的覺察目標上。當然，這需要在正式練習當中一再地操作。在探問的脈絡中給予建議，讓學員將建議視為對身心的進一步探索，而不是將建議當作解決問題的嘗試。

「太好了，我睡著了」、「我很喜歡練習，因為我終於能夠放鬆了」、「練習對我沒什麼用啊，我睡著了」

如果學員發現自己比較不緊張，感到較為平靜，或者他們在練習的時候睡著了，他們可能會相信身體掃描「奏效了」，因為幫助他們進入一個愉快的狀態；也有人覺得「失敗了」，因為他們沒有做到指導語所說的保持清醒和覺察。對於負面評價，可以用我們之前討論過的，像是處理學員感到無聊的方式來進行；但讓人意外的是，有時候要處理正面評價反而更困難。感到放鬆或享受練習，通常混雜了一種感覺——這就是課程的目標。從學員的角度來看，這是可以理解的，因為他們投入了大量的時間和精力練習，總是希望從中得到些什麼。然而，重要的是，我們必須從更廣的脈絡來看待這些感受，不單純只是視為放鬆：

「好，這很有意思，對吧？顯然，我們希望身體掃描最終都能成為一種『保持清醒』的方法，一種學習如何在覺察中放鬆的方法。但要謹記在心的是，身體掃描的目的在於培養覺察力，而不是單純地放鬆。所以，我們並沒有要定下任何目標，我們只是透過一個簡單的方法，把注意力帶到每一個進行中的當下。我們的身和心都是很棒的，如果不阻礙它們，我們發現身心會自己安穩下來，進入一種平靜、安定和放鬆的狀態。這聽起來，很像我們已經歷到的狀況。只是讓我們的心和身做它們會做的事，我們就能安定下來，進入放鬆的狀態，否則我們不可能做到。

但要記住一件事，這樣的結果並不是目標或期望。靜坐時，我們並非一邊想著我要放鬆，一邊不斷地確認是否已經達到放鬆狀態。如果整個過程中你都是緊繃的，但是你可以把注意力帶到身體的感受，那麼就將注意力帶到正在掃描的那個身體部位。就是這樣，你已經做了你必須做的。」

做身體掃描的原因，是要找到一個方式重新建立和身體的接觸，不論這樣的接觸是愉快或不愉快的。如果只看到身體掃描所帶來的益處或正面效果，會妨礙我們認識到練習過程中所顯露出來的各種不同的反應，也讓我們無法與這些經驗同在。此外，身體掃描練習的用意在於清醒，而非睡著。如果有人睡著了，那也沒關係；但帶領人可能也要提醒睡著的學員，這是做身體掃描的挑戰，或許在一天中的另外一個時間練習，清醒看看身體當下會有哪些反應。

某種程度上，帶領人可以提供學員一些比較實際的方法來保持清醒，例如坐直，或張開眼睛，但是這只有在探索了學員的經驗，以及瞭解他們對睡著的反應之後，才給出建議。如果帶領人太早給建議，或只是以建議來回應學員，那麼，任何的「建議」都很容易就會進入修正模式，讓學員認為存在某種「正確」的方法來做身體掃描，或者以為有一種「正確」的方式來產生感覺（「而且，我還沒有學會」）。因此，任何練習技巧的提示，所依循的精神在於，鼓勵學員對自己的經驗產生好奇心，也對自己經驗的反應感到好奇。

「我已經盡力了，但我想我還是不懂」、「我覺得我需要更努力」

對大部分的人來說，罹患憂鬱症的經驗真是讓人厭惡，以至希望能找到方法阻止它再找上門。我們完全能夠預期，來參加ＭＢＣＴ課程的學員，心中都帶著某種特定的目標，而且他們都很願意努力以達成目標。但矛盾的是，在練習中，像是身體掃描，所強調的重點卻在於**不要**太過努力，**不要**追求目標。我們清楚地知道這樣的概念，但如果要用話語正面地表達時，我們所鼓勵做到的，實際上卻是件困難的事。我們告訴學員，這裡所強調的重點不是努力達成目標，而是「同在狀態」，「進入當下的經驗」，「讓事物在非批判性的覺察中自然進行，在這個當下如其所是」。有些正念老師用「安住」在每一刻，來表示這個狀態。這些用語，每一個都試著在字裡行間把握此狀態的意義與內涵。所有的說法，盡其所能要傳達的意思是，練習意味著放下想要修正或改變的衝動、想要逃避或變得更好的衝動，或在此刻想要往他處去的衝動。要知道，努力追求，或以目標為導向，在生活的某些領域可以發揮得不錯，但是就情緒來說，最佳的改變之道就是不要嘗試去改變它，而是去覺察情緒，以便更清楚地看見情緒。最後一個難題是，我們也必須小心，這麼做並不是要用另一個狡猾形式，來解決情緒問題。

「練習身體掃描時，你不需要達到任何境界。」學員可能會對這個觀念感到困惑。畢竟，如果你沒有從中獲得什麼的話，那為什麼要一天練習四十五分鐘，每個星期還得做六天？若一心追求結果，往往就會忽略一個重點——做身體掃描時，我們的意願是，每個當下全然跟身體感受同在。依此來看，真的沒有什麼境界要去追求，努力想要到達某個狀態，在此是不恰當的，它剝奪了我們深刻學習和改變的力量。

要在心中不同需求（正常且可以理解的需求）的競爭之間，找到平衡，其中一個方法就是規律勤常地做練習，但練習時不要執著於特定的目標和結果。如此可讓我們認識到，在正念練習中，「進步」是可能的，練習身體掃描時，「特定」的努力是需要的，但不是努力去達到某種特殊境界。

「我就是很失望啊」：重新連結受逃避的情緒

如同多數人，過去曾憂鬱的人，經常活在腦中，而不是身體裡。基於某些原因，他們發現**思考**情緒（或思考其他東西），比起**體驗**在身體裡的情緒，來得更「安全」些。對於很多病人來說，這種策略已經逐步成為調適情緒的普遍模式。另一些人則從身體撤退到頭腦，開始時是用來逃避身體某些創傷經驗所帶來的強烈情緒。身體虐待或性侵就是明顯的例子，但緊急的醫療狀況，也可能產生與身體感受緊密連結的強烈情緒。雖然這是完全可以理解的，但慣性把注意力從身體抽離，意味情緒經驗的「處理」過程仍未完成；結果，我們仍須持續花費精力，避免和情緒相關的身體感受進入覺察中。

> 慣性地把注意力從身體抽離，意味情緒經驗的「處理」過程仍未完成。

這些病人跟著身體掃描的引導，要刻意重新連結到身體感受的覺察時，可能會很困難，或者被先前逃避情緒所淹沒的經驗，又會出現。做身體掃描練習時，很重要的是，帶領人對學員所報告的練習經驗要很有警覺心，留意病人可能經歷這樣的困難。之後，帶領人能夠溫和、敏感地引導學員，如何善巧地看待可能甚為可怕的經驗，鼓勵病人找到平衡點，一方面避免從身體的覺察中完全地抽離出來，另一方面避免被這些強烈的經驗捲走。刻意對身體掃描的指導語提起覺察，跟隨著指導語，盡可能專注於身體的某個區域，這個步驟讓病人將自己「安定下來」，同時仍然保持與身體經驗的連結。用這種慢慢「試水溫」的方式，是沒有問題的。

雖然困難，但透過身體掃描，重新與身體連結，通常產生戲劇性的療癒效果，讓處理情緒的過程得以完成。以下是一位病人描述的經驗，當他從第七週的課往回看時，他說：

「開始做身體掃描的幾個禮拜，我蠻受到驚嚇的。就好像我所有的過去全都跑回來，纏繞著我不放。我非常、非常沮喪。

「現在我已經感覺好多了，對於這樣的狀況，我不會感到如此激動。我不知道它們到哪兒去了，但現在一切好像都被歸檔了，變得比較井然有序。我真希望當初我知道會經過這樣的歷程，那麼我應該就比較有準備。當時我實在很擔心，怎麼過去的一切，在前幾週裡全都跑出來了，我那時想：『天啊！你看吧，一切只會越變越糟。』但事實上，結果變好了。」

「我的心靜不下來」

許多學員發現，當他們做正式或非正式練習時，某種想法或感覺就會跑出來干擾，於是他們開始經驗到以下的內心獨白：

「做這練習的意義在哪啊？」
「昨天的練習並沒有讓我覺得比較好。」
「這對我來說，太難了！」
「我實在看不出來，做這個練習，跟我的問題有什麼關係。」
「我有很多事情要忙，這根本是在浪費我的時間。」

對這些狀態的回應，就是簡單地重複過去無數走過這個歷程的人給予初學者的訊息：「做就對了！」這很重要，但同時還必須給學員一些體驗，來瞭解想法和解讀如何形塑感覺和行為。

讓我們來看看以下兩個學員，瑪麗和鮑柏的例子。瑪麗提出的問題是，要找出四十五分鐘的空閒時間來練習，遇到了非預期的障礙。這激起了一連串的想法。她好奇這到底要告訴她什麼。難道這就只是表示她太忙嗎？還是這意謂著，她總是花很多時間在別人身上，卻留給自己很少時間？我們在課堂上討論她原本的意願：是什麼導致她無法練習？她還有其他什麼選擇嗎？在接下來這週，她可以探索這些其他的可能選擇，就如同做實驗一般。

鮑柏有時間練習，但找不到一個安靜、有隱私的空間。在課堂討論中我們談到，他對於一個「正確」場所的期待，是不是對他的練習構成了障礙。如果真的找不到一個完全安靜或隱私的地方，我們強調：選擇一個空間來做練習，不只是基於空間的物理特性，也取決於我們的意向。鮑柏決定要來做一個實驗，他仍會繼續在樓上練習，就算小孩子會在樓下奔跑、玩耍，發出許多擾人的噪音。他試著不把這當成分心的原因，而是去探索如何在練習時與噪音共處。

瑪麗和鮑柏所提出的困難，也成為大家學習的機會：他們讓大家觀察到困難所引發的想法和感覺。學員們透過這樣的觀察，自然就會進一步去探索想法對感覺和行為所造成的影響。記著這一點，我們進入下一個練習，這是取自標準認知治療的練習。

想法與感覺

如何解讀事件，對於決定心情產生重要的作用。能夠瞭解這一點，很多人就能夠克服在練習中和日常生活中所遇到的困境。想法和感覺之間的連結，是情緒障礙認知模式的基本前提，讓這個連結變得清楚，我們的目標在於，讓學員更明白他們在課程所學方法背後的基本原理。當然，我們可以直接告訴他們這個關連，但藉由實際的例子，讓學員有機會透過不同方法，直接連結到每天的生活經驗，也因此，有更多機會將所學運用到日常生活。

學員找到舒適的位置坐定之後，我們會請大家閉上眼，想像下面的場景：

「你正走在街上……在街道的另外一側，你看到了一個認識的人……你微笑，揮手打招呼……但他似乎沒注意到你，就這樣走掉了……你覺得怎麼樣？……現在有什麼念頭閃過你的腦海？你想做什麼？有沒有任何身體的感受？」

學員張開眼睛，我們邀請他們來描述任何感覺或身體的感受，或是有任何想法、影像閃過腦海。我們在白板上把對這個場景的各種反應羅列出來。有些很典型的例子，可參考圖9.1。對有些人來說，這場景和他們的經驗十分呼應。「我會翻來覆去地想這件事情，已經一陣子了。我的想法都非常負面，每當我進入枝生出來的思緒，就會有三五個負面想法跑出來。」

注意到相同的狀況如何引發許多不同的想法和解讀，因此也帶來許多不同的感覺。情緒反應往往是我們對事件解讀的產物，而這個觀察可以作為討論的基礎。

圖9.1 想法與感覺的故事情境：課堂反應與回應

情境	想法	感覺
你認識的人，從對街走過來，但沒看見你	他根本沒有認出我	失望
	我做了什麼嗎？我一定是做了什麼讓他不開心的事	擔心
	大家都不喜歡我	我覺得被孤立，孤單
	你一定看見我了，沒關係，如果你真是這麼想的，那就這樣吧。	生氣
	她可能正在擔憂某件事，希望她沒事。	關心

將憂鬱症的認知模式，連結到想法和感覺練習

這個練習帶出的主要訊息是，**我們的情緒是情境加上解讀所導致的結果**。以下就是情緒困擾的ABC模式。通常，我們在某一個情況下（A），最後得到某種感覺（C）。正常來說，這些都是我們最容易覺察到的，但我們經常不會覺察到有一個想法（B），將它們連結起來。這就好像有一股想法之流，它一直都存在表面之下，我們沒有覺察到它。特別是，當我們沒有處在嚴重憂鬱時，這些想法經常不是那麼明顯，但想法的確決定了我們感覺到的是哪一種情緒，以及情緒的強度。

在正念認知治療所採用的方法中，如果內心獨白能夠早點被認出來，就會比較容易處理並給予善巧回應。因為內在獨白提供了我們對經驗的解讀，在我們還沒有覺察到它之前，它就能夠觸發一整個正發生在我們內心中的故事。

在這一刻，我們心裡想著這位朋友沒有注意到我們；下一刻，我們便覺得孤單。因此，重要的是，我們要學會清楚地如實看見這些自動化想法，只不過是自動化想法，把它們帶到覺察之中，這樣才能夠更有能力不會被我們一連串的情緒所影響。

> 要早一點發現我們內在獨白是很困難的，因為它可以自動地就發生了，在我們還不知道怎麼一回事的時候，它已經將我們制伏。

如同葡萄乾練習，在過去不曾看到的想法和感覺裡，我們可能會注意到一些新的事物。帶

領人需要明白指出，對於我們（經常快速發生）的解讀，有更大的覺察，會帶來更多的自由和選擇。這麼一來，我們就比較不會變成負面自動化想法的受害者。再提醒一次：我們對這個過程的探究，是出自於好奇心，而不是受到解決問題所驅使。

摘要：想法與感覺練習的目的

- 無關乎發生什麼事，而是我們做了什麼樣的解讀（意義，詮釋），決定了我們的反應。
- 如何解讀會影響到其他的系統（身體狀態、行為）。
- 我們的反應，可能反映出我們舊有的、熟悉的模式。
- 沒有所謂「正確」的解讀——每個人都有不同的觀點。因為多樣性，我們更容易認知到想法並非事實。
- 同一個人在不同時間，可能會有不同的反應。（例如：順心的一天相對於糟糕的一天）
- 對於事件的解讀，以及下一刻的反應，是讓憂鬱症得以維持的重要原因。

在第二週的課程，重點主要放在圖9.2中上方的箭頭。之後，在第四週與第六週的課程，將會更清楚說明下方的箭頭（反方向）如何連結感覺和想法。然而，在這裡也可以指出，心情對想法和解讀所產生的影響。

這個練習的討論最少還會出現其他兩個主題。首先，看到學員們在課堂中**各式各樣**的解讀，我們很容易發現，對**事件的解讀**（以及解讀引起的感受），反映的是我們如何把事件指稱為「客觀」情境。

「我們要注意到的一點是，會產生所有這些不同的感覺，是因為對同一個事件有許多不同的解讀。如果將事件單純解讀成，對方沒有看見你是因為他自己的問題，或是對方被某事困住，那麼你會為他感到難過。而如果你把這事件解讀成你被拒絕或對方有敵意，那你就會感到生氣。

現在試著問你自己，當你處在憂鬱，遇到這個情境時，哪一種思考方式最可能出現在你的腦海？當你仍感到憂鬱時，你最可能出現什麼樣的想法？

如同這個練習所顯示，我們的想法常常強烈地受到當下心情的影響。在這個例子中，事件本身是中立的。所有的行動取決於你如何看這件事。這個練習主要的目的，就是希望你能夠覺察到這些介入其中的想法。」

對同一個處境的解讀，取決於不同時間點

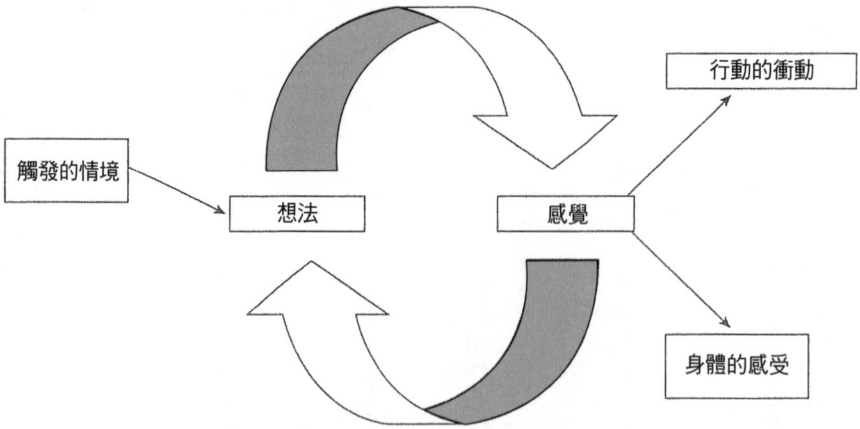

圖9.2　情境、想法與感覺的ABC模式

中你的心情如何，或是因人而異，這樣的實情開始讓我們知道：**想法並非事實**。

其次，**負面想法通常是即將來到的憂鬱症之警告訊號**。舉例來說，當我們檢視班上學員所列出的反應，我們可以辨別出哪些陳述可能是來自於憂鬱的人。大部分的人都同意，練習中所列出的解讀類型，與憂鬱程度，兩者有強烈的關係。藉由比較憂鬱和非憂鬱者的想法，我們看憂鬱能產生扭曲的威力是多麼強大。如果我們可以認識到這一點，那麼下一次，當這些反應再從腦海中跳出來時，我們自己就可以「檢查」一下，然後看看想法和解讀正在如何被憂鬱的心情扭曲到什麼程度。我們會在第四週和第六週的課程進一步探索，屆時將會有機會更深入瞭解，為什麼我們沒有認知到把想法看成心理活動，也會瞭解到為什麼一旦無法認知到這點，這些想法就會變得如此「固著」。

覺察愉快經驗

我們需要不少練習才更能覺察，一個經驗怎麼被感受成「愉快」或「不愉快」，以及想法與心情如何影響解讀。同樣的，要覺察不同的情境和事件（或大或小），對身體感受、感覺和想法的影響，也不是件容易的事。因此，本週我們要請學員完成的在家作業，是一個正念減壓課程中的練習。學員必須覺察一天當中不同的愉快經驗（最好在它一發生時，就可以覺察到）。講義中包含了日誌（見第二週——講義6），盡可能在愉快事件發生後，在空白的地方寫下伴隨此事件的想法、感覺和身體感受。我們鼓勵學員寫下任何的想法，就好像大聲說出來一樣（使用實際浮現的字眼），如果有幫助的話，可用引號表示。最後，學員再盡可能地描述感覺和身體感受。

把以上這個練習融入到這個針對曾經憂鬱的病人所採用的方法之中，為何如此重要？首先，這個練習將正念覺察帶到觸發負面思考循環的一個關鍵點，也就是一開始差不多可以說是一個無聲感覺到的反應，無論是**愉快**、**不愉快或中性的**。對隱晦情緒線索的研究[85]告訴我們，多數時候，我們對於刺激的反應，取決於它們令自己感到的是愉悅、不愉悅或中性。對我們的心來說，這些就是觸發點。從這些點開始，我們的心渴求事物變得不同，或者開始進入思考，或是引起反覆負面想法的循環。這項練習的目的，就是要讓人們覺察到這些關鍵時刻。將正念覺察帶到這些時刻，允許人們就只是如其所是地，去經驗和認識這些時刻，而不加上額外的想法，例如希望此時刻一直持續下去，或想著要這樣的時刻更常出現。

其次，這個練習幫助人們注意到，什麼樣的正向事件（即便只有一些些），可能正在他們的日常生活中發生。雖然這個練習看起來，好像跟急性憂鬱症療法中的「愉快事件日程」練習很相像；但就正念認知治療而言，此練習的目的並不是要增加愉悅事件的數目，而是讓人們對於已經存在的愉悅事件產生更多覺察。對一些人來說，這就足夠成為具有啟示的經驗。

摘要：「愉快經驗日誌」練習的目的

- 將正念覺察，帶到對每個當下的經驗所做出的最初反應，不管是愉悅、不愉悅，或中性的經驗——這是激發負向想法循環或逃避的關鍵點。
- 協助人們留意可能發生在他們日常生活中的正向事物。
- 讓人們更能夠覺察到，伴隨愉悅經驗而來的想法、感覺和身體感受。

- 協助人們使用一種不具威脅性的方法，轉向經驗的「感受」面向。
- 協助人們將稍縱即逝且效力強大的經驗，解構成諸如想法、感覺和身體感受等等要素。

第三點，這個練習讓人們更能夠覺察到，伴隨愉悅經驗而來的想法、感覺和身體感受。覺察到一個經驗是由想法、感覺和身體感受等等不同要素的組合，而不是將它當成單一的組成，這是「解構」過程的開始。這讓我們能夠用更善巧的方式來回應經驗，而不是用我們的習慣模式，自動地對它反應。強調對身體感受的覺察，並不是認知治療的主要特徵；但這個重點被納入正念認知治療之中，因為伴隨著愉快與不愉快經驗的身體感受，就好像是測量情緒狀態的敏銳氣壓計。因此，在每一個時刻當中，身體感受能為個人的情緒，提供一種識別標誌，或作為某種讀出裝置。

第四點，身體掃描提供了一個不具威脅的方法，讓人回到經驗的「感受」面向。學員經常發展出一種「經驗逃避」或轉身離開情緒的保護習慣，讓自己免於受到潛在、難以招架的感覺所侵擾。雖然這個做法在短期似乎顯得有幫助，但長期而言，會讓不想要的情緒持續更久[86]。愉快經驗練習，提供一個不具威脅性的方法，讓學員接觸所有構成經驗的要素。

配合接下來一週的其他在家練習（身體掃描的進階練習、短式正念呼吸、將正念覺察帶到每天會進行的固定活動；詳見學員講義），目的是要將對身體的覺察，連結到覺察身體如何對日常生活事件，做出反應與回應。

靜坐觀呼吸

到目前為止，雖然學員還會再做第二週的每日身體掃描練習，我們也開始要預備進入將注意力放在單一定點的正念修習。因此，在第二週課程結束時，我們練習一個簡短的靜坐，歷時十分鐘，以覺察將呼吸作為注意力的主要對象。將注意力放在單一焦點（在這個練習，就是呼吸），是用來訓練學員辨識舊有心理慣性的下一個步驟。

藉由學習讓**任何**的分心，如想法、感覺、衝動或身體感受，在心中來去，我們培養一種方法，把自己從固有的心理狀態中釋放出來。當你的心只用來做一件事情時，分心的狀況就變得更加明顯。將注意力放在呼吸上，這是一個善巧的方法，把心定錨下來，也因此對錨的「強大拉力」就很容易被感受到。

筆記 9.2 呼吸

呼吸即生命。你可以將呼吸想像為一條線或是一串鎖鍊，連接起你生命中的所有事件，從出生到死亡，從開始到結束。每一刻，呼吸總是在那裡，如同一條河流逕自流動。

你是否曾經注意到，呼吸如何跟著我們的心情而改變？——當我們緊張或生氣時，呼吸短而淺；當我們興奮時，呼吸變快；當我們快樂時，呼吸變得慢而飽滿；當我們感到害怕時，呼吸幾乎就消失了。呼吸總是跟我們在一起，可以被當作是一樣工具，如同定錨一般；當我們刻意地將呼吸當作覺察對象時，它能穩定身心。在每天生活的任何時刻，我們可以跟呼吸連繫。

大多時候，我們沒有跟我們的呼吸接觸——它就在那裡，被遺忘。因此，我們要做的第一件事，就是接觸呼吸。我們注意到呼吸如何隨著我們的心情、想法和身體的活動而改變。我們不需要控制呼吸，就只是注意到它、去認識它，就如同一位朋友一般。我們需要做的，就只是用一種帶著興趣和放鬆的態度，觀察、觀看和感覺我們的呼吸。

隨著練習，我們變得更能夠覺察呼吸，能夠因此把覺察力帶入生活的不同面向，比方說，放鬆我們緊張的肌肉，或在需要注意力的情境保持專注。呼吸能夠被用來協助處理疼痛、生氣、關係或日常生活的壓力。在這個課程中，我們將會仔細探討這件事。

經允許後改寫自凱倫．萊德（Karen Ryder），麻州大學醫學中心減壓門診團體帶領人。（私人通訊）

> 把注意力放在單一焦點，即呼吸，是訓練學員辨識出舊有心理習性的下一個步驟。

由於這是學員第一次練習靜坐，我們需要給予引導。我們提出幾種可以選擇的做法，並且說明，設定某種「正確」或「恰當」地坐著練習的危險性（通常是根據大眾媒體中人們禪坐的圖像）。相關的引導在「第二週——講義3」，內容包含檢視雙腳、臀部和脊椎位置的基本提示（例如：不管你採取哪一種坐姿，膝蓋的位置最好能夠低於臀部）。

說明坐姿之後，我們請學員選擇一個舒適的姿勢，這個姿勢能夠具體展現一種尊嚴感和警醒的感受，背部挺直但不僵硬，頭部保持平穩，頭、脖子和脊椎呈一直線，肩膀放鬆。一會兒後，我們邀請學員將注意力放到呼吸。在此，特別將注意力放在呼吸過程的身體感受：全然覺察到整個將空氣吸入的過程，整個呼出的過程。必然會發生的是，心總是會跑到其他地方。每一次，當學員注意到他們的心離開了呼吸，指引就是，請留意是什麼將心帶走，然後溫柔地再將注意力，送回到呼吸進出的感受。無論心離開呼吸多少次，需要做的仍然一樣：不管心被什麼所佔據，每一次就只是將心帶回呼吸。

課程結束

當第二堂課進入尾聲，留意結束時所隱含的訊息，也就是回歸到我們一再重複的概念：無論是覺察到我們心遊走了而再將它帶回來，或者將心持續固定在我們所選擇的專注目標上，兩者一樣珍貴，都是學習如何用這種新的方式來專注——在每一個當下，刻意地、不帶評價地專注。

第二週課程——講義1

第二週課程摘要：用大腦過生活

在這個課程中，我們的目標是要更頻繁地提起覺察力。有一股強大的力量，總是把我們帶離「全然地存在於當下」，那就是一種想要去評價經驗的自動化傾向，一直覺得當下的經驗哪裡出錯了——那是不應該發生的；這東西不夠好；這不是我所期待和希望的樣子。這些評判導致我們產生自責的念頭，想著什麼事情該被改變，或者覺得事情應該要變成另一個樣子。經常，這樣的想法會自動化地將我們帶到心裡頭相當陳腐的「老路數」。這麼一來，我們可能就失去了對當下的覺察；也失去**選擇**需要採取何種行動的自由。

重新獲得自由的第一步，就只要承認當下處境的實際狀況，而不要立即被鉤連到自動化的傾向，想要評斷、修理，或是要事情變成不是它們現在的樣子。身體掃描提供了練習的機會，讓我們在每一個時刻就只是將感興趣的、友善的覺察力，放到事物現在的樣貌，不要採取任何行動來改變事物的現狀。我們並沒有要達成什麼目標，就只是跟著引導來進行覺察——特別要說的是，達到某種特定的放鬆狀態，並**不是**這個練習的目標。

第二週課程——講義2

身體掃描提示

1. 不管發生什麼事（例如睡著了、分心了、一直想著其他事情，或是聚焦在不對的身體部位，或什麼都沒有感覺到），堅持練習下去。這就是此刻你的經驗。試看看是否可以如其所是地，覺察到整體的經驗。
2. 如果你的心遊移得很厲害，覺察到念頭（視之為一個來去的事件），然後溫柔地將心帶回身體掃描。
3. 放下「成功」、「失敗」、「真正做好」或「試著淨化身體」等概念。這不是在比賽；這也不是要很努力追求才能獲得的技巧。這個練習的唯一要求，就是有規律、經常的練習。用開放、好奇的態度來練習，讓狀況自然發生。
4. 放下任何身體掃描會帶給你什麼好處的期待：想像它是你種下的一顆種子，你越想要撥弄或干擾它，它就會長得越慢。因此，做身體掃描時，就只是給它正確的條件——平和與安靜、有規律地經常練習。這就是你所要做的一切了。越想要去左右它對你的作用，你得到的回報就會越少。
5. 在每一個當下，試著用這樣的態度去接近你的經驗：「好的，這就是事情現在的樣貌。」如果你嘗試去擊退不愉快的想法、感覺或身體的感受，那麼，這些心煩意亂的感受就會干擾你做任何事情。清楚覺察，不要太努力，活在當下，如實接納事物的現狀。

第二週課程——講義3

正念呼吸

1. 找到一個舒服的坐姿，你可選擇有垂直靠背的椅子，或柔軟的地板，你的臀部安穩地坐在墊子或矮凳上。如果你坐在椅子上，身體最好可以離開椅背，這樣你的脊椎就可以自然挺直。如果你坐在地板上，兩個膝蓋最好能夠實際接觸到地板；試著調整墊子或椅凳的高度，直到你覺得舒服、安穩。不管你坐在哪裡，試著調整，讓你的膝蓋低於你的臀部。
2. 讓你的背保持直立、有尊嚴和舒適的姿勢。如果坐在椅子上，將你的雙腳平放在地板上，雙腳不交叉。輕柔地閉上眼睛。
3. 將你的覺察帶到身體的感受，將注意力聚焦在身體跟地板、墊子、椅子接觸或產生壓力的感覺，用一兩分鐘來探索一下這樣的身體感受，就如同在身體掃描中所做的一樣。
4. 現在，將覺察力放到下腹部，感受隨著呼吸進出你的身體，這個部位身體感受的變化。（當你第一次做這個練習時，可以將一隻手放在下腹部，從你的手和腹部的接觸，覺察身體感受的變化。當你的覺察已經「調到」這個部位時，你就可以將手移開，繼續聚焦在肚皮的感受上。）
5. 當你的肚皮隨著每次的吸氣而上升時，把覺察力放在微微伸展的身體感受上；肚皮隨著每次的呼氣而下降時，覺察身體輕柔收縮的感受。盡你所能，吸氣時，讓你的覺察力跟隨著空氣進入身體的整個過程中下腹部感受的變化。同樣的，呼氣時，覺察空氣離開身體的整個過程中腹部的變化。你或許也可以覺察吸氣之後和下一次呼出之間，有個短暫的停頓；同樣的，留意空氣呼出和下一個吸入之間的微微停頓。

6. 沒有必要用任何方式來控制呼吸，就只是讓呼吸自然進行。盡你所能，將這樣的態度用在往後的經驗當中。沒有狀況需要被修補；也不需要達到任何的特殊境界。盡你所能，就只是讓你的經驗成為你的經驗，不必將它變成其他的樣子。

7. 遲早（通常很快）你的心就會從下腹部的呼吸，游移到各種念頭、計畫、白日夢，到處飄游，不知道會跑到哪裡。這完全沒有問題——這就是我們的心會做的事。這並非錯誤，也不是失敗。當你注意到覺察力已經不在呼吸上頭，溫柔地恭喜自己——你的注意力就已經回來了，並且再一次覺察到你的經驗！你也可以簡短地辨識一下，心跑到哪裡去了（「啊，有想法出現」）。接著，溫柔地將覺察帶回到下腹部感受，重新開始你要專注的意圖，將焦點回到你在當下的吸氣和呼氣。

8. 雖然你經常注意到，你的心又跑掉了（而這將很有可能，一次又一次地發生），每一次，當你又重新連結到當下的經驗時，恭喜你自己，溫柔地把注意力帶回呼吸；只要重新開始，覺察隨著每一次的吸氣和呼氣，而產生的身體感受變化，這樣就可以了。

9. 盡你所能，將仁慈的品質帶入覺察，或許可以將每一次的分心，當作是一個機會，能夠將耐心和溫柔的好奇心，帶入你的經驗。

10. 繼續練習十到十五分鐘，如果你願意，也可以長一點。你或許可以經常提醒自己，目的就只是要在每一刻盡你所能地覺察經驗，把呼吸當作是一個定錨，每一次只要你發現心已經跑掉了，沒有跟隨著腹部的起伏，你就溫柔地讓自己回到此時此刻，跟隨著呼吸。

第二週課程——講義4

第二週課程後的在家練習

1. 做身體掃描練習，六天，並將你的反應寫在「在家練習記錄表」中（第二週，講義5）。
2. 在接下來的七天中的其中六天，在不同的時間點做十分鐘的正念呼吸練習（www.guilford.com/MBCT_audio，第4音軌）。每天用這個方式與你的呼吸同在，這個練習讓你有機會覺察到，讓自己連結到每一刻，活在當下而不必做任何事情，會是什麼樣的感受。
3. 完成第二週課程——講義6「愉快經驗日誌」（每天一個經驗）。將這個練習當作一個機會，讓你真正地覺察到，在每天的一項愉悅經驗中，你有什麼想法、感覺和身體感受。當你留意到這樣的經驗，就盡快將它寫下，**描述細節**（例如，用實際的字眼和影像來說明，想法發生時身體感受的確切性質與部位）。
4. 選取一樣每天都會做的固定活動，當作正念練習的對象（例如刷牙、洗碗、淋浴、倒垃圾、唸書給孩子聽、購物或飲食）。

第二週課程——講義5

在家練習記錄表——第二週課程

姓名：____________________

將每一次的練習經驗，寫在在家練習記錄表。此外，也記下在家練習中出現的各種狀況，以便下一次碰面時討論。

星期／日期	練習（是／否）	心得
星期三 日　期：________	身體掃描： 呼　　吸： 日常正念：	
星期四 日　期：________	身體掃描： 呼　　吸： 日常正念：	
星期五 日　期：________	身體掃描： 呼　　吸： 日常正念：	
星期六 日　期：________	身體掃描： 呼　　吸： 日常正念：	

星期日 日　期：＿＿＿＿＿	身體掃描： 呼　　吸： 日常正念：	
星期一 日　期：＿＿＿＿＿	身體掃描： 呼　　吸： 日常正念：	
星期二 日　期：＿＿＿＿＿	身體掃描： 呼　　吸： 日常正念：	

第二週課程——講義6

愉快經驗日誌

姓名：____________________

在一件愉快事件**發生的當下**提起覺察。透過以下的問題，將你的覺察聚焦在此經驗的相關細節。之後再將經驗寫下。

日　期	是什麼樣的經驗？	詳細說明你的身體在這個經驗中，感受如何？	隨著這個事件所產生的心情和感覺是什麼？	心裡面有閃過什麼樣的想法？	當你現在正寫下此經驗時，心裡頭有什麼想法？
	舉例：值班後回家的路上，停下來聽一隻鳥在唱歌	臉部有輕盈的感受，覺察肩膀放鬆，嘴角上揚	輕鬆、愉悅	「真好，」「好可愛（的小鳥），」「在戶外真好。」	「這只不過是一件小事，但我很高興，我有留意到它。」
星期一					
星期二					
星期三					

星期四					
星期五					
星期六					
星期日					

第十章

集中散亂的心

第三週課程

用來解決問題的「行動模式」，是心智的非凡演化成就。試想一下我們如何執行一項最簡單的動作，例如從滿是杯子的架上，拿下自己最喜歡的一只咖啡杯。我們不僅能認出那是我的杯子，還能成功地「略過」其他杯子，拿起我要的杯子，並且沒有碰倒其他的東西。有研究探討這個取物動作背後的認知過程，發現在選取之物的刺激，跟不選之物的抑制（降低刺激）之間，大腦執行了精細的平衡。這平衡的動作，在我們的整個演化歷程中，經過了精密調整。趨近想要的東西，避開不想要的，這是動物生命中最重要的能力之一。若大腦無法執行這個過程，動物很快就會失去性命：牠們可能撿不到食物，或踩空所需跳過的那根樹枝，或錯失要捕捉的獵物。早在高階認知功能發展出來之前，演化就賦予了人類這樣的技能，透過拿東西這個動作，我們就可以看到這樣的能力。

即使像拿起一個咖啡杯，這樣簡單的動作也需要大腦龐大的計算能力，可是連小小的孩子也能很快地在不覺察中自然做到。大腦先計算手現在的位置跟目標物之間的距離，計算消除這段距離所需要的移動路徑，然後啟動伸手的動作，監看著距離漸漸縮短，直到目標物成功到手，這時「伸出」的動作就可停止；目標達成，工作完畢。

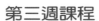

當人類演化出「在大腦裡」解決複雜問題的能力，並且能在嘗試錯誤中學習，這將帶來什麼情況？演化古今皆同：它所運用的，即是過去有效的相同過程。因此，即便是解決複雜的問題，心智所採用的方法，也不會脫離解決「拿東西」這種老問題所需的型態。我們將它稱為以差異比較為基礎的處理程序（discrepancy-based processing）。也就是把當前情況（A），跟期望狀態（B）做比較，並思考從A到B的種種可能性。

但是如果要處理跟我們的心情有關的問題呢？這時候，需要縮短的「距離」，就不是介於我們的手和物體之間，而是介於我們所處的心情，跟想達到的心情之間。我們會很自然地相信，這種以差異比較為基礎的問題解決方法，也有助於解決情緒問題。這看來貌似合理。我們的目標很清楚：一方面，逃離或避開不快樂，另一方面就是要獲得快樂。為了確定我們成不成功，於是必須不斷監看自己的進展狀況。

不過，持續監控我們是否符合所設下的快樂標準，這個做法證明是沒有用的。舉例來說，要對付早晨醒來時的糟糕心情，就已經夠困難了，如果我們還要拿這個狀況，來跟一個較佳心情的標準相比較，反而會使原本想趕跑的壞心情變得更加糟糕。我們很快就會發現，這個「比對」的過程生產出一連串的新念頭：「但願我一早起來，心情不要這麼糟。為何我有這種感覺呢？為何我老是這樣？」我們馬上就陷入想要用語言來解決問題的技法當中。我們會想像成跟其他的問題解決情境相似，以為如果找出達成目標的正確方法，最終就會抵達那裡。

在這裡，我們看到了，想追求快樂的自然趨力如何導致反覆過度思量和憂悶沉思：這些思考、感覺和行為的模式，是毫無助益的，只會不斷繞圈圈，提不出解決的辦法，最後讓我們感覺更糟。我們以為反覆思量就可以解決問題，但正如諾倫—霍克西馬和莫羅所指出的（見第二章），這樣的反覆過度煩憂，往往讓情況更惡化[57]。

> 我們有一個根深蒂固、無法輕易改變的認知：總覺得自己聰明的問題解決能力，能解決所有的問題。

我們在此提到這一點，是因為我們發現，延續著團體的熱忱，第三週大家經常會盡全力提及我們在第二週所略為觸及的問題。在前兩週課程中，我們開始探討，保持正念如何有助於脫離慣性且可能快速促成憂鬱症的思考模式。不論他們是否已經在日常生活和所面對的問題當中認識到這個相關性，大家通常已經準備好暫緩內心的評判。到了第三週，學員會更清楚地瞭解，正念練習不會為他們的問題提供一套現成的解決方法，挫折感可能會油然而生。挫折感的來源可能有很多，但常見的一個原因來自於：學員總是以為我們聰明的問題解決能力，能解決自己所有的問題。這個強烈的感受，無法輕易被撼動。事實上，人們不會自動放棄使用過度反覆思量這個老方法，來處理他們的問題，除非他們從另外的方法中獲得好的經驗。

以正念為基礎的方法，並非只是採用另一種更為聰明的問題解決技巧；它提供的是另一種不同的模式：一種與問題「同在」的方式，讓人們可以放下想要立即解決問題的需求。從亟欲解決問題的態度中，退後一步，我們邀請學員一起來看看，我們有多少行為，是因為想要逃離不愉快，因為執著於愉悅而被驅動。只要覺察到這個困境，並將這個困境放在覺察之中，就能夠提供一個暫停時間，免受舊有心理慣性的糾纏。正念練習讓我們能夠體驗「同在」模式，邀請我們放下一貫的奮鬥精神和目標導向。

在學習放下的過程中，弔詭的是，我們可能因此變得更加開放，因而能清楚看到，問題出現時如何採取善巧的應對方式。所有在課堂和練習中所學到的，都是為了要體驗，並且學習信任這個新的方法。

> 練習中會出現的許多問題，都可以歸因於這個可理解的困境——無法相信採用這個新的方法，放下一貫的奮鬥精神和目標導向，這樣就足夠了。

因此，課程的下一步就要開始進行正念呼吸的訓練，如此一來，學員可以深化對呼吸的運用，將呼吸當作定錨來集中、穩定自己的內心，同時又能對自己的任何經驗保持開放。再一次，這裡的挑戰在於找到適切的方法，讓團體學員能夠體驗這個不同的取向。

回想一下，讓目前沒有憂鬱的人運用正念取向來降低復發風險，好處之一就是：它適用於任何經驗，不論是正向或負向，重要或瑣碎的經驗。這就是我們強調結合正式練習（如身體掃描）跟非正式練習（如把覺察力帶入進食等等的常規活動）的原因。如果我們的任務，是讓人們嘗試使用異於「分析」或「智性」的方式來看待世界，那麼就有可能運用更基本的感官，像是看。

從看開始

想想看你正在閱讀的這頁文字。為了閱讀，你必須看見頁面上的符號，將它們分解為字或句子，然後把句子湊在一起，以了解整篇文字。在日常生活的大多數時候，「看」通常只是在分析理解前所要做的動作。我們對文字的「語法分析」，發生得如此自動，以至於難以拆解這個過程。對於外在世界的物體與聲音也是一樣。我們的注意力自然且自動地對世界做「語法分析」，將事物分類、展開，以便能夠產生行動。因此，要提供一種不同的存有方式，其中一個途徑，就是透過這種最為自動化的情境，經由產生這些經驗素材的感官，來更新我們對世界的認識。

要達成這一點，其中一個方法，就是以五分鐘「看」或「聽」的練習，來開始第三週的課程。如果教室有窗戶，我們會請學員看外面，盡可能注意所見景象，忘掉平常用來理解事物的分類範疇；我們邀請學員只看構成景物的顏色、形狀和移動，而不要將景物的各種要件直接看成車子、樹或任何其他的物品。指導語邀請學員，只要一覺察到自己開始**思考**所看到的東西，就要溫柔地將注意力放回到單純的「看」。如果沒有窗戶，我們就用「聽」的練習來代替，請學員們聽房間裡頭跟外頭的聲音。再一次，請學員將注意力放到聽覺，盡可能放下平常用來理解事物的分類——不是將聲音聽成椅子的刮地聲，或人的咳嗽聲，而是聽到聲音的音調和音量。每一次，當心念開始遊移，就溫柔地將注意力帶回到純粹的聽。用這個方式，我們希望能夠創造一種轉換——從學員到達教室時所處的「行動」模式，轉換到「同在」模式，緊接在看或聽的練習之後，就能夠透過正念呼吸進一步探索同在模式。當團體學員已經練習了四、五分鐘的「看」，我們邀請他們轉換到「坐」的練習。

筆記 10.1 第三週課程的主題與課程內容

主題

心往往散落在思緒中，因為它一直在背景中運作著，想要完成尚未完成的工作，朝向未來的目標奮鬥。相反的，我們需要找到方法，刻意讓心「回到」此時此地。無時不在的呼吸跟身體可作為聚焦點，讓我們重新連結到正念的當下；集中，並安定心念，讓我們從行動模式轉移到同在模式，從中獲得舒緩。

進行項目

- 五分鐘的「看」（或「聽」）練習。
- 三十分鐘的靜坐修習（覺察呼吸和身體；如何回應強烈的身體感受——其他方法見註釋＊）。
- 練習回顧。
- 在家練習回顧（包括身體掃描、正念呼吸與例行活動，以及愉悅經驗日誌）。
- 三分鐘的呼吸空間與回顧。
- 正念伸展與回顧。
- 準備進行不愉悅經驗日誌練習。
- 分發第三週課程的學員講義。
- 在家練習：
  - ○第一、三、五天做「伸展與呼吸」練習（音軌6）。
  - ○第二、四、六天做四十分鐘的正念伸展運動（音軌5）。
  - ○不愉悅經驗日誌（每天一項不同的經驗）。
  - ○三分鐘呼吸空間，一天三次（音軌8）。

準備和計畫

除了你個人準備，記得攜帶以下兩項聲音檔：（1）正念伸展及靜坐修習的結合；（2）正念伸展運動引導。

第三週學員講義

第三週——講義1　第三週課程摘要：集中散亂的心

第三週——講義2　三分鐘呼吸空間：基本引導

第三週——講義3　第三週課程後之在家練習

第三週——講義4　第三週在家練習紀錄表

第三週——講義5　不愉悅經驗日誌

*我們在牛津所開設的正念認知治療課程，特別針對曾經在憂鬱時經歷一再重複自殺念頭的人，在這個時間點，我們教授正念伸展運動（以臥姿的哈達瑜伽為基礎），並在本週課程後半段，教導立姿運動，接著進行靜坐修習（專注於呼吸和身體）。

作為正念的靜坐修習

數百年來，呼吸一直被當作修習的工具。為什麼這對於曾經歷憂鬱且可能再陷入憂鬱的人來說很重要呢？回顧我們的分析，在輕微的負面情緒之下，負面想法隨之升高，是憂鬱復發與再發的原因。在復發產生的潛在時間裡，對事物做正向或負向的評價，尤其是評價憂鬱的心情本身，可能會啟動過度的反覆思量（為什麼我不能開心點？我怎麼老是這樣？我出了什麼問題？）。我們的心很快就迷失在回想從前或擔憂將來。現在，想想什麼是呼吸？我們怎麼呼吸？

首先，呼吸在當下進行，所以把注意力集中在呼吸，有助於放下過去及未來，並將自己定錨在此時此刻。其次，呼吸一直都在你身上進行著，因此，它隨時能夠被用來當作聚焦點，以標示自己的情緒狀態。第三，刻意地將覺察帶回呼吸，這個舉動所涉及到的是「占據空間」，也就是用它來佔領原先被反覆想法所填滿的有限頻道。因此，即使這不是最終目標，但它還是可以暫時替代（或轉移掉）過度反覆思考。當替代的注意焦點跑掉時，覺察呼吸也很有用，因為呼吸總是不停變化流動，時時刻刻起起落落，需要花些工夫來維持注意力。第四，把注意力放在呼吸，意味著我們正在做一件跟目標導向相反的事。呼吸不是件需要特地去做的工作，它自然發生。對於呼吸所採取的態度，具體展現出一種對於自身和世界更為廣泛的態度：在我們帶有情緒的生活當中，注意簡單的事，比分析複雜的事更有效。而且因為我們每個人終其一生都在呼吸，所以它可以跟許多不同情境連結，也因此讓呼吸具有轉變任何情境的潛能。

最後，當覺察到心念已經飄走，注意它跑到哪邊，再將它帶回呼吸，這簡單的行動所涉及到的即是一種後設認知覺察（metacognitive awareness），即僅僅把想法看做是想法；這樣的後設覺察能提升不以此為中心（decentering）的技巧，預防憂鬱復發被啟動時產生的負面想法—情緒漩渦繼續積累。最重要的是：這樣的行動也是一種反覆的練習，幫助我們刻意改變心智運作的模式，也就是說，將心裡的「排檔」，從升高反芻式思考的模式，轉換到強調經驗的模式。

一開始，我們使用第二週課程所介紹的十分鐘靜坐修習。學員開始靜坐之前，必須先找到一個體現寧靜與莊嚴感，同時兼具舒適與穩定的坐姿。可以在地板上採用坐姿或跪姿，使用墊子或凳子來支撐，或者坐在椅子上。以上就是練習所需要的一切了。開始時，我們將注意力放在身體的姿勢，把背挺直但不僵硬，與頭、頸排成一直線。肩膀放鬆，下巴稍微向內縮。如果坐在椅子上，在椅子上放個墊子或許有助於讓臀部的位置略高於膝蓋。

過一會兒，帶領人請大家把注意力帶到呼吸。這是練習前半部主要的覺察焦點。對呼吸練習的引導清楚而簡單。**將注意力放在腹部的呼吸（如果你感到呼吸在鼻尖或胸腔較為明顯，則可注意這些部位）。覺察每一次吸入與呼出的感受，不需期待任何事情發生。如果你的心遊移了，短暫地留意一下，是什麼將心帶走，然後溫柔地將注意力帶回呼吸，不用責怪自己**。在三十分鐘的靜坐修習中，同樣的引導會重複多次，透過不同的方式提醒學員留意是否把注意力放在每一個當下的呼吸。練習進行到大約一半時，學員將被引導把覺察擴展到全身（見筆記10.2）。

這項練習的重點在於它的簡單。因為從表面上看來實在很簡單，不過一旦要將我們的常規模式拋開，很快地就會遇到困難。對於曾歷經憂鬱的人來說，心中冒出的念頭跟感覺，可能會呼應著他們在陷入過度反覆思量時所會出現的主題；通常就是這樣的反芻模式讓他們易於復發。

練習回顧

和各週的課程一樣，我們先將焦點放在課堂中剛完成的練習，接著再探討過去一週的在家練習所出現的議題。討論學員在「看」的練習與靜坐修習的實際經驗時，幾個主題經常會出現。我們在這裡將這些主題呈現出來，同時也將它們連結到整個課程的主題；但這並不是說MBCT的課程需要以問答的方式來進行。相反的，帶領人跟著學員探索不同面向的經驗，如何教導他們認識自己的「內在地景」（internal geography）：他們學會如何「閱讀地圖」，看見自己的想法、感覺、身體感受和行為之間的相互連結。我們歡迎學員報告練習中遇到的困難，藉著困難，可能引導出通常會造成情緒低落、注意力失焦或無法安靜下來的原因。提問類似「你注意到現在的感覺如何？」的問題，這樣團體的討論就能建基於每一個當下的經驗。

筆記10.2　靜坐修習：呼吸與身體的正念

1. 做前面所敘述的正念呼吸練習（第218到219頁），十至十五分鐘。
2. 當你感到能夠安住在呼吸的覺察時，刻意地讓覺察從呼吸的位置擴展到全身，覺察整個身體的感受。背景的注意力維持在下腹部呼吸起伏的覺察，同時啟動你的主要專注力，覺察全身整體的感受，也覺察到身體不同部位的感受型態不斷在變化。你可能發現，整個身體隨著呼吸微微律動，就好像整個身體都在呼吸一樣。

3. 如果你願意，感覺到全身成為一個整體，以及呼吸進出的全面感受之後，現在你可以納入針對局部或特定身體感受型態的覺察，例如身體跟地板、椅子、墊子或凳子的接觸面，去覺察那碰觸、壓力的感受；或腳和膝蓋跟地板接觸的感受；臀部受到下方任何物體的支撐感；或是雙手安放在大腿上，或雙手互相觸碰的感受。盡你所能，覺知所有的感受，伴隨著呼吸的感受，全身一體的感受，進入更廣闊的感受覺察空間。

4. 心念會一次又一次地從呼吸和身體知覺中遊移開來，這很自然，也是可預料到的，絕不是錯誤或失敗。無論什麼時候，當你注意到覺察已經從身體感受飄走了，你可以恭喜你自己；你已經「醒了」。溫柔地留意你的心（思維）到了何方，然後溫和地把注意力帶回呼吸，回到身體作為一個整體的全面感受。

5. 盡你所能，讓一切保持單純，持續關照貫穿全身的實際感受，一刻接著一刻。

6. 坐著的時候，有些感受可能會特別強烈，像是背部、膝蓋、肩膀的疼痛，同時你可能發現，你的覺察一再地被拉到這些感受上頭，以至無法專注在呼吸和整體的全身感受。這時你可以做個實驗，有意圖地選擇改變姿勢，或是選擇保持不動，並把覺察焦點放到有強烈痛感的部位。如果你選擇不動，那麼盡你所能，使用輕柔而智慧的專注力，探索這個部位的細部感受型態：精確來說，這感覺起來像是什麼？它們到底在哪裡？感受會隨著時間變化，或從感受強烈的某個區塊跑到另一個區塊？不用思考太多，就只要去感覺就好。你也許會想要將呼吸當成工具，用呼吸將覺察力帶往感受強烈的部位，就如同做身體掃描時，吸氣時讓覺察力來到感受強烈的部位，呼氣時則從這些部位離開，讓這個部位變得鬆軟而開放。

7. 不管何時，當你發現自己被強烈的身體感受或其他東西影響，而被「帶離開」覺察，提醒自己：你總是可以重新專注，回來覺察呼吸的律動，或回來覺察身體作為整體的感覺，並且與此時此地再度連結。當你藉由這個方法重回專注，讓覺察再度擴展開來，那麼，它就能夠將整個身體的感受含括進來。

8. 現在，到了靜坐的最後，將注意力帶回腹部的呼吸。收納吸氣與呼氣過程中的所有感受，當你坐在此處，當你呼吸，容許你培養對每一個當下的覺察，記住，你在每天的任何時刻都可以進行這樣的呼吸，這會讓自己感到踏實，產生一種平衡感，並覺察到在每一個當下接納自己，以及此刻的一切。

摘要：呼吸練習的目的

- 帶你回到當下——**此時此地**。
- 隨時都可行，如同一只錨或**避風港**，不論你在何處。
- 與更廣闊的空間連結，採用更寬廣的視角來看待事物，因而改變你的經驗。

心念遊移

「有時候真的很煩人。我想要讓我的心停留在一個地方，但它好像偏偏就會溜開，我行我素。」

如果說靜坐修習就是在三十到四十分鐘之中讓自己將注意力聚焦在呼吸和身體，這說法多少有些誤導。在課程的這個階段，大多數人花了許多時間掙扎著維持注意力的焦點，卻一再被種種想法、感覺、身體感受或外在干擾所打斷而分心。

這項練習的基本特徵在於，練習的目標不是要防止心念遊移，而是為了更熟悉心的運作。在初期階段，一項重要的練習就是，不管心思跑到哪裡，有系統地、一再重複地，把心帶回正念修習的主要專注對象。這麼一來，練習總是給我們機會，在當下透過呼吸能夠重新開始。一個常見的指引是：「如果你的心念遊移一百遍，那就只要把它帶回來一百遍。」這就是練習的一切。你所要做的，就是接受心念已經跑掉了，並且**溫柔**地把它連結回呼吸。這樣一來，我們就能迴避掉論斷與批評，不再認為自己沒辦法專注，或做得不夠好，所以才不能將注意力扣連在呼吸。覺察到「正掙扎著將覺察力維持在呼吸上頭」，這樣的覺察本身就有所助益。在課程的這個階段，這樣的掙扎被視為一種你需要去覺察的感受，然後再溫柔地將注意力帶回到呼吸。這對帶領人也是一個提醒：在課程前半部，其中一項主要目標就是訓練學員刻意地讓注意力聚焦在某處。在此其中一個含意是：不管出現什麼情況，主要的引導在於，留意並指認出注意力跑到什麼地方（包括對此經驗的任何反應），接著，把心送回原本設定的聚焦點（景象、聲音、呼吸或身體）。

保持好奇*：心念遊移到哪裡了？

前面有一段引述，表達出強烈渴望，想從練習中獲得特定的結果。這個人希望他的心照著一定方式走，但卻沒有成功。事實上，我們的想法就像猴子在樹間跑跳，牠們總是到處亂跑。我們盡可能越快覺察到心念已經「跳到另一棵樹上了」，然後溫柔地把注意力帶回來。藉由這個方式，我們跟自己的內心狀態變得親近了。這比要求心念照著某種特定的方式走，彈性得多。其實，我們只要看著心往哪個方向遊移，這樣就好了。用體貼的關注或好奇心，來關照內心正進行的一切，這會是有助益的，因為顯而易見的是，我們很容易就會對自己失去耐心或感到挫折。

嘗試控制念頭

「我不知道別人有沒有這個問題。當我的心思完全跑掉時，我已經想過千百種的事情。我很難阻止自己不去想未來、不去想東想西。我試著控制自己的心，大概會有效兩分鐘，然

*用「好奇」（curious）這個詞，我們所指的是一種帶有敏銳的關注，或帶著明智注意力的態度。當然，這不同於強迫性地「檢選」一個問題，然後針對問題採取智識性地「思索」。我們注意到「curious」一詞，源自於「照料」，就如同「監護人」（curator）。

後它又跑掉了。」

請注意到，學員多麼容易聽錯練習的指導語。再看一遍剛剛這段話：「我很難阻止自己……我試著控制……大概會有效兩分鐘，然後……」正念取向的重點，不是要試著壓制或控制念頭。如果我們嘗試推開念頭，或將它們硬壓下去，那麼它可能以更強的力道反彈回來。這項練習要培養的，是一種溫柔、善巧的方法，單純地只是覺察，指認出「念頭出現了」，然後盡可能讓念頭自然來去，注意力回到呼吸。重點不是努力控制我們的念頭，而是順其自然，自在地讓事物成為它們當下的樣子，然後回到呼吸。

身體不舒服的感受

「我發現如果坐太久，我的腿會開始麻，背開始痛。我並不想動，因為我覺得這樣會打斷我的專注，可是我不動的話，就會變得很痛。」

身體的不舒服，實際上是個很好的目標物，可以用來發展我們的技巧，因為在覺察的範圍中，我們很容易知道不適感的所在部位，強烈的身體感受也容易被覺察到。顯然，我們對於不適感的自然反應，可能會讓它更緊繃，並想把這樣的感受排除。就只是單純地覺察這緊繃的傾向，盡可能對它產生一種友善的關注，並溫柔地探索它，這會是很有用的練習。如此一來，如果心被強烈的感受拉走，注意到這個狀況，再將注意力帶回呼吸，一次又一次地回到呼吸這個定錨。

另一種可能，是把覺察放在這不舒服的感受本身。要將注意力放在不適感，又不對它做過度反應，這需要一定程度的技巧，或許在此課程初期階段，並非所有的學員都能夠如此。我們會提醒學員，自己可以決定是否變換姿勢以減輕不適感，同時留意到想要挪動的意圖，移動的動作本身及之後的效果。如果有人想覺察不舒服感的強度，可指導他們將注意力直接聚焦在不適和疼痛本身（見筆記10.2的第六及第七點）。課程的稍後階段，學員將進一步學習如何聚焦在困難和不想要的情境上。

在家練習

探索課堂中的練習之後，帶領人會詢問在家練習的狀況。許多學員基於種種原因，會覺得自己並沒有做到原先設想的狀況。他們也許七天當中練習不到六天，或即使有，他們的經驗也不符自己的期望。他們本來希望練習能讓他們覺得好一些，然而他們可能感到更糟。如果練習讓他們更糟，到底這麼做會有什麼幫助？

帶領人要知道，透過正念來減低憂鬱復發的風險，這些困難恰好是符合預期的，甚至可能是必需的。因為透過練習，這樣的試驗所引發的種種心理狀態，也就是我們所強調的，在不知不覺中會導致或維持易罹患憂鬱的因素。此處的挑戰，就是要覺察這點，並採取一種不同的態度，來因應這樣的心理狀態，將之置於更廣闊、更慈悲的覺察之中。

「我沒有時間」：認出愛評斷的心

這是討論在家練習最常見的主題之一，值得我們仔細推敲一番。以下是一位學員的說法：

學員1：我是怎麼搞的？為什麼我沒有辦法抽出時間來做練習？

在這裡，我們看到抽不出時間練習的困難，跟緊接跳出的「評斷之心」，兩者之間的連結——「我怎麼搞的？」作為帶領人，我們的任務不是試著回答「我怎麼了」，也不是給予安慰，而是陪同學員探索他的經驗，幫助他了解，想弄清楚「我怎麼搞的」，這個希望的背後是我們的心想要盡力做到最好，但我們的心採取的是問題解決模式，而這種模式在這個情境中卻不太有效。這點會在下一段對話中，進一步探討。

學員2：我是世界上最有時間可以做練習的人，但只要有一聲噪音出現，一切就被奪走了。

請注意這位學員，她如何相信自己「擁有」某種東西，而這東西能夠被「奪走」。帶領人會進一步詢問：

帶領人：噪音出現後，會怎樣呢？

這個開放式的問題很重要。請注意，帶領人並沒有回應原先所提出被噪音分心的議題。

帶領人可能可以給學員一些引導，教他們如何處理分心，像是留意分心出現，然後回到正念傾聽，有時候，這麼做是恰當的。不過，這個開放式的提問讓學員可以多說一些，並且揭露出被噪音干擾所導致的挫折背後，還有另一個想法：

學員2：我覺得我讓你失望了，我知道這聽起來很蠢，但……好吧，我感到，我沒做出應有的努力。

這裡我們可以看到，反覆過度思考的機制開始運行了。噪音一來，造成分心。因「失去控制」而感到挫折，隨即而來的想法是，我讓帶領人失望了，因為我沒做出應有的努力。如何處理這個負面想法？這位學員告訴自己，她聽起來很蠢！這是個赤裸裸的反覆過度思量：隨著逐步增強的企圖，想藉由批判自己的負面想法來處理負面想法，就會形成一個想法—情緒漩渦。這位帶領人決定在這點上，多討論一下：

帶領人：不介意的話，讓我們在這裡停一下，因為這很重要：關於這一連串「讓我失望、做得不好」，以及「練習的情況應該要如何如何」的種種期望。這些肯定是我們需要進一步審視的議題，因為我們的目標很單純，就是盡可能跟當下的狀態共處。練習的任務不是要達到一個特定的標準，而是去覺察各種浮現的念頭，像是「我必須練習正確」、「我讓他失望」之類的想法。盡可能地對自己說「喔，那些『標準』又來了」。盡你所能地，把它們視為評斷。人很容易就陷入那些思維裡面而無法看清它們的樣子。其實那只是些心裡浮現出的各種念頭而已。

學員2：我知道，就只是對自己說「我又來了」，不是嗎？

帶領人：所以這樣就不會一直陷在裡面。

討論一個人的經驗，可以讓其他學員看見這個經驗跟自己經驗之間的關聯。這週課程的逐字稿顯示，從這位學員的經驗開始，其他學員也能夠將自己的經驗串連起來：

學員3：我很高興，因為這樣的情況也困擾著我。

學員2：除非環境絕對平和安靜，否則我沒辦法做。我就只做過一次練習。

這再一次顯示，有更多的負面想法潛伏在背後。看起來，真正會讓人情緒低落的，不只是困難本身，而是伴隨困難而來所產生的自我批判。這就點出了正念教學工作中的一項重要原則：會為我們製造額外問題的，主要是對這個經驗的反應，而非這個經驗本身。最先發言的學員，聽了他人的討論後又補充了自己的看法。

學員1：沒有做好練習，我覺得很丟臉，我今晚本來不想來的。這星期我失敗了。

從這裡我們可以清楚看到，一旦反覆的負面思考開始後，它不會只停留在輕度的自我批判，而是迅速升高，直到連結起當事人早已非常熟悉的主題：

學員1：我心想，「我只有工作，沒有家庭，生活也不是真的很忙碌。我是怎麼搞的？為什麼我就是做不來？」

過去遇到這樣的狀況時，我們認為應該要使用標準的認知治療技巧；如果是要這麼做，我們會問更多關於想法對心情的影響，或者在哪些情況下同樣的想法會出現。那麼，我們可能要做些檢視想法的練習：探究為什麼這位學員說她做不來，這可能是真的還是假的。我們可能會花更多時間，從在家練習的經驗中尋找更多證據，來支持或反對「她就是做不來」這樣的想法。

但相反的，如果我們鼓勵學員，就只是將這些想法標籤為「評斷」，然後盡其所能，將注意力帶回到呼吸呢？在這個例子中，帶領人是這麼做的：

「好，盡你所能，就只是將這個想法視為評斷，然後放下它。它從某處出現，它不是你的朋友，但你只要盡量親切待它就好。『嗨！你好，評斷先生。你又來了。祝你今天順利！』然後，盡你所能，把你的心帶回到你想要它去的地方。」

結果證明，使用這樣的練習來學習用不同的方式看待負面想法，是正念認知治療最有幫助的其中一個面向。

這項工作的挑戰，在於學習用一種友善的方式觀察我們的經驗，而不是把自己等同於它，或者抵抗它、排斥它。正如我們所見，處理自發性負面想法的一個方法，是只需盡可能留意它，把它貼標為「評斷」，然後讓想法離開。真正的困難在於，僅止於注意到它而不要批判自己為何出現這些負面想法。「我希望我沒有這些或那些想法」，很容易就演變成「我現在應該克服了這些想法才對，我一定是個軟弱又不成熟的人」。這裡的目標並非嘗試將這些想法擋掉。相反的，我們練習以一種不同的方式跟它們共處，放下與想法糾纏，或回應想法的需求，或藉由否定想法的真實性而獲得自我安慰。我們可以存在於此，我們的念頭也可同時存在，但這並不表示我們必須宥於積習，而跟那些念頭緊緊綁在一起。在這過程中，重要的是，更加覺察我們的注意力如何四處遊走。

當強烈的情緒出現

「我經常把自己等同於我的情緒，相信這些情緒限定了我的經驗。然後我就覺得受困、無望。我該怎麼處理這些感覺？」

我們要如何在覺察之中，涵融一股強烈情緒，而不讓它壓倒一切？一個方法是承認它的存在，和它的威力，留意它，並對自己說「啊，憤怒的情緒在這裡」，而不是說「我真是受夠了她那樣對我說話」；或者是「恐懼的情緒出現了」，而不是說「我好害怕把這場報告給搞砸了」。注意這裡的用語：留意內在的「憤怒**情緒**」與「恐懼**情緒**」，表示我們不要去認同它，也讓自己不只是「注意到我很生氣。」

這讓我們得以跟某種情緒共存，卻同時不必完全認同那個情緒。同時，我們也得以了解，那感覺本身可能不斷變形——它可能變得更強烈，但不久後又失去了力道。我們可以把心想成一片廣闊、晴朗的天空。我們一切的感覺、念頭和感受，都像是不斷變換的天氣現象，不影響天空本身的性質。那些雲、風、雪、彩虹等等，來了又去，但天空就一直是天空，就好像是這些變換現象的「容器」。我們練習讓自己的心像天空一般，能夠讓所有那些心理跟身體的現象出現又消失，就如同天氣一般。如此一來，我們的心就可以保持平衡與集中，不被一場又一場的暴風雨掃走。

愉悅經驗日誌的回饋

前一節開端那段話，所浮現出的一個常見主題，就是處理負面念頭、感覺和身體感受的困難。當然，人們甚至很少會去區分身心現象的這三個面向。為了要做出區別，「愉悅經驗週曆」這個練習的回饋將會很有幫助，它讓學員們有機會一同反思：當他們試著要紀錄的這個時刻，當下發生了什麼，以及當他們要確切地寫下所描述的時刻時，當下又出現什麼想法、感覺和身體感受。可以使用白板來記錄學員對這項練習的反應，區分出（並分別列出）不同的成分：這是一個念頭，還是身體知覺，或是一種感覺？

這麼做的用意為何？這過程經常最先顯示的是，看似瑣碎的時刻經常包含了一些我們沒有覺察到的成分與面向，而這些內容可能比我們所想像的，還要更為正向。在每一天，每一個時刻，我們老是低估自己，把我們所經歷的事情視為理所當然。一位學員說：

「昨天晚上，我跟我的兩個小女兒在一起，那時我坐著，拼命閱讀一份工作上的文件，她們好玩地把沙發墊堆疊到我頭上，看最多能疊幾個。在她們持續進行時，我勉強擠出一個微笑，但我沒辦法專注在文件上，我發現自己的心思從一件事情跳到另一件事情。這種狀況通常會讓我去啟動正念時刻，所以我重新聚焦，讓自己全心跟兩個小女兒同在。接下來那五分鐘，是讓為人父母的我感到最滿足，而且最有意義的五分鐘，這樣的經驗足以讓我回味好幾個星期。」

愉悅經驗練習的第二個用意，是擁有第一手的體驗，來區別想法、感覺和身體感受的不同。這個練習讓許多人獲得啟發。對心理學家跟其他健康相關專業者來說，這些區別很明顯，以至很容易被忽略，但這其實並非一般人容易辨識的日常經驗。不過，一旦覺察到經驗是可以「分解」為這些成分，就很容易把念頭**當作**念頭、感覺**當作**感覺、把身體感受**當作**身體感受。這為什麼很重要？因為如果你把心的狀態看作一束由個別成分所綁在一起，而成為一個難以辨識的**團塊**，那麼你就比較容易從心的狀態中跳脫出來。

再者，這個練習揭示，有些人覺得特別難去覺察微細的身體感受。我們的身體時時都在向大腦發送訊號，而這些訊號通常卻被忽略，這個發現實在非常重要。為什麼？首先，因為這些身體感受能夠用來識別細微的情緒變化。其次，這讓人們看出，除了「在腦袋裡」的那一套，我們其實還有另一種選擇。在這裡，我們可以直接看見事物，而不必透過語言這層面紗。這就是「身體感受」為何被放在記錄的第一個欄位的原因。

運用練習：三分鐘呼吸空間

有些人積極為正式的正念練習做調適，卻忘了將練習融入日常生活，這樣的狀況相當常見。某個程度的將「練習普遍化」是很重要的，意即將練習所學，連結到更多樣的情境。把正式練習中學到的內容普遍化並不是件容易的事。當然，我們已經有引導語說明如何把正念帶到例行的活動中（例如刷牙、餵貓、倒垃圾）。但我們還要更進一步把正式練習中的細小部分帶進日常生活。為了這個目的，我們發展出一種「迷你正念練習」：三分鐘呼吸空間。

這項練習受到認知治療的影響，做法非常明確，而且結構化，聚焦在如何把正念帶入日常生活。首先，我們預定一天內有三次固定時間進行「呼吸空間」。接著，我們要求學員不只是在這些預定的時間內練習，而是他們覺得需要時就可以做；比方說，感覺有壓力時（如第四週課程所介紹）。對許多學員來說，三分鐘呼吸空間可以作為將正式的正念修習帶入日常生活的重要工具，並且在課程結束以後，用來協助學員直接處理形成中（或正在形成）的問題。他們也發現，這是一個能讓自己暫停一下的方法，即便是在慌亂的一天當中，能與當下重新建立連結。在第三週的課程，我們為這個必要的「定錨點」奠定了基礎。

這個練習有三個基本步驟。第一步是踏出自動導航模式，自問：「我在哪裡？現在我處在什麼情況？」在此，我們的目標是要辨識、指出當下的個人經驗。第二步則是將注意力帶回呼吸，將散亂的心集中在單一的對象上——也就是呼吸。第三步，是擴展注意力，將呼吸和身體的感受含括進來，成為一個整體（見筆記10.3）。

練習之後，學員給予回饋。有時候這些回饋會接續先前課堂中曾提出的主題，而有些時候，會出現新的內容。以下對話，是有關於練習時間長短與簡潔的主題：

筆記 10.3 呼吸空間：課堂引導範例

「我們現在要來做一個簡短的正念練習，稱為三分鐘呼吸空間。首先，因為這個練習很短暫，而我們想要快點進入練習狀態，第一件要做的事情，就是採用一個明確的姿勢……放鬆、有尊嚴感、背挺直但不僵硬，讓我們的身體表達出存在當下與覺醒的感受。」

「現在，如果閉上雙眼讓你感到舒服的話，你可以這麼做。第一步是要保持覺察，真正的覺察到自己現在的狀態。覺察到你有什麼東西在心中浮現；有什麼念頭出現？現在，再一次，盡你所能把這些念頭看作心理活動……注意它們，然後留意到此刻隨之而來的各種感覺……特別留意是否有任何不舒服，或不愉快的感覺。不用嘗試將它們推走或排除在外，只要承認它們的存在就好，或許可以說『啊，你來了，現在就是這樣。』用同樣的方式來對待身體的感受……是否有緊繃、僵硬，或其他任何的身體感受？然後，再一次，覺察它們，就只要注意它們就可以了。好的，現在就是這個樣子。」

「好，我們現在已經感受到當下內心正在發生的一切。我們已離開自動導航模式。第二步是，將注意力聚焦在單一對象，也就是呼吸的律動，以此來匯聚我們的覺察。所以現在，我們確實專注，將注意力放到腹部的律動，呼吸的起落……花一分鐘左右專注於腹壁的運動……每一個當下、每一次呼吸，盡我們所能。如此，你知道什麼時候氣息進來，什麼時候氣息離開。讓你的覺察聯繫到下腹的律動模式……全神專注，用呼吸作為定錨，真實存在於當下。」

「當我們將注意力集中在呼吸一段時間之後，現在，進入第三個步驟，讓我們向外擴展覺察力。如同呼吸覺察一樣，我們也將身體作為一個整體的感受，含括進來。這麼一來，我們將身體的感受放入更廣闊的覺察之中……身體作為整體的感受，包括任何的張力，想要去控制肩膀、脖子、背或是臉的各種身體感受……跟隨著呼吸，就好像你的整個身體都在呼吸。所有的感受，成為一個整體，進入輕微柔軟……更為廣闊的覺察之中。」

「最後，當你準備好時，再慢慢睜開眼睛。」

「有任何問題或感想嗎？」

學員：我的注意力跑走了，不是在一開始，而是在專注約十五秒之後。然後，我再度把注意力集中。這是不是因為我覺察到練習時間會很短？

帶領人：有可能。覺察一口呼吸，感覺是件做得到的事；保持覺察呼吸半個小時，似乎是件繁重的任務。但實際上，你知道，你可以就只是覺察一次接著一次的呼吸。這就好像在前面有一大堆木頭，你需要將它們移開。如果你想到這一整堆木頭，心情就會下沉，精力也會消退。但如果你只是聚焦在現在要搬的這根木頭，全神貫注在它身上，那麼再搬下一根時，就變得可行了。

請留意，這一點是許多人共有的感受，我們總是先去預想一切該做的事，不只是今天的事，而是這一週、下一個月的所有事情，我們因此而精疲力竭。這就像背負著不必要的重擔。我們大可以只鎖定這個時刻，處理眼前的事，這樣就可以打起精神，完成當下需要完成的工作。

若要在一天裡面多排定一次正式練習，即使只是三分鐘的練習，也需要花點心思。因此，帶領人將團體學員兩兩分成一組，互相討論如何在接下來這週的每一天，安排出三次三分鐘呼吸空間練習。

身體是心靈之窗

許多學員說，有時候他們的練習幾乎都在對抗反覆的負面想法，掙扎著保持平衡。當然，在適當時機，我們的目標是找出不同的方式來對待那些反覆的過度思量。要讓注意力脫離我們心的習慣模式，但又不去壓制它，或將它關閉，這真是件微妙的工作，需要大量練習。我們強調，如果發現自己容易陷入兩種想法的交戰（例如「她為何那麼說？」跟「那是個蠢想法」），他們還可以選擇去注意這些想法和感覺如何影響身體。身體的覺察能幫助我們體驗一種不同的存在「模式」。將覺察帶到身體裡的感受，會改變情緒經驗的性質，並且讓我們在回應當下的情境時，有較多選擇。如果我們覺察到，自己正在用情緒性的方式對某些事物起反應，那麼身體可能會向我們透露我們和那些感覺的關係。

將注意力放到身體，能夠讓我們處在另一個「地方」來看待事物，從這個有利的位置，用不同方式對待我們的想法。如果我們想要以某種視角來對待想法和感覺，那麼，只要我們能真正地在身體「裡面」，就可以從一個不同的位置來觀看想法和感覺，而非只能從腦袋裡做這件事。最後，正如我們在第一週課程中觀察到的，在維持憂鬱心情的反饋迴路中，身體往往也是其中的一部分（例如，肌肉緊繃把我們鎖在焦慮的循環裡；萎靡的姿態令我們繼續處在憂鬱循環中）。刻意地將覺察放到身體，能夠產生兩項額外的效應。第一，將注意力放在我們可能還沒有覺察過的身體感受，可以改變這些感受的經驗本身，就如同第一週課程中帶著正念吃葡萄乾的經驗。第二，將覺察放到身體，讓人們可以選擇去改變構成「心智模式」的其中一個要素，原本這個構成要素會刻意地改變當事人的姿勢或表情，讓人困在情緒狀態裡。

正念伸展運動

在課程前兩週，身體掃描被用來幫助學員提高身體感受的覺察力。靜坐修習也包含覺察身體狀態。不過，許多人覺得，當身體在動作時，例如伸展或走動，會比較容易把注意力集中到身體。因此，我們就指派了以呼吸為基礎以及以身體為基礎的正念練習，當作第三週課程之後的在家練習，讓每天的功課交替，先做短式的正念伸展練習（十分鐘），再加上一個正式靜坐修習（三十分鐘）；隔日，則進行一個以瑜伽為基礎，比較長的正念伸展運動（四十分鐘）作為正式練習。

我們在課堂中練習十分鐘系列的伸展活動*。即使練習時間很短，仍冒出一些議題。首先，這樣的練習很容易就可以注意到對比。比方說，努力要維持一個姿勢，以及回復到正常姿勢的放鬆狀態，中間的差別是很清楚的；同樣的，舉起手臂時肌肉的緊繃感，以及把手臂放回身體兩側的放鬆感，對比也相當明顯。這裡的任務很單純，就只是將注意力放在這些對比，留意規定動作在不同的時間點帶來的身體感受。在課堂中做這項練習，也讓我們有機會提醒學員，留意他們練習時的態度。對有些人來說，這個練習本身就是一項發現：

學員：做動作時，把注意力集中在肌肉和感覺，對嗎？

帶領人：是的。很高興你問到這個，當然，這裡的重點不是要強化體力。這是另一個對身體產生覺察的機會，因為身體在動時，覺察會容易一些……練習時，你所把持的精神很重要。這就是為什麼引導語要你慢慢做，將注意力聚焦在特定的感受。還有，在這四十五分鐘的正念伸展運動裡，如果你有背部的問題，就要比較小心。請你用最溫柔的方式來進行。如指令所說的，要敬重來自你身體的訊息……這是個大好機會讓你放下標準。人們很容易會對自己施加標準，弄得像是酷刑一般。但不需這樣，這個練習的精神在於，只是放鬆去做，而不是將練習當作表現。

這段回應指出，這個練習的主軸在於，從努力伸展以及為避免受傷而保留動作這兩者之間找到一個平衡點。我們所強調的是，不要維持一個姿勢直到讓它疼痛。當我們覺察到某個姿勢開始產生強烈的感受，就要從這個位置開始移動回來，盡可能在同時保持對這些感受的注意

＊有些ＭＢＣＴ的課程，例如在牛津專為有自殺傾向的病人所規畫的課程，在第三週課程中，使用三十至四十分鐘以瑜伽為基礎而時間較長的正念伸展運動，作為第一項正式練習，而時間較短的站立伸展接著短暫的靜坐，則在課程稍後使用。本週課程的主題，仍然在於透過身體和呼吸的輔助，把心安定在當下。

力。這一點能夠連結到本週課程的主題，也就是注意到，當以差異比較為基礎的處理方式出現時，這時候我們發現，自己正努力要達到某個目標，而最後的結果，卻是拼命地創造我們想要的未來，而無法珍惜所擁有的當下。

筆記 10.4 ▌正念伸展

1. 首先，赤腳或穿襪子，張開約與臀部同寬，雙膝放鬆，讓腿可以略微彎曲。兩腳掌平行（事實上這樣站不太尋常，而這本身就可產生某種新的身體知覺）。
2. 接著提醒自己這項練習的用意：在你做一系列柔和伸展的動作時，盡可能覺察身體的感受和透過身體而來的感覺，每一個時刻，盡你所能尊重並探索自己的身體限制，放下任何想要超越自己的限制，以及想要跟他人或自己競爭的意圖。
3. 接著，吸氣時，緩慢並正念地向兩側舉起雙臂，與地板平行。在吐氣後，手臂再繼續上舉，一直到下一口吸氣時，緩慢、正念地，直到兩手在頭頂交會。從舉起手臂，到維持這個伸展姿勢，你或許可以一直感受到肌肉的拉緊。
4. 然後，讓你的呼吸以它自己的步調自由吸進與吐出。繼續向上伸展，指尖輕輕朝向天空推移，雙腳安穩地站在地板上，感受全身肌肉與關節的伸展，從腳、腿，一直往上到背部、肩膀，然後到手臂、手掌和手指。

5. 保持這個伸展姿勢，自由吸進與呼出氣息，同時注意隨著呼吸，身體感受或感覺有什麼樣的變化。當然，緊繃或不舒服感可能會逐漸增加，即使這樣，也請敞開你的心胸。
6. 當你覺得準備好了，配合著呼出氣息，很慢、很慢地把手放下。將手慢慢放下時，保持手腕彎曲，讓手掌朝外推，手指朝上（仍是個不尋常的姿勢），一直到雙臂回到身體兩側，從肩膀自然下垂。
7. 雙眼輕輕閉上，注意力集中在身體移動時的呼吸和身體感受，以及當你站在這個地方時，貫穿全身的感覺；也許還會注意到，隨著身體回復正常姿勢所帶來的放鬆感（經常是鬆了一口氣）。
8. 現在，繼續正念地輪流伸展每個手臂，單手向上延伸，好像從你剛好可以觸及到的樹上摘一顆水果，完全覺察遍布身體的感受，覺察呼吸。在伸展中，試著抬起另一腳的腳跟，看看手的延展以及呼吸會有什麼樣的變化。
9. 做完這組動作後，緩慢並正念地將兩個手臂舉高，彼此平行，然後全身向左側彎，從腳、軀幹到手臂、手掌、手指，形成一條側彎的大弧線。然後，吸氣的同時，回到站立的姿勢，接著再吐氣時，同樣地往另一邊慢慢彎，形成一道弧線。
10. 當你回到自然的站姿，雙臂放回身體兩側時，你可轉動肩膀，讓雙臂被動地懸蕩。首先聳起肩膀，盡量朝耳朵抬高，接著再向後彎，好像要讓兩邊的肩胛骨相碰一樣，然後再將它們完全地放下。再來是把雙肩往前收攏，一樣盡量向前移動，好像要讓兩邊的肩膀碰在一起，手臂一樣自然懸垂。透過這些不同的位置，盡可能平順而正念地繼續這樣「滾動」雙肩，先從一個方向開始，之後再換反方向，進行一個向前、向後

「划」的動作。

11. 然後，當你再度回到自然的站姿，緩慢並且正念地轉動你的頭部，在你覺得舒服的程度內，非常輕柔地轉，好像用鼻子在空中畫圈。慢慢朝一個方向轉，再換到相反的方向。

12. 最後，在整組運動的尾聲，保持站直的姿勢一會兒，專注力回到身體的感受，接著進入靜坐修習。

留意感受本身，像是灼熱感、顫抖、搖晃，這裡的任務是帶著身體感受呼吸，或讓呼吸進入這些感受，讓念頭在覺察中來來去去——不用去想覺察這些感受的意義。有點像靜坐修習，我們會把注意力帶回呼吸，只不過在正念伸展時，我們是專注在身體感受，而放開其他一切。透過身體感受所建立起來的技巧，會在之後的課程中發揮出來，屆時我們要用相似的方法，保持正念進入與離開痛苦的情緒。

學員發現，他們從這練習中獲益良多。首先，那些伴隨著伸展、牽引、施力、平衡等動作而產生的身體感受，讓許多人得以更了解他們的身體。其次，許多學員發現他們的身體變得更柔軟，更能應對每天所面對的需求，即便這本來並不是練習的目標。第三，這項練習讓一些人學會區別身體某一部分的感受，和其他部位是不一樣的。因此，即使他們感到緊繃，這樣的感受比較可能被限在單一的身體部位，而不致擴散到全身。

最後，透過正念伸展運動，我們理解到伸展與奮力的不同。在伸展過程中尊重身體的界限，提醒我們在日常生活中也該這樣；覺察到當我們急切想要達成目標時，可能會傷害到自己，就像在缺乏覺察時，不經意地使勁苦幹會讓我們伸展過度，超過健康所容許的限度。

摘要：正念伸展運動的目的

- 在身體掃描的基礎上，學習如何把覺察帶到身體經驗／感受，並「安住」在那裡。
- 看見舊有的心理習慣模式——尤其是那些強調**奮力而為**的部分。
- 跟身體的界限與強度磨合，學著接受自己的限制。
- 學習用新的方式照顧自己。

不愉悅經驗日誌

在第三週課程結束之後，學員要完成「不愉悅經驗日誌」的在家練習，之後，會再度進入討論存在於當下這個主題。這項練習跟上一週所做的愉悅事件練習類似。只不過現在學員要盡可能清楚地留意與不愉悅經驗相關的想法、感覺和身體感受。

在教授正念認知治療課程時，我們越來越了解在家練習的重要性，因為不管一個不愉悅經驗有多短暫，當下我們對此經驗的反應，會強烈影響接下來的事情：有可能一連串的情緒反應讓心情惡化；也有可能，我們清楚地看見不愉悅時刻的樣貌，無論它是什麼，都可以被安置在覺察當中，我們的心不對它添加更多的反應。當然，某些狀況可能持續很久，而且很強烈，但我們要做的還是一樣：在這個經驗進展的過程中，注意它的各個面向。如果學員記錄得越詳細，而且在事後越快記下來，就更有幫助。

在第二週課程中討論愉悅經驗日誌時，對身體感受的專注讓學員辨識出情緒的重要特徵。在不愉悅經驗日誌（第三週課程，講義5），我們聚焦在辨認出兩項元素：**不愉悅感覺**本身和對不愉悅的任何**反應**。這裡是重點所在，因為就是在這個地方，「厭惡感」開始顯現。我們正在探索的是造成憂鬱症反覆復發的核心：我們所要更貼近去看的，就是對於不喜歡的事物，我們在一開始想要逃避或推開的傾向。（我們在第四及第五週課程中，會再回到這主題。）但為了清楚看見這傾向，我們需要辨識出讓這些反應得以生成的條件——也就是（有時非常細微的）「不愉悅」感。因此，將焦點放在不愉悅事件的問題在於（這問題有助於練習之設定）：「當不愉悅發生時，身心之中會產生什麼樣的『天氣模式』？而我注意到我對此天氣有什麼**反應**？」

漸漸的，這些練習以各種形式傳達出一個更深層的訊息：將覺察帶到每一個情境，尤其是我們會將其界定為好或壞的情境，是學習用不同方式看待這些情境的第一步。這需要一些勇氣，以及許多練習。看不到成效時，人們很容易打退堂鼓。即使當我們一開始運用這個方法時，也曾抱著懷疑的態度，但我們教授課程的經驗已證實，持續練習而不急著找解答，這是有道理的。我們通常這樣描述：把一只桶子放在緩慢持續滴水的水龍頭下。如果你盯著桶子看，很難看出它的水位變化，但無論如何，它還是會被注滿。我們的經驗是，擺開目標，單純地日復一日練習，就會開始留意到出乎意料的改變。我們會一點一滴地發現，過去藉由過度反覆思量來處理心情的老方法，也許不是唯一的辦法；過去藉由對自己咆哮來過日子的老方法，能被溫柔體驗生命的方式所取代。

第三週課程——講義1

第三週課程摘要：集中散亂的心

本週我們練習把覺察放在呼吸和移動中的身體。心往往散落、迷失在思緒中，因為心思一直在背景中運作著，想要完成過去未完成的工作，並朝未來的目標奮鬥。但我們需要找一個可靠的方法，刻意讓心「回到」此時此地。呼吸跟身體提供了無時不在的焦點，讓我們藉此重新連結到正念的當下，集中並安定心念、放鬆自己，從行動模式轉移到同在模式。

專注於呼吸：

- 將你帶回到當下——**此時此地**。
- 隨時都可行，如同一只錨或避風港，不論你在何處。
- 把你連結到更廣的空間，以更寬的視角來看待事物，因而確實改變你的經驗。

靜坐修習：基礎

採取挺直而莊嚴的姿勢，讓你的頭、頸、背部成一直線——身體是內在態度的對照，我們所要培養的態度是：自立、自我接納、有耐心和警覺的注意力。

可以在椅子上或地板上練習。如果用椅子，選擇有直立靠背並且可以讓你把雙腳平放在地面上的椅子。可能的話，不要靠在椅背上，讓你的脊椎自我支撐。

如果你選擇坐在地板上，就用一個安穩、厚實的坐墊（或把一個枕頭折疊一到兩次），這可以把你的臀部墊高離地三到六英寸。不管坐在什麼上頭，重點是讓你的臀部略高於膝蓋。

正念伸展運動可以讓我們：

- 在身體掃描的基礎上，學習如何把覺察帶到身體經驗／知覺，並「安住」在那裡。
- 看見舊有的心思慣性運作模式，尤其是那些**奮力而為**的部分。
- 琢磨身體的界限與強度，學習接受自己的限制。
- 學習用新的方式照顧自己。

這些伸展運動提供我們一個直接的方法，與身體的覺察建立連結。身體經常是情緒表達的出口，隱而不顯，自己都未覺察。因此，對身體有更多的覺察，可讓我們從另一個地方來觀察自己的想法。

第三週課程——講義2

三分鐘呼吸空間：基本指導

第一步驟：覺察

特意採取一個挺直而莊嚴的姿勢，不論是坐著或站著，有助覺察當下事物正如何進行。可以的話，閉上雙眼。再將覺察帶到你的內在經驗，清楚知道，問自己：「我**此刻**的經驗是什麼？」

什麼**想法**正出現在你的內心？盡你所能將想法看作是心理活動，也可以用語言描述它們。

現在有什麼樣的**感覺**？面對任何不舒服的感受，或不愉悅的感覺，清楚知道它們的存在。

現在有什麼樣的**身體感受**？可以快速地掃描身體，發覺任何緊繃或輕鬆的感受，清楚知道這樣的感受。

第二步驟：集中

接著，把你的注意力重新對焦到呼吸本身帶來的身體感受。注意力移到靠近腹部的呼吸感受……吸氣時，感覺到腹壁擴展的感受……呼氣時，縮回的感受。知道自己正在吸氣，知道自己正在呼氣，運用呼吸把自己安住在當下。

第三步驟：擴展

現在，把你覺察的範圍擴展到呼吸周圍，使它包含身體作為整體的感受，以及你的姿勢和面部表情的感受。

如果你覺察到任何不舒服、緊張或抵抗的感受，透過吸氣，將你的覺察帶往那裡，然後柔軟而開放地，把空氣從這些感受的部位呼出。

盡你所能，把這種開闊的覺察帶到你這一天接下來的時刻之中。

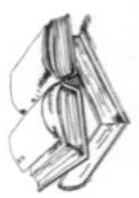

第三週課程——講義3

第三週課程後的在家練習

本週我們要進行三項不同的正式練習：

第一、三、五天，使用結合伸展與呼吸的練習（音軌6），並把你的反應記錄在「在家練習紀錄表」上。這項正念練習結合了數分鐘的柔和伸展練習，跟呼吸與身體正念的指導。

第二、四、六天，使用正念伸展運動的練習（音軌5），並把你的反應記錄在「在家練習紀錄表」上。**如果你有任何背部，或其他健康上的困難可能導致問題，請自行決定要不要做哪項運動。如果不確定，請諮詢你的醫師或物理治療師。**

每天：練習三分鐘呼吸空間，一天三次，依自己事先排定的時間進行（使用音軌8，一天至少一次），每做完一次，在「在家練習紀錄表」上，圈起一個R，作為紀錄。

每天：完成不愉悅經驗日誌（每天一則）。用這個機會來敏銳覺察一天之中一件不愉快事件正在發生時，你對它的想法、感覺跟身體感受。注意此經驗，越快記錄越好，記下細節（例如：當下想到的字句或圖像，以及身體感受的確切性質與位置）。**是哪些不愉悅事件（不論大小）惹惱你或讓你難過？**

第三週課程——講義4

在家練習記錄表——第三週課程

姓名：＿＿＿＿＿＿＿＿＿＿

將每一次的練習經驗，寫在在家練習記錄表。此外，也記下在家練習中出現的各種狀況，以便下一次碰面時討論。

星期／日期	練習（是／否）	心得
星期三 日　期：＿＿＿＿＿	伸展與呼吸 正念伸展運動 R　R　R	
星期四 日　期：＿＿＿＿＿	伸展與呼吸 正念伸展運動 R　R　R	
星期五 日　期：＿＿＿＿＿	伸展與呼吸 正念伸展運動 R　R　R	
星期六 日　期：＿＿＿＿＿	伸展與呼吸 正念伸展運動 R　R　R	

星期日 日　期：＿＿＿＿＿	伸展與呼吸 正念伸展運動 R　R　R	
星期一 日　期：＿＿＿＿＿	伸展與呼吸 正念伸展運動 R　R　R	
星期二 日　期：＿＿＿＿＿	伸展與呼吸 正念伸展運動 R　R　R	
星期三 日　期：＿＿＿＿＿	伸展與呼吸 正念伸展運動 R　R　R	

R，三分鐘呼吸空間－常規版

第二週課程——講義 5

不愉悅經驗日誌

姓名：＿＿＿＿＿＿＿＿＿＿＿＿

在**事情發生當下**，覺察到不愉悅經驗。在事情發生時利用表中的這些問題，將覺察聚焦在不同的細節，稍後將它記下。

星　期	是什麼樣的經驗？	在經驗過程中，你的身體有什麼感受？說明細節	伴隨事件的心情和感覺如何？	伴隨事件的想法如何？	你現在記錄時，心裡有何想法？
	例子：等待有線電視公司來修我們的線路。想到我因此會錯過一個工作上的重要會議。	太陽穴抽痛，肩頸緊繃，來回踱步。	生氣、無助。	「這就是他們所謂的服務嗎？」「他們不用有責任感，他們是獨占事業。」「這是個我不想錯過的會議。」	「我希望不會再遇上這種事。」
星期一					
星期二					
星期三					

星期四					
星期五					
星期六					
星期日					

第十一章

認出厭惡感

第四週課程

過去曾經罹患憂鬱症的人，經常花許多時間和能量來做比較。或許，今天我感覺到比昨天好一些，但比起上週，我的感受是不是還不夠好？那個人皺著眉頭，他覺得我有什麼地方怪怪的嗎？這個人已經對我失去耐性了嗎？這樣的人經常受苦於失落和沮喪，加上隨著這些事件而來的拒絕感和無價值感。在這些事件之後，想到過去種種不好的事情，心情很容易就會陷入沮喪。即便憂鬱症已經過了，人們感受到憂鬱症發生的那幾年，自己好像受到欺騙一樣：「為什麼醫生沒有早一點診斷出我的病？」或「我已經失去了我生命中最精彩的時光！」自然就會懊悔過去，然後感嘆：「要是……該有多好」。

正念取向所做的，並非思考控制，或使用正面形象來取代過去、現在或未來的負面形象。相反的，正念取向提供人們一些方法，允許失望和後悔的感受存在。這個跟我們過去想要找到方法來去除痛苦經驗的心情反應，迥然不同。我們經常讓自己分散注意力或否認事實，以摒除我們的痛苦感受。另一方面，當我們擔憂或過度反覆思考問題時，雖然看起來似乎在解決困難，但這樣的反覆思考實際上卻讓我們更加遠離困難所引起的直接感受。因為過度反覆思考帶有對經驗的評判：「我不想要有這樣的感受。」這個「不想要」好像是一個鎖緊的螺絲，將我們固定在一個被觀念思考所支配的運作模式——**思維**我們的感覺，而不是直接體驗感覺。這樣的反覆過度思考，接著會創造出可能引起激烈反應的感受，然後又加入更多的負面思維：「我的父母從來都沒有跟我討論過這件事，從來都沒有人跟我說過。」接著，這些想法也成為「不想要」的一部分。隨著時間的推移，要區分原始經驗，以及對原始經驗的評斷，就變得很困難；而和自我貼近的感受，就是「糟糕透了」。

筆記11.1 第四週課程的主題和課程內容

主題

如果我們要讓「回到專注點」這個技巧變得更完善，就必須要更能夠清楚地看見，是什麼將我們「帶離開」當下，而進入行動、過度反覆思量、心的遊移和擔憂。我們從經驗上開始探索「**厭惡感**」，也就是心對於不愉快感覺或感受的習慣反應；厭惡感被驅動，因為我們不想要這些經驗，而這成為我們受苦的情緒根源。正念提供我們一個方法，從不同角度看待事物，因而能夠活在當下：它協助我們進入更寬廣的視角，以不同的方式來看待經驗。

進行項目

- 五分鐘「看」或「聽」的練習。
- 三十到四十分鐘的靜坐修習——覺察呼吸、身體、聲音，以及念頭和無揀擇覺察（念一首詩，如《野雁》）。
- 練習回顧。
- 在家練習回顧（包括靜坐修習／瑜伽、不愉快經驗日誌、三分鐘呼吸空間。）
- 定義憂鬱症的「領域」：自動化想法問卷和憂鬱症的診斷標準。
- 三分鐘呼吸空間與回顧。

- 正念步行。
- 分發第四週成員講義。
- 在家練習作業：
  - ○靜坐修習，七天中進行六天。
  - ○三分鐘正念呼吸—常規版（一天三次）。
- 三分鐘正念呼吸—回應版（留意到有不愉快感受時，就進行此練習）。

個人準備和計劃

除了你個人準備，記得讀《野雁》這首詩。

第四週學員講義

第四週——講義1　第四週課程摘要：認出厭惡感
第四週——講義2　正念行走
第四週——講義3　第四週在家練習
第四週——講義4　第四週在家練習記錄表
第四週——講義5　活在當下

當我們自然地渴求，希望事物在此刻的實際狀態變得有所不同時，逃避和憂思盤據，這兩個緊密相連的反應就會出現。我們感覺到不得不投注努力，將事情的現狀改變成為它「應當」的狀態，以此來逃避我們面對事物的真實狀況時所感受到的不愉快和失望。這個策略經常看起來很成功，因此我們加強運用。隨著時間的進展，我們自動地依靠這個方式來處理事情。然而，這也使我們固著於使用特定的方法來應付不愉快經驗，讓我們沒有改變的空間。如果我們這麼做了卻沒有成功，我們會加倍努力，使用同樣的逃避或憂思盤據的方式來處理問題，而不會去改變我們的處理策略。

依附與厭惡

每當我們感到不得不去改變事物的狀態時，這個需求反映了我們的心所固有的習慣。讓我們更仔細地來檢視這些習慣。我們的每一項經驗如聲音、景象、味道、味覺、身體感受或思維，都會自動引發愉悅、不愉悅或中性的感覺。就好像氣壓計對壓力的反應，我們的身心也不時地將事件以感受或念頭登錄下來，並且一刻接著一刻自動地「顯示出」這些事件令人愉悅或不愉悅的程度，賦予每個事件的當下一種隱晦卻重要的「感覺基調」。這些感覺基調通常相當幽微，我們經常不容易覺察；將愉快或不愉快經驗日誌當作在家練習的其中一個原因，就是要對這個被忽略的經驗面向，產生更多覺察，並且探索我們對它的反應。這個感覺基調是我們經驗中不可避免的一部分；通常，在這個感覺基調被登錄之後，我們對事物的感受就立即產生。雖然它們很快地發生，似乎看起來是自動的，但這些習慣的「下一刻」反應，能透過練習而被分解開來。

我們對愉快感覺的習慣反應，稱之為「依附」——想要一直保持這個經驗，並且想要更多。我們對於不愉快感覺的習慣反應，稱之為「厭惡」——想要擺脫創造出不愉快感覺的經驗，避免這樣的經驗在未來再次發生。當感覺既不愉悅，也非不愉悅（中性）時，我們的習慣反應就是沒有興趣，選擇離開這個時刻的經驗，並與它失去聯結。我們會感到無聊和煩躁。

在本週的課程，我們特別感興趣的是厭惡反應。

厭惡感的習慣反應，是構成憂鬱復發的所有心態的源頭。雖然厭惡感對人類的演化過程有幫助，讓我們能夠逃避、避免或消除對我們健康有害的**外在**威脅；但是，當我們依賴這個根深蒂固的習慣來讓自己逃脫不受歡迎的**內在**經驗時，它卻產生了災難性的反效果。在過度反覆思量的思考型態當中，厭惡的習慣協同我們的心智，一起要想出解決問題的方法，想透過這個作為試圖擺脫不愉快的感覺。得到的卻是全然的反效果。

辨識出厭惡感，並且學習用有技巧的方式來回應它，可以說是正念認知課程的核心內容。在本週課程中，主要的焦點是**辨認出**這種厭惡感；在第五週的課程，我們更仔細地來探索如何**善巧回應**。厭惡感存在各種經驗當中，即便是在這個課程進行當中，學員沒有遭遇到真正的憂鬱狀況，他們仍然有非常多的機會看到自己的厭惡反應。在課程中、在家練習時，以及每天的經驗中，當心的習慣受到不愉快感覺的觸發，學員將會有許多的機會認出自己的習慣，接著再發展有技巧的方法來應對。這些技巧，在往後也能運用到內心所出現的憂鬱感覺。

輕柔的觸碰

預防復發的最佳方法，就是與我們經驗中不愉快的部分同在，這是課程的核心主題之一。如果我們可以念念分明地做到這一點，那麼，就有機會讓內心與生俱來的「智慧」來面對困難，讓更有效的解決之道自然顯露出來。「與生俱來的智慧」這個想法，看起來似乎有點奇怪。在這裡，我們所指的類似於，當數學家鍥而不捨地尋找一個難題的解答，而當最後他們放棄思考時，答案卻突然不知道從哪裡冒出來了。同樣的，有些人說，當他們練習正念時，感到好像有這樣一個「歷程」——心正在尋找一個比思考更有智慧的方法來處理困難。特別是，正念練習讓人們能夠暫緩自己看待負面經驗的習慣方式，因而看得更清楚，讓自己能夠抽離出原有的判斷和預期，那麼舊的習慣反應就不再破壞下一個時刻的品質。如果舊習慣已經變得比較不具威力，那麼要採取善巧的行動來回應困難的心情和情境，而不再只是靠自動的反應，就會逐漸變得容易。當事件引發出我們對想法、感覺、身體感受和行為的覺察，我們能在此進行「輕柔的觸碰」，這麼做讓我們有機會從習慣性的自動反應中解脫出來。

但是，要處理負面的經驗並不容易。學員這一週在家進行了靜坐修習，在第四週課會再練習並且加強，他們應該已經覺察到負面的念頭和感覺。單純地回到呼吸，通常很困難。為何如此困難？因為對於不愉悅的事情，我們習慣性地經驗到厭惡感，接著就覺得**需要去改善這個狀況**。課程進行到這個階段，我們仍然給予同一個簡單（但很難做到！）的指導，也就是提升對經驗的覺察力，無論經驗到什麼，用正念回應，而不是自動化地回應，這樣才能認出厭惡感受的樣貌。

當我們在書寫本書的第一版時，倫敦泰特現代美術館（Tate Modern）的藝廊正好開幕。這跟訪客評述這個藝廊的特徵是：它有很大的空間，因此可以透過較大的視角觀看藝術作品。這跟參觀傳統畫廊的經驗非常不同。在傳統畫廊裡，許多人擠在狹小的空間，這表示一張圖只能從一個角度，或透過近距離觀看。相形之下，新的畫廊給觀看者一種空間感。

對每一個當下所發生的一切提起覺察，可能帶來類似的空間感。這表示在專注中保持彈性，覺察到當我們專注在經驗的某一個面向時，同時也明白這個狹小的聚焦可以被安置到一個更寬廣的視野之中。透過對呼吸、身體、聲音和念頭的覺察而「保持對當下的覺知」（staying present），透過這樣的練習，我們得以採取更寬廣的視角，清楚看見內心和身體中的反應順序。

隨著課程的進行，我們看到這個主題，透過不同的方式彰顯出來。我們引導一項正念練習時，從看和聽開始，之後將焦點移到呼吸、身體、聲音、念頭和感覺，最後到無揀擇覺察；我們討論學員在課堂和在家練習中曾出現的經驗，特別是厭惡感和依附感；我們向學員解釋問卷和憂鬱症狀檢核表，提供他們一個更寬闊的觀點；我們也引導成員運用呼吸空間來處理困難處境。

縮小和擴展注意力的焦點

如同第三週課程，本週課程一開始透過簡短的「看」或「聽」的正念練習，引導成員「到達／集中」，並回到當下。只是專注在視覺或聽覺領域中的一樣東西（如樹上的葉子，或汽車引擎發動的聲音），之後再將覺察從這裡擴展出去，這樣的練習是一個強而有力的方法，協助我們保持對當下的覺知：將心的運作模式，從「行動」轉變到「同在」，從「問題解決」轉變到「接受」。如果念頭出現，就只是盡我們所能放下念頭，將心帶回到我們正在看或聽的對象上；這樣的引導，有助於放下想要控制想法的傾向。

同樣的，進入較長的靜坐修習（請見筆記11.2），提供學員另一個練習的機會。再一次，開始的時候覺察自己的姿勢，從中感受到安穩，並將專注力放在每一個當下的經驗上。坐姿練習的引導，從專注在呼吸開始，當學員注意到自己的心跑掉了，就只要注意到它跑到哪裡，知道心已經不在呼吸上，之後再**溫柔地**將注意力帶回呼吸。

靜坐的時間越長，就越能夠發現自己對經驗的反應是厭惡還是依附。請記得，要放下，最簡單的方法就是停止嘗試改變事物。這時候該做的，依舊只是注意任何念頭或感覺的出現，再回到呼吸。用這個方式練習呼吸，讓學員能夠訓練專注力，觀察心的移動和變化型態。隨著時間的進展，學員學習對內心或身體升起的一切打開覺察，並將之當作焦點。

在練習中的某個段落，可以將覺察**擴展到整個身體**。如果心念跑掉了，該做的還是一樣：只要注意到它跑到哪裡，再將注意力帶回到當下的聚焦點，即是身體作為整體的感受。我們可能會覺察到整個身體的感受，特別是注意到有強烈感受或不舒服的部位。接著，我們刻意地將覺察帶到這些有強烈感受的部位，呼吸時將空氣吸到這個部位，呼氣時，從這個部位吐出，如同我們在第三週課程所練習的一樣（請見第十章，筆記10.2）。

筆記11.2 靜坐修習：對聲音和念頭的正念

1. 如同前面所述，練習觀呼吸與身體，一直到你感到相當安定。
2. 讓覺察的焦點，從身體的感受轉移到聲音。將注意力放到耳朵，允許你的覺察開放，並且延伸，因此，我們會感受到對聲音的接收，知道聲音出現，在哪裡出現。
3. 不需要尋找聲音，不需要去聽特定的聲音。而是盡你所能，就只是打開你的覺察，因而當聲音出現時，你能夠接收來自四面八方的聲音——近的聲音、遠的聲音，來自前方、後方、兩側、上方和下方的聲音。對四周整個空間的聲音開放，覺察到明顯的聲音和最細微的聲音，覺察到聲音之間的空間，也覺察到靜默。
4. 盡你所能，就只是從感官上覺察聲音。當你發現你正在思考聲音，盡你所能，重新連結到聲音知覺品質的直接覺察（聲音的高低、音色、大小、長短）而非聲音的意義或意涵。
5. 當你注意到，此刻你的覺察力已經沒有放在聲音上，溫柔地認出你的心移動到哪裡，之後將覺察帶回到聲音，知道聲音的出現和消失，一個當下，接著一個當下。
6. 對聲音了了分明的正念，本身就是一個非常珍貴的練習，能夠擴展我們的覺察，給予它一個更開放和廣闊的品質，無論這個練習是不是在覺察身體感受之前，或是像這裡一樣，緊隨著念頭覺察的練習。
7. 當你準備好了，放下對聲音的覺察，重新調整注意力，現在讓念頭成為你的覺察對象，把念頭視為內心的活動。如同覺察聲音一樣，將你的覺察焦點放在出現的任何聲音，留意聲音出現、進展和消失；現在，盡你所能，將覺察放到出現在心中的念頭，就如同對待聲音一般——注意到何時念頭出現，將覺察焦點放到念頭上，覺察念頭經過內心的空間，最後消失。沒有必要嘗試讓念頭出現或離開，就讓它們自然地出現，就如同你對待聲音的來去一般。

8. 有些人覺察心中的念頭時，把它看作成跟投射到電影院裡的螢幕一樣。你坐著，看著螢幕，等待一個念頭或影像的出現。當它出現時，只要它還在「螢幕上」，你就將注意力放到它上面，接著當它消失時，你就讓它離開。另一個方式，你也可以將念頭視為寬廣無垠的天空中飄過的雲朵，或是在小溪中，隨著水流而移動的樹葉。

9. 如果任何念頭帶來強烈的感覺或情緒，無論愉悅或不愉悅，盡你所能，注意到它們的「情緒負荷」和強度，讓它們呈現原本的樣子。

10. 在任何時候，只要感覺到你的心無法專注或變得散亂，或是你的心一再地被思考和想像所創造出來的劇情拉走，你可以試著關照一下，這會影響到你身體的哪一個部位。通常，當我們不喜歡正在發生的一切時，我們的臉部、肩膀或軀幹會有一種收縮或緊繃的感受，也會想要「推開」想法和感覺；當某種強烈的感覺出現時，試著看看是否可以留意到，有沒有出現這樣的情形。一旦你注意到這個狀況，看看是否能夠讓注意力回到呼吸，回到身體作為整體的感受，感覺到你正坐著、呼吸著，運用這個聚焦點，將自己的心定錨下來，也讓覺察變得穩定。

11. 到了某個時間點，你會想要探索是否可能放下注意任何特定對象如呼吸，或特定的專注事物如聲音或念頭，讓覺察的領域可以開放接受任何出現在內心、身體和世界中的一切景象。試試看能不能就只是安住在覺察本身，毫不費力地知道每一個當下所出現的一切。這一切可能包含呼吸、身體感受、聲音、念頭或感覺。盡你所能，只是坐著，全然地清醒，不要抓住任何事情，不要尋找任何事情，除了具體的醒覺，沒有其他。

12. 當你準備好，結束這次靜坐，或許用幾分鐘的時間，回到對呼吸的正念覺察練習。

接下來，覺察延伸到身體以外，將**聲音**納入。指導語邀請學員覺察周圍出現的聲音，包含明顯的聲音和難以辨識的聲音，將它們當作純粹的「知覺」。這延續了在看和聽的正念練習中所探討的主題，這個主題遠在第一週課程的葡萄乾練習中已介紹過，也就是直接覺察每一刻經驗的知覺品質，而不是注意它的意義或含意。

這個正念練習的下一步，就是放下對聲音的覺察，重新將注意力的焦點放回到念頭——將念頭和影像視為心裡的活動。就如同我們邀請學員在聲音出現時，將聲音覺察為「事件」一般，停留、安住停止在這個地方；因此，現在請學員將覺察力放到心中所出現的念頭，停留在這個心的「空間」裡，最後讓念頭溶解。

有些人發現，可以將心中的念頭，看作是電影投射在布幕的影像。你坐著、看著布幕，等待一個念頭或影像，以及其他隨之而來的任何感覺出現。當它出現時，你的引導是：只要它在「螢幕上」，就只是將注意力放到這個念頭，當它消失時，就讓它離開。另一個做法是，將念頭看作是雲，飄過天空。第三個比喻，則是將念頭視為飄在小溪中的葉子，被水流慢慢帶走。

任何的比喻或隱喻，都可能有幫助。

有時候，學員會發現他們的心一再地被想法或想像的劇本拉走，特別是當想法或影像帶給他們強烈的感覺或情緒的時候，無論是令人愉悅或不愉悅的。如果這種狀況發生，可以引導學員留意那個時候身體所出現的感受，之後再回到呼吸，以及身體作為一個整體的感覺，覺察當下正坐著、呼吸著；如果學員願意，在回到觀察後續的念頭和感覺升起之前，讓自己定錨在這裡，安定在這個整體的覺察當中。

最後，學員可以探索所謂的「無揀擇覺察」：放下任何具體、有意圖的注意力焦點，讓覺察的領域，對內心、身體和周遭世界所出現的一切敞開。在完成這個練習前，花幾分鐘的時間，回到對呼吸的專注（請見筆記11.2）。

請注意這個練習過程的變化，從早期階段的**聚焦**專注力（集中），到練習後半階段，**擴展**專注力並體驗到一個更具**空間感**的覺察。正念取向的用意在於，最後讓人們可以覺察到內在有一個「更大的空間」，想法、感覺和身體感受，都能夠被涵容在覺察的空間之中。在任何一個時間點，讓我們的經驗能夠容納更多的元素，讓我們能對更寬廣的情境，產生敏感度；相對於這跟練習開始時使用較窄的聚焦幫助我們把心「聚集」起來。在這個靜坐修習即將結束時，或在之後，帶領人可以唸一首詩，來探索這樣的空間感（例如瑪麗．奧麗佛〔Mary Oliver〕的詩《野雁》[87]）（請見筆記11.3）。

筆記 11.3 《野雁》

你毋須樣樣做到最好
亦毋須膝行而前
數百里，穿越沙漠去懺悔
你只要讓本真的那個你
隨性遂心
說一說絕望，你的，我也會跟你說我的
與此同時，世界仍在繼續。
與此同時，陽光以及顆粒分明的雨
席捲大地，
俯臨草原與深林
還有山脈與河流
與此同時，野雁飛翔在高遠明淨的藍天，
再次返赴家園
無論你是誰，不管有多寂寥，
這個世界任你的想像馳騁，
它向你召喚。就像野雁，刺耳地，興奮地——

一遍又一遍地宣告你的位置
在紛紛擾擾的世事之中。

"Wild Geese" from Dream Work,[87] copyright © 1986 by Mary Oliver. Used by permission of Grove Atlantic, Inc.
翻譯引自：http://www.huangi.com/article/342542164/

練習回顧

在正念練習之後的提問中，我們的注意力不只放在學員有什麼樣的經驗，也要關注他們如何對經驗**反應**。舉例來說，一位學員表示：

「我的心又跑掉了，我一定是世界上最糟糕的正念學員。為什麼我老是一直想著，做練習對我的幫助在哪裡？」

在這裡我們看到，不需要花很多力氣，我們就可以把這個簡單的引導，即注意呼吸，轉變為一個有關成功或失敗的劇碼。我們很容易打從心底相信，當我們一直跟隨著呼吸就是成功，如果心跑走就表示失敗了。事實是，正念練習就是這整個過程——從專注在呼吸、注意力離開、看到我們已經沒有跟隨呼吸，然後溫柔地回到呼吸。

作為帶領人，我們要一而再、再而三地提醒自己，也提醒學員，覺察到心跑走了，然後把注意力帶回到呼吸，我們要始終保持溫柔。這很重要，因為溫柔傳達的是一種關愛的態度——對我們自己本身，也對當下所可能出現的任何經驗。這個練習要做到的是，留意、認出、並仁慈、溫柔地將我們的心，護送回呼吸，而非斷然將它拉回。

在這裡，重要的是，我們將注意力帶回呼吸時，沒有自責、沒有自我評價，也不會感覺到自己失敗了。如果我們發現開始出現自我評價，指示仍然是相同的：只要注意到你的評價，將注意力帶回呼吸，或你當下所使用的專注點。

> 正念練習不是要做到心無雜念。它是這整個過程——從專注在呼吸、注意力離開、看到我們已經沒有跟隨呼吸，然後再溫柔地回到呼吸。

重點是，我們並非要教授某種呼吸控制法。我們的任務只是，在呼吸進、出身體的同時，將全然的關照與專注，放到實際的身體感受。

對練習的反應：看見厭惡感

「當你一開始說專注在念頭時，我一個念頭都沒有出現。接著，我想『我一定是做錯了』，我想到以前因為生病而沒去上學的時候，所有的小朋友好像都知道這些東西，但只有我不知道。」

這位學員所描述的，是相當常見的觀察：當我們要求自己真的將注意力放在思考時，無論之前因為心的遊移讓我們多麼無法專注，一旦要練習觀察念頭時，心好像就變成一片空白。但是，另一件事可能會發生：我們透過某種標準來評斷我們的經驗（在這個例子中，「我應該要有一些念頭」），評價自己沒有做好（「我一定是做錯了」），而且，早在我們發現自己這麼做之前，就已經陷入了呼應失敗的回憶當中。

帶領人：讓我們來看看我的瞭解是否正確；當你要觀察自己的想法時，你發現心中一片空白；接著出現的想法是「我一定是做錯了」。

學員：是的……之後，我感到……有點失敗——像是……每個人似乎都能夠做到，但我卻沒有辦法。

帶領人：之後，你的心將你帶回到記憶的軌道？

學員：是的……有一次我沒有上學——我大概十二歲，我討厭缺課，因為我覺得自己會跟不上。那是在上地理課，大家都知道什麼是「科茨沃爾德」（the Cotswolds），但我一點都不知道他們在談什麼。

帶領人：你的心被這個回憶所填滿。然後發生了什麼事？

學員：我感到難過，我不知道為什麼會這樣，真的。

帶領人：在這個時候，你的身體有什麼樣的感受？你有覺察到什麼嗎？

學員：（**停頓**）……大概在這裡，有一種被「抓住」的感覺（**指出在胸腔中央肋骨下方**）

（嘆氣）……覺得很累。

帶領人：之後呢？

學員：其實感到有點失落……就像那時候，我跟不上；是的，失落……之後，你就說，如果注意力離開了，就回到呼吸，你的聲音有點將我帶回來……

請注意，這是一個很棒的描述，說明我們任何人都會被某種東西給帶走，在練習當中，被帶到一個遙遠的過去。帶領人聚焦在這一點。

帶領人：某件事情發生了，比如剛剛所說的「沒有念頭」，接著另一個念頭出現，想到自己做錯了，然後過去的回憶就出現了，你覺得其他人都知道怎麼做而你不知道，你感到失落。讓人驚訝的是，我們的心如此快地就將我們帶離當下，不是嗎？而且真正有意思的地方，你是否注意到？——當有不愉快的感覺時，你的身體如何反應，接著回憶就出現了？當我們不喜歡的事情發生時，身體是一個非常敏感的指標，我們看到它的反應，例如緊張，準備好要作戰或逃跑；或身體覺得很累，並且精疲力竭，有點「放棄」的感覺。這一切，很快就產生了。

學員：是的，很驚人。

帶領人：注意到這一點很重要，因為身體改變經常就是一個訊號，顯示你的身心已經看到它不喜歡的事情，並想要擺脫它。這就叫做「厭惡感」，就在下一秒鐘，它能夠觸發其他種種反應。經常，這些反應讓我們無法看見以及處理一開始它所觸發的感受。我們的身心將我們的念頭和回憶視為應該被拔除或遠離的敵人。但是沒有人能夠跑得比想法快以擺脫它，因此就被卡住了，於是感到失落、孤單、無助。而這又將內心慣有的運作模式帶回來，好像過去的事情又重新發生，而且在身體，製造更多緊張，即更多「敵人」。有其他人注意到自己的身體也有這樣的反應嗎？

運用這樣的方式，學員被鼓勵觀察自己的厭惡感反應，當這樣的反應出現在身體時（例如收縮的感覺，或是臉部、肩膀或軀幹的緊繃，以及「推開」或「不想要」的感受）。學員留意厭惡感如何成為**注意力的強大競爭者**，無論我們想要專注在何處，它總會將我們的覺察帶離開，讓我們的目光變得狹隘，只看到這些表面看起來很重要的念頭和感覺。正念練習是我們最強大的盟友，讓我們能夠覺察到厭惡感的出現，並且再一次擴展我們的注意力，再次讓自己有能力在每個當下選擇要把專注力放在哪裡。學習確認身體對嫌惡感的表現，是一扇認識內心如何反應的窗口，並且訓練我們在第一個時刻產生覺察，避免捲入對愉悅或不愉悅的念頭、感覺和狀況的自動化反應所產生的拉扯。

正念練習的成果，並不是要完全避免厭惡反應，而是當它發生時，能夠以不評價的方式從自動化反應中解脫出來。面對嫌惡感時「保持對當下的覺知」，真正帶來的就是這樣的自由。對於「學習保持對當下的覺知」，人們有不同的描述。有些人說這是在恢復一種平衡感。有的人會以山做比喻，儘管周圍的天氣狀況不斷改變，山依舊安然地矗立在大地之上。要找到恰當的字詞來表達這樣一種微妙卻有深度含意的感受，是很困難的。但運用練習本身作為學習的工具，卻是再重要也不為過。

練習回顧：蜜月期與困難工作

在一週接著一週回顧在家練習當中，帶領人開始接近練習中會出現的核心議題。甚至更重要的是，對在家練習的回顧，開始觸及習慣依附與厭惡的核心主題，依附和厭惡都可能造成問題。對一些人來說，課程的「蜜月期」已經結束，艱苦的工作正要開始。

一位學員發現練習是件困難的工作，因為他變得非常**依附**於練習：

「現在，我發現我真的能夠進入狀況，當我靜坐時，我覺得進入了另一個世界，以致於如果被任何事情干擾，我就會生氣，就好像小孩子手中的冰淇淋被搶走的感覺。」

當心定下來時，這位學員強烈地喜歡上這種愉悅的經驗，並且這樣的依附開始產生挫折。在這裡，我們或許必須暫停一下，探討該學員是否正在專注於達到一種「特殊狀態」，他是否釐清了練習背後的意圖。帶領人認為，盡可能明白這個議題，是很重要的：

「很高興聽到你漸漸能夠從練習中學到東西。當我們感受到練習所產生的愉悅經驗時，這也告訴我們，有些事情正在發生。但我也要在這裡提醒一點，愉悅經驗可能出現又消失，而當它們持續存在時，讓人有美好的感受。但要小心的是：有時候，愉悅經驗並不會出現，有時候當你靜坐時，會感受到不愉悅的經驗。這並不代表你做得不好，這仍舊是正念練習，即便它讓人感到不舒服、無聊或挫折。在這些狀況下，我們該做的依舊相同：盡你所能，覺察此刻的感受，接著將你的注意力放回到呼吸。儘管當你的練習進入狀況時給你很棒的感覺，但如果著迷於每次練習都要有這樣的感受，我們的生活將會是一連串的起伏。我們有成功的時刻，但這個時刻會消逝，接下來，我們該如何？

「這個練習給我們一個機會，去發現在生命中超越起伏的狀態，當事情順遂和不順遂之外，還有什麼存在。」

在這個例子中，帶領人引導學員探尋類似的經驗，當自己對念頭或感受產生「依附」時，留意情境出現和消失時會帶來什麼樣的感覺。特別要留意的是，越想要抓住正向的感受時，愉快的經驗如何成為挫折感的來源（也因而出現負面的感覺）。

更常出現的是，跟在家練習相關的**厭惡感**。

學員：我必須得坦白，我並沒有機會做任何在家練習。現在我能夠想像R同學上個星期的感受。我感到自己實在糟糕透了，你知道，這種感覺就好像，你回家之後完全沒有努力做些什麼，這樣下去以後怎麼辦。我覺得我真的讓你失望了。

帶領人：你好像提到兩件事。首先是履行在家練習的責任，在家投入的練習和你的進步之間，有很緊密的關係。如果你沒練習，就減少了進步的機會。這完全是你的責任。而第二點，也是我真正關注的，是你害怕的感覺，認為回到團體上課很恐怖。因為沒有在家練習，這樣的念頭會出現：我很糟糕，會讓老師失望，我沒有達到期望……。關於這一點，你可以多談一些嗎？

學員：是的，現在我坐在這裡，和你在一起，聽到你說話時沉穩的聲音，我覺得很好，很高興我有回來上課。但是我感覺到肚子有種奇怪的感受，並且胸口緊緊的，因為我在想，你會認為我是個失敗者。

帶領人：這一點很重要。這就是我們信以為真的念頭，和真正的實情之間，所存在的對比。讓我告訴你真正的實情：我並沒有覺得你讓我失望。我們並沒有為在家練習設定標準，這不是在家練習的目的。實際上，我們如實地去認識自己的經驗，放下所有的比較。在練習中我們所做的，即是開始將念頭視為內心的活動。「喔，自我批評的想法出現了；愧疚的念頭跑出來了；舊的錄音帶又開始播放了，同樣的感覺來了。」顯然，這些想法的型態從某處而來。有可能在你生命的某個時間點，因為事情做不好受到某人猛烈的批評。但是這些都是過去的舊習性。它們打從哪裡來並不重要。我們所關注的是，盡我們所能，從舊習性中解脫出來。我們將專注的焦點放在呼吸，原因就只是在於，這讓你有許多機會看到不同念頭出現；給你機會說「喔，念頭在這裡」，接著溫柔地回到呼吸。

在練習中，厭惡感和依附感是經常出現的主題，這一點我們並不會感到驚訝，因為這都是我們的舊習性，對於愉悅或不愉悅經驗所自動設定的反應。雖然我們都需要在生活中的各種利弊之間，保持健康的平衡，但我們卻發現，自己常用無益的方式，不斷地想要避免損害、得到獎賞，於是我們對所不想要事物或事件產生強烈的否定，如果事情不按照我們希望的方式進行，就會感到挫折。

有一個「兩枝箭」的傳統比喻，讓我們看到自己是如何對不愉快的經驗添加負面元素。如果被一支箭射到，我們會經驗到身體疼痛和不適；但是，多數人會在第一枝箭之後又被第二支箭射到——這次的痛苦是來自於第一枝箭的不適所引發的生氣、恐懼、憂傷和苦惱的反應。第二支箭往往造成我們更大的痛苦。這個比喻帶給我們的重要訊息是，我們可以學習讓自己從第二枝箭所造成的痛苦中解脫出來，**因為我們就是對自己射出那支箭的人！**

回顧不愉悅經驗日誌

當學員討論他們練習「不愉悅經驗日誌」（第三週課程，講義5）的狀況時，把主題放在認出嫌惡感，會特別有幫助。許多人發現這個練習比起「愉悅經驗週曆」容易。我們再次準備了白板寫下學員的反應，將反應區分成念頭、感受和感覺。我們強調不愉悅經驗中這幾個反應面向所帶來的厭惡感。特別是，我們要看看是否能夠指認出和厭惡感相關的身體收縮型態。這樣，學員以後就能夠經由覺察這些型態，提醒自己慣性反應又出現了。我們也利用這個機會，探索厭惡感如何塑造我們內在的惡性循環，包括讓我們對負面念頭和感覺感到苦惱（例如「我不應該有這樣的感覺」，「為什麼我如此愚蠢和懦弱？」）。

依附感和厭惡感兩者的中心主題，都是「要求事物變得跟它們此刻的狀態不一樣」。相對的，善巧地回應愉悅和不愉悅經驗，特別是那些會觸發過度反覆思量的不愉悅心理狀態，第一步就是與它們同在。在更完整的覺察空間中，我們才能決定如何採取進一步行動。「保持對當下的覺知」是我們最得力的助手，讓我們清楚看見身體中正在發生的一切，並對此感到好奇。當我們能夠對身體的反應升起更大的好奇心和慈悲心，某些事情就能被安頓下來。我們發覺，實際上我們能夠停止掙扎並活在當下，這給予我們機會，透過內在更清明與更直接的感受，看到我們的當下處境。我們可以和不愉悅經驗同在，而不會被它們所淹沒，而且知道這一切遲早會自己消失；這樣的發現給了我們巨大的力量。有了這樣的領悟，我們比較可能選擇恰當的行為，善巧處理眼前的狀態，而不是受到恐懼和固有心理習慣的驅策而產生自動化的行為反應。

回顧不愉悅經驗日誌，也讓我們有機會去探索這個主題：事件並不是一開始就是正向或負向。往往都是我們對於該事件的心情狀態影響我們對事件的看法；本週課程的下一個部分將進一步討論這個想法。

自動化的負面念頭和憂鬱症狀：探索憂鬱症的領域

一九六〇年代發展出來的行為治療，和接續在七〇年代的認知治療，這些結構化的心理治療最珍貴之處，就在於治療師的合作取向——治療師願意用公開和實事求是的態度，和病人討論他們的心理健康問題如何產生，以及心理治療如何幫助病人處理問題。在此很重要的一點，即是要和病人討論診斷和問題概念化——在病人的案例中，是什麼原因造成並且維持病人所經驗到的症狀。雖然，正念認知治療不討論特定學員問題的原因，但它保留這個重要的特徵：如果要學會善巧地處理憂鬱症，那麼對憂鬱症的心理衛教則是必要的一環。

在這個時候，課程的討論主題，從普遍思維聚焦到罹患憂鬱症時通常會出現的念頭。為了促進討論，我們將「自動化想法問卷」發給學員（見筆記11.4）。這個問卷列出許多負面的想法（例如「我無法處理這一切」，「我的生活沒有按照我希望的方式進行」，「我討厭自己」）。

帶領人大聲唸出每一個念頭，邀請成員反思一下現在這個時刻以及當他們最為憂鬱時，對每個念頭有多大程度的認同。這個討論讓課堂學員有機會反思自己對這些念頭的相信程度，從憂鬱期到現在是否有所改變。帶領人也詢問大家是否曾有過問卷所列出的想法。往往會有一個接著另一個學員陸續說出類似這樣的回應：「是的，幾乎都有。我以前百分之一百相信這些想法，但現在幾乎不相信。」對於現場的學員來說，這是令人信服的證據，說明當他們憂鬱時，會毫無疑問地接納這些念頭，將它們當作是真實的個人狀態；然而，實際上這些想法卻是**臨床憂鬱狀態的普遍特徵**——也就是疾病的症狀，就如同較為「生理」的症狀如飲食或睡眠紊亂一樣。*用這樣的方式來理解學員的經驗，帶領人得以強調正念認知治療課程的一項核心訊息：**想法非事實**。

> 處在憂鬱時，我們毫無疑問地就接納這些念頭，將它們當作是真實的個人狀態；然而，實際上這些想法卻是**憂鬱狀態的普遍特徵**。它們是**疾病的症狀**，就如同飲食或睡眠紊亂之類的疾病症狀。

*有時，用這種方式描述憂鬱症的「疾病」症狀，似乎會讓過去在精神科的治療過程承受負面經驗的人感到被貶低，有些專業人員甚至會使用「診斷」一詞，消除了病人的個人經驗。帶領人需要對此敏銳。我們的目的只是要告訴成員，當醫生在診斷重鬱症時，這就是醫生所指的意思。然而，多數學員發現，用這種方法來看待憂鬱症，有「去神祕化」（demystifies）的效果，同時也協助他們從負面思維中抽離出來，並且將這些思維視為憂鬱症的普遍特徵；學員會感到慶幸，因為得知課堂中的其他人也跟他們一樣有類似的經驗。

筆記11.4 自動化想法問卷

以下所列舉的，是人們腦中會浮現的各種想法。請閱讀以下所列，並留意在過程中你的感受如何。

你認得這些想法嗎？哪些想法讓你感到最熟悉？

當你心情低落時，像這樣的想法會多常出現？你有多相信它們？它們看起來具有說服力嗎？

當你心情好的時候，情況又如何？這些想法多常出現呢？你有多相信它們？你覺得它們有說服力嗎？

1. 我覺得好像在跟整個世界對抗。
2. 我感覺不好。
3. 為何我從未成功？
4. 沒有人瞭解我。
5. 我總讓人失望。
6. 我不認為我能夠繼續下去。
7. 我希望我是個更好的人。
8. 我是如此脆弱。

9. 我的生活沒有按照我希望的方式進行。
10. 我對自己感到如此失望。
11. 我不再感到愉快。
12. 我再也沒辦法忍受了。
13. 我無法開始。
14. 我哪裡不對勁？
15. 我希望我的狀態不是這樣。
16. 我無法處理這一切。
17. 我討厭自己。
18. 我沒用。
19. 我希望就這樣消失了。
20. 我是怎麼了？
21. 我是個輸家。
22. 我的生活一團糟。
23. 我是個失敗者。
24. 我一定做不到。
25. 我感到很無助。
26. 事情非得改變不可。
27. 我一定有什麼地方出問題了。

28. 我的未來一片黑暗。
29. 這一點都不值得。
30. 我什麼事情都做不好。

心情低落時，以上這些念頭經常讓我們覺得像是「真實」的。但事實上，它們是憂鬱的症狀——就像發高燒是感冒的症狀一樣。透過正念練習，能夠覺察到這些念頭只是「憂鬱症在說話」，這麼一來，就能夠從中退出來，開始選擇是否要認真看待它們。實際上，我們或許可以學習只是注意它們，知道它們出現了，並且放下它們。

經同意後改編自 Hollon 與 Kendall(1980)**88**。版權為 Steven D. Hollon 與 Philip C. Kendall 所有。重印於 Segal, Williams 和 Teasdale（Guilford 出版，二〇一三）。購買此書者，允許影印此講義，只能做為個人使用。購買者可由 www.guilford.com/MBCT_materials，下載較大版本之講義。

一位學員對這個練習的反應是，困惑她的醫生為什麼沒有早一點診斷出她的憂鬱症。跟帶領人訴說時，她提到：「如果你知道這一點，為何醫生會不曉得？因為這樣的狀況已經有好幾年了。」她說，如果在憂鬱的時候她看到這樣的問卷，那至少可以讓她知道有人瞭解她的狀況：「既然問卷寫著這些想法，就表示有人知道你的感受是什麼……我花了一段時間，才瞭解這是憂鬱症。我以為是我太累了，而且事情總讓我失望……你知道，我以為像我這樣的人，不會有憂鬱症。」

帶領人可以建議幾種不同的方法，來看待問卷所列出的念頭：

「可以用一種方式來看待這些負面想法。讓我們試試看，你是否能夠用幽默的方式來做這個練習；列出一些你偏愛的念頭，提醒自己這些只是念頭，並非是絕對的唯一真理。你也可以花一分鐘做些比較——當你憂鬱時，這些念頭看起來似乎完全正確，但在現在變得好像不是那麼真實了。

「還有另一種方式來看待念頭。讓我們舉一個你憂鬱時常見的念頭為例：『我永遠都不會度過這憂鬱。』沒錯，我們很確定你有這樣的念頭。這些想法絕對很有說服力，它們確實出現在你的腦海，但它們並不是真的。這些想法驅動你的感覺；它們驅動你的行動，而且致命，因為如果你認為自己沒有辦法度過，認為自己是沒有用的，認為你沒有辦法做任何事情讓狀況改變，那麼你就放棄了。

「因此，你只需要一次又一次地辨識出它們，並且不要被吸入其中。現在要做的就是學會辨識這些念頭：『這些就是頭號公敵，編號1到30』。接著你就能夠說：『啊，你在這裡，現在我不需要被你捲進去了。』」

「自動化想法問卷」讓我們對「憂鬱症領域」有一些概念，亦即對這個疾病有一個整體的觀點。之後，課程主題進一步討論精神科醫師和心理學家在診斷重鬱症時所參照的實際症狀（根據《精神疾病的診斷與統計手冊》〔DSM-IV-TR〕[28]的標準；請見筆記11.5）。討論這些症狀是為了讓學員知道，我們往往歸咎於個人失敗的狀況，實際上是早已被公認的憂鬱症核心症狀。再一次說明，這裡的用意在於讓學員能夠用另一種觀點看待自己的症狀。我們要傳遞的訊息是：憂鬱症會透過一整組的症狀出現；我們的任務就是要學習用不同的方式來看待這整組症狀。一旦採用了另一種觀點，就不再需要受困於舊有的、帶有憂鬱的方式，來思考症狀所代表的意義。

筆記 11.5 重鬱症的診斷標準

就如同診斷感冒或耳朵感染，精神科醫師和心理學家確認幾項大約同時發生且不會自行消解的症狀，以此來評估憂鬱症。以重鬱症為例，診斷的時間範圍從最短兩週到一個月，在其中大多數的時間感到難過，或對先前喜愛的活動失去興趣。另一個重點是，這些改變降低病人的工作能力或正常功能。

如果符合以上狀況，那麼以下症狀若出現五項，則足以構成診斷：明顯的體重減輕或增加、食慾的增加或減少、難以入睡、早起或在白天睡著、一整天都覺得很遲鈍或激動、感覺精疲力竭、覺得過去的行為毫無價值或過度自責、難以專注或很難下決定、反覆想著死亡或自殺。

根據 DSM-IV-TR.[28]

另一個立足點

請留意現在的狀況。第四週課程的目的，是要探索如何認出厭惡感，並且在面對自己追逐愉悅而逃避不愉悅的傾向時，能夠「保持對當下的覺知」。我們知道，要活在當下，就必須放棄舊有的習慣，以便讓各種不同的想法在心中來去。但是，我們也做了「自動化想法問卷」和憂鬱症的症狀檢核。做這些事情跟保持對當下的覺知，有什麼關係？當憂鬱症改變時，看待憂鬱徵兆和症狀的方式也能改變，隨著憂鬱症而出現負面的思考（在憂鬱狀態時，堅固地相信這些想法）也跟著改變；看到這些改變，給予學員「另一個立足點」，讓他們更清楚看見心智對自己所做的一切。學員在這個課程一開始就投入的練習，也讓他們學著去覺察身體的感受。學習對身體「保持當下的覺知」，也提供我們另一個立足點。「活在當下」絕不容易，但是當心情開始轉變，瞭解到這樣的心情不會永遠存在，也知道低落的心情即是可以辨識出來的症狀，那麼也就獲得了另外一個觀點來看待自己的經驗：不要凡事都歸咎於自己。

在課程中進行三分鐘呼吸空間

在前一週的課程中，我們介紹三分鐘呼吸空間（請見第三週課程，講義2），請學員在一天中預先設定的固定時間練習。現在我們延伸這個練習，邀請學員在一週當中只要**留意到不愉悅的感覺，或身體中「緊緊的」、「僵硬的」感受出現時，或覺得快被情緒壓垮的時候**，就刻意地練習呼吸空間。在這樣的時刻，呼吸空間練習可以是完整的三分鐘「正式」練習，或是隨時在忙碌中透過呼吸將覺察帶到內心和身體正在發生的狀態。若是後者，並不是在所有的情況下學員都能閉上眼睛好好調整姿勢，但是，有意圖地跳出自動導航仍然很重要。這個練習的目標就在於，運用這些時刻作為機會，進一步探索善巧的回應與自動化反應兩者之間的差別。

為了把呼吸空間帶入新的應用，我們可以在恰當時間點，將它放到課程中練習，以帶入另一種可能的模式或觀點。當大家已經迷失在冗長的討論中，或當強烈的感覺或感受出現的時候，或許就是適當的時間點。

例如，當課程正在討論、分析各種主題時，每個人的心（包括帶領人）往往會飄離當下，而進入其他的想法、心理活動或漫長的解釋。對學員來說，這些慣常出現的心理習性，很容易地就會激發出憂鬱思考型態的舊習慣。特別是在第四週的課程，我們發現在討論憂鬱的念頭和症狀時，有時候會讓學員突然感到難過。思考憂鬱症本身，就可能會引起許多負面想法。在這些時刻，呼吸空間能夠協助學員「轉換心理排檔」，連結到當下的經驗。

以下就是一個例子，某位學員閱讀完「自動想法問卷」中的負面念頭清單之後，感覺到哀傷：

學員：現在我覺得相當難過，真的。

帶領人：難過的是？跟我們剛剛唸出的這些念頭有關？

學員：讓我感到難過的事情是……因為我已經花了這麼多的時間。憂鬱症已經佔去我生命中的許多時間，這就是為什麼我覺得……很容易又回去那樣的狀態。光是每天看到這些念頭，你就會容易變得憂鬱。

帶領人：我們正在學習的是，如何用不同方式來看待這些想法和感覺，透過一次又一次的練習，我們可以不要被它們捲進去。既然現在教室裡充滿著低氣壓，我們現在不妨來試試看，如何處理眼前所出現的這些念頭。就讓我們來練習呼吸空間，因為這是實際上能夠讓我們回到當下的方法。開始的時候，我們先確實調整姿勢……坐直。**（帶領人帶領三分鐘呼吸空間）**

帶領人對學員的回應，不是採用逃避的方式，而是藉由這個機會，清楚指認出這樣的感覺，為它們創造出空間，接著就只是回到專注於呼吸，並將覺察帶到身體的整體。在這裡，我們的任務有些微妙。我們並非使用三分鐘呼吸空間來達到某個目標，並非期望這個練習將會幫助學員產生比較好的感覺。這個練習真正的用意是：（1）清楚指出此刻出現的強烈感覺，並且（2）試著將覺察帶到這個感覺，就只是接納它在那裡，不去評判它，不要嘗試將它趕走，或當作問題予以解決，看看情況會變得如何。如此運用三分鐘呼吸，讓人們能夠和呼吸「聯繫上」，無論身在何處，都能夠回到呼吸這個定錨，轉換內心的「排檔」，讓自己能夠透過不同的方式，來探討此時此刻事物本身的樣子是什麼。這帶來的結果，或許是開啟了不同的可能性，對各種心理狀態有了不同的回應方法。在本週課程之後，我們鼓勵學員不只是在一天中的固定時間練習三分鐘呼吸空間，也在任何當學員覺得需要應付困難的時候練習——這就是我們所謂的「回應式的呼吸空間」。

正念步行

在第三週的課程中，我們進行了透過動作的正念練習，培養對身體更強的覺察。如同靜坐修習，我們所關注的是，對身體感受的覺察，如何運用到日常生活當中。其中一種方法是，利用每天會做的身體行動，刻意緩慢下來，用念念分明的方式，使得這個動作成為正念練習和每天生活之間的橋樑。這就是我們在正念步行的練習中所做的。

這項練習運用這一項每天都會進行的活動，將走路當成正念的練習，以對身體感受產生更大的覺察（請見第四週課程——講義2）。走路時，知道我們正在走路，感覺這個走路的動作。

這是一種「動作中的正念」：與每一步同在，走路就只是為了走路，沒有其他的目標。和這個課程中其他的正念練習一樣，我們運用走路的動作和感受，將我們帶回當下。整個焦點在於維持每一個當下伴隨著動作而產生的覺察，放下任何跟感受相關的念頭和感覺。這個看似簡單的練習，卻是正念認知治療中帶有核心訊息的偉大老師；它所教導的是，當我們的心彈跳在過去和未來之間的時候，我們的身體總是能夠成為此時、此地的定錨點。安住在這個定錨，讓我們對於此時此刻「我們究竟是誰」有更強烈的感受。雖然我們並沒有將正念步行安排成為在家練習的一部分，我們鼓勵任何想要探索這個方法的學員自行在家練習。

這個練習後來證明對那些煩躁不安、無法定下心來的人，特別有用。他們認為，走路時的身體感受會讓他們更容易「安定下來」。就某個程度來說，所有的正念練習都有這樣的效果：當我們的心煩躁不安或感受到壓力時，透過跟身體活動有關的練習，比起和活動無關的練習，更能夠讓人進入正念的狀態。

結束課程

第四週課程的結束，代表著一個分水嶺。我們現在正在課程的中間點，以簡短的靜坐結束本課程之前，和團體成員一起回顧整個正念認知課程的進行，會是個不錯的做法。本週主題是「認出厭惡感」，我們可以利用這個機會來強調，呼吸如何讓我們對自己、對我們的內心，以及對我們的身體採取不同的視角。

參與課程的學員正學習用不同的方式來看待他們全部的經驗。例如，當陷入反覆思考，認為自己讓某人失望了，或正在對誰感到生氣時，學員能夠將此當作一個機會來練習這個不同但更為善巧的方法。以下這個正念認知課程的謄稿，是一個類似的改變：

「比方說，我認為我很傷心是因為祖母病得很重，我一直想著：『喔！我越來越憂鬱……』但是……就在隔一天，我跟某個人說：『我很難過，我很疲憊，但是我並沒有憂鬱。』我並沒有必要去否認難過或疲憊。」

「今天，我要打一通很困難的電話，一般來說，這件事會在我的心裡一直打轉。我打了電話，我也能夠應付這通電話，但通常，在這樣的對話之後，我會開始不斷擔心。但是這一次，講完電話之後，一切卻很好。我停止不斷思考這件事，它也沒有再反覆出現。運用呼吸空間，對我來說真是神奇，這個練習好像馬上就能將我的擔憂給帶走，不然，整個下午我的心都會在那裡翻騰。」

學員正學習停下來問自己：「現在情況如何？」「什麼東西正出現在我的心裡？」「我們的身體現在感受到什麼？」以及，「現在，最善巧的回應會是什麼？」這個探問的姿態本身，對學員來說就是一個提醒，能夠讓他們後退一步，更仔細地觀察當下所發生的一切。

這小小的一步，卻造成大大的不同。練習的結果是，學員不會容易落入糟糕的感覺之中，也不再必須跟自己的負面念頭做應答。相反的，他們覺得能夠從一個更廣大的視角來看自己、自己的念頭和感受。他們並沒有完全將自己和念頭與感覺分開，但似乎有更大的空間讓他們可以進行內在的工作。伴隨著更大的空間感，學員也更能夠對於心中所出現的一切，保持當下的覺知，而當他們的良善意圖出了差錯，也能夠寬容地對待自己。

第四週課程──講義1

第四週課程摘要：認出厭惡感

困難本身就是生活的重要部分。是這些困難的事物支配（控制）了我們的生活，或者是我們可以輕鬆看待一切所發生的事情，這取決於我們如何處理這些困難。能夠覺察到事件所引發的想法、感覺和身體感受，讓我們有機會從習慣性、自動化的反應中解脫出來，變得能夠念念分明且善巧地回應困難。

通常，我們用以下其中一種方式來回應我們的經驗：

1. 將其間隔開來，或對它感到厭倦，那麼我們就能從當下時刻轉移開來，進入「頭腦裡」的另一個地方。
2. 想要抓住事物──不允許自己放下此刻所持有的經驗，或期待當下所沒有的經驗。
3. 希望此刻的經驗消失，對它生氣──想要擺脫此刻的經驗，或避免未來出現不想要的經驗。

如我們在課堂中的討論，這三種反應會導致問題，尤其以厭惡感來回應不愉悅感受的傾向。目前，主要的焦點就在於，對經驗產生更大的覺察力，讓我們能夠以正念的方式回應經驗，而不是自動化地反應。

固定練習靜坐修習，讓我們有許多機會去發現，我們什麼時候離開當下的覺察；透過友善的覺察，留意到是什麼將我的注意力帶走，然後溫柔而堅定地，將注意力帶回到專注的焦點，連接到每一個當下的覺察力。在一天之中的任何時刻，當我們留意到不愉悅的感覺，或身體有「緊緊的」、「僵硬的」感受出現時，刻意地運用呼吸空間，開始運用**回應**，而非**反應**。

第四週課程——講義2

正念步行

1. 找到一個你可以來回走動的地方，在此不用擔心人們是否會看到你。可以在室內或室外，你可以行走的距離大約在七到十步之間。
2. 站在路徑的一端，兩腳平行，之間大約四到六英吋（編按：約十到十五公分）寬，放鬆膝蓋，這麼你才可以輕輕地彎曲它們。讓你的手臂在身體兩側自然下垂，也可以兩手輕握放在身體前方。視線柔和地向前平視。
3. 將你的覺察焦點放到雙腳的底部，覺察雙腳和地板接觸時直接的身體感受，覺察到身體的重量透過大腿、雙腳，傳遞到地板上的感覺。你也可以試著輕輕地彎曲兩邊的膝蓋幾次，以便更清楚地感受到此刻雙腳與大腿的感受。
4. 當你準備好的時候，將身體的重量轉移到右腳，當左腳「空掉」而右腳開始支撐身體時，留意在這個改變的過程中，大腿和雙腳會出現的感受。
5. 隨著左腳「空掉」，讓左膝蓋慢慢地從地板上抬起，留意到過程中小腿肌肉的感受，再繼續讓整個左腳輕柔地抬起，感受到只剩下腳趾和地板的接觸，清楚覺察左腳和大腿的感覺，慢慢地抬起左腳，小心地將它移向前方，當腳和大腿在空氣中移動，清楚知道這個感覺，再將腳跟放到地板上面。讓左腳的腳底開始跟地板接觸，同時將身體的重量轉移到左腿和左腳，覺察到左腳和左腿逐漸增強的身體感受，以及逐漸「空掉」的右大腿和正要離開地板的右腳跟。

6. 隨著重量全部轉移到左腿，讓右腳的其他部分抬起，緩慢地將它向前移動，同時，覺察到右腳和右腿正在改變的感受。將注意力放在你的右腳跟，當它跟地板接觸時，把身體的重量轉移到右腳，溫柔地將右腳放到地板上，覺察身體感受的型態在兩個大腿和右腳的變化。
7. 用這個方式，慢慢地從路徑的一端走到另一端，特別覺察腳底和腳跟與地板接觸時的感受，覺察到大腿的肌肉在向前擺動時的感受。
8. 走到路徑的盡頭，停下來一會兒，之後緩慢地轉身，覺察並且清楚知道這個移動的複雜過程，身體改變方向，再繼續向前走。
9. 用這個方式來回走動，盡你所能，清楚覺察雙腳和大腿的感受，以及腳跟地板接觸時的感受。保持你的視線輕柔地直視前方。
10. 當你留意到心已經從覺察走路的感受跑掉了，溫柔地將注意力的焦點帶回到雙腳和大腿的感受；你可以運用腳與地板接觸時的感受作為「定錨」，讓你與當下時刻再度連結起來，就如同在靜坐修習當中對呼吸的運用。如果你發現自己的心跑走了，你可以站在原地一會兒，在開始繼續走路之前，先將注意力的焦點集中。
11. 持續練習十到十五分鐘，如果你願意，也可將時間延長。
12. 開始的時候，用比平常還要慢的速度走路，讓自己有更多的機會全然地覺察步行的感受。一旦你感覺到能夠帶著覺察安然地緩慢步行，你也可以試驗看看，用快一點的速度行走，變成正常的步行速度或更快的速度。如果你感到特別煩躁不安，可以在開始時帶著覺察快速走路，當你內心比較安定之後，再將速度自然地緩慢下來。

13. 能夠的話，將你在正念走路步行時所培養出來的覺察力，帶到你在常態下每天的走路經驗當中。

第四週課程——講義3

第四週課程之後的在家練習

1. 在接下來七天之中的六天，聽著引導練習靜坐修習（錄音音軌11），並將你的反應記錄在「在家練習記錄表」（另一個選擇：靜坐修習以及正念步行**或**正念伸展運動交替進行，在「在家練習記錄表」中標示說明練習項目）。
2. 三分鐘呼吸空間—常規版（錄音音軌8）：在你事先所決定好的時間當中，一天練習三次。每一次練習之後，在「在家練習記錄表」中日期旁的R上畫圈；寫下任何心得／難處。
3. 三分鐘呼吸空間—回應版（錄音音軌9）：**任何時候留意到有不愉悅感覺出現**，即做練習。每一次練習之後，在「在家練習記錄表」中適當日期旁的X上畫圈；寫下任何的心得／難處。

第四週課程——講義4

在家練習記錄表——第四週課程

姓名：＿＿＿＿＿＿＿＿＿＿

將每一次的練習經驗，寫在在家練習記錄表。此外，也記下在家練習中出現的各種狀況，以便下一次碰面時討論。

星期／日期	練習（是／否）	心得
星期三 日　期：＿＿＿＿	靜坐修習： R R R X X X X X X X X X X X X	
星期四 日　期：＿＿＿＿	靜坐修習： R R R X X X X X X X X X X X X	
星期五 日　期：＿＿＿＿	靜坐修習： R R R X X X X X X X X X X X X	
星期六 日　期：＿＿＿＿	靜坐修習： R R R X X X X X X X X X X X X	

星期日 日　期：__________	靜坐修習： R R R X X X X X X X X X X X X	
星期一 日　期：__________	靜坐修習： R R R X X X X X X X X X X X X	
星期二 日　期：__________	靜坐修習： R R R X X X X X X X X X X X X	
星期三 日　期：__________	靜坐修習： R R R X X X X X X X X X X X X	

R，三分鐘呼吸空間——常規版；X，三分鐘呼吸空間——回應版。

第四週課程——講義5

活在當下

請記得運用你的身體作為覺察的方法。就只是簡單地保持對身體姿勢的了了分明。當你閱讀這個段落時，你可能正坐著。此刻，你身體的感受是什麼？當你閱讀結束，站起來，感覺站的動作，走到下一個活動地點的感受，一天結束時，感覺到你是如何躺到床上。當你移動身體、伸手拿東西、轉身，將覺察力放在你的身體，就是這麼簡單。

耐心地練習，身體的感受是什麼（你的身體一直都存在），直到覺察已經成為你的第二天性，即便是身體的一個小動作，也能夠清楚明白。如果你正要伸手拿一樣東西，你就是這麼做了；沒有額外需要做的動作。就只是留意伸出手的動作，你正在移動的動作。你能夠訓練自己與當下同在，去感受這個時刻嗎？

這個練習如此簡單。一次又一次地練習，將注意力放回到你的身體。這個小小的動作，很弔詭地，會為當下帶來放鬆的品質；讓我們將正式練習中的覺察，擴展到念念分明的生活世界當中。一天當中，就只是去感覺身體移動，不要低估這樣練習，所帶來的力量。

第十二章

探問練習經驗與練習探問技巧

在本書的第一版發行之後幾年，我們被問過許多問題：如何用最好的方式，來教授正念認知治療。其中最真誠、懇切的問題，是關於「探問」（Inquiry）的時間，是緊接著練習之後，或是在回顧在家練習時進行，帶領人會在這些時候邀請學員描述、評論或反思他們的經驗。在教學中唯獨這個部分，受訓學員和有經驗的帶領人最關注他們執行課程時所需的技巧。而這也是能夠讓學員的學習獲得豐碩成果的環節。為此原因，讓我們在此稍作停留，仔細看看課程的這個面向。

首先，為了要去除探問的神祕感，我們或許應該先指出，本書當中已貫穿許多探問的例子。無論是書中的引述之處，逐字謄稿說明帶領人與學員之間的持續交流，這些都是真實進行的探問過程。我們可以把這些對話視為透過三個同心圓和層次的探問過程[90]：

1. 在第一層，主要的焦點在於學員在練習的直接經驗中，實際**注意到**什麼——他們如何描述所覺察到的想法、感覺和身體感受。
2. 在第二層，焦點是有關這些經驗的持續**對話**。透過善巧的提問和反思，這些經驗被放置到個人的理解情境中。
3. 在第三層，將出現的經驗特性安置到更寬廣的理解情境中，因而**連結到**正念認知治療的終極目標（預防憂鬱復發和增進安適狀態）。這個寬廣的情境，能夠讓學習被**普遍化**，如此一來，就能跟團體的所有學員產生關聯，同時也可以在團體中探索其中蘊涵的下一步行動。

庫伯（Kolb）[91]的成人學習模型，即「學習圈」（Learning circle，見圖12.1），提供了一個類似但更為動態的觀點來說明探問過程中體驗學習的開展。探問是持續的循環，在過程中，循環中的一個動作會成為下一個動作的基礎。

對於探問過程，這些概括性且有點抽象的描述，有助於了解這個課程在這個面向的整體「樣貌」。然而，這些描述並沒有直接回應充滿熱忱的帶領人心中真實而迫切的問題：「究竟我該如何探問？」我們很快就會回到這個關於「如何做」的重要問題。首先，我們需要先

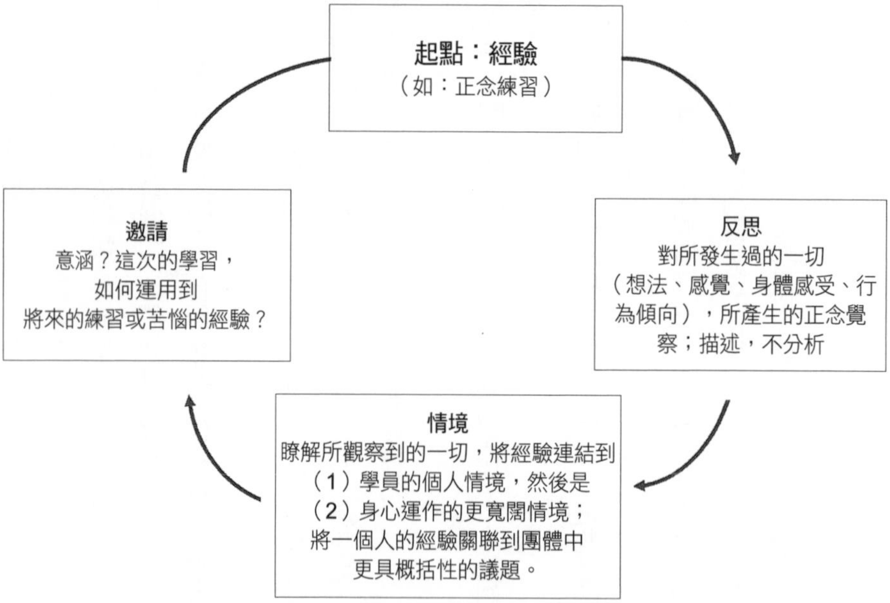

起點：經驗
（如：正念練習）
反思
對所發生過的一切
（想法、感覺、身體感受、行為傾向），所產生的正念覺察；描述，不分析
情境
瞭解所觀察到的一切，將經驗連結到
（1）學員的個人情境，然後是
（2）身心運作的更寬闊情境；
將一個人的經驗關聯到團體中
更具概括性的議題。
邀請
意涵？這次的學習，
如何運用到
將來的練習或苦惱的經驗？

圖表12.1　Kolb的成人學習模型：學習圈。

Kolb, David A., Experiential Learning: Experience as a Source of Learning and Development, 1st edition, © 1984。Pearson Education, Inc., Upper Saddle River, NJ.許可翻印。

思考關於「為何」的問題：探問的目標和意圖是什麼？

探問：目標和意圖

在正念認知治療中，有技巧的探問可達成許多目標。

首先，**探問調整學員將正念覺察帶到經驗的方式**。透過提問，就能表現出帶領人對經驗細節的興趣（「收縮感在身體的哪個部分最為強烈？」「會隨著時間改變嗎？如何改變？」「隨之而來的是什麼想法和感覺？」「你如何回應它？」等等），而這傳達了幾個重要的訊息：

1. 經驗的覺察是重要的。
2. 正念是對每一個當下經驗的細節培養**一種知的感受**，而非只是將注意力放在一個特定的地方。
3. 正念包含更廣泛地理解特定專注點（如呼吸）以外，心靈和身體正在發生的事（例如情緒的反應方式）。

帶領人提出問題的方式，以及回應時的遣詞用字，都可能微妙地重新建立學員對自己經驗的感知。例如，聚焦在經驗的特定幾個面向（「你注意到哪些身體感受？哪些感覺？哪些想法？」），帶領人可以藉此強調對經驗的「解構」或「分析」，將經驗分解成個別的部分，就如我們在討論「愉快和不愉快經驗日誌」時所提過的（分別在第二週課程——講義6，和第三週課程——講義5）。同樣的，採用另一種方式重新反映學員的表達，例如，當學員說「我非常憤怒」時，帶領人重述為「有一股強烈的憤怒感在那裡」；帶領人以這樣的做法把學員帶離與情緒建立具有認同感的個人關係。

也許更重要的是，帶領人在探問的對話過程中，體現他們看待練習經驗的方式和整體態度，這是幫助學員發展新的方式來看待經驗的主要因素之一。特別是，當探問的焦點是不愉快、可怕、艱難，或令人無法承受的經驗時，這就顯得格外重要。帶領人的真誠關心、開放、全然在當下、穩定，並且無懼於探問過程所產生的一切，即是最有力的工具，傳達出一個不言明的訊息：「你可以完整地去體驗、把握，並且處理這個經驗；沒有必要逃避、退卻或麻木自己。」更整體而言，在探問的對談當中，帶領人體現一種全新的方式與經驗共存，這不限於課程中的經驗，而是整體人生。

帶領人在探問過程中具體展現的特質，不僅對學員如何看待其**經驗**有重要影響，在另一個面向，對學員看待**自己**的方式，也具有深刻的療癒作用。第八章已經討論過，有許多理由讓我們相信，參與八週的課程可以讓學員變得對自己更仁慈和悲憫，我們也相信，這樣的改變能夠延伸正念認知治療中許多有益的效應。這些改變不需要透過任何專為培養仁慈而設計的練習，這意謂著，學員的改變來自於整體課程所內蘊、累積的影響。其中最主要的是，帶領人體現的仁慈和悲憫。當學員提出把自己認定為失敗、軟弱或錯誤的經驗時，通常會引發出他們對自我的嚴厲評價和批判，而探問的過程是最主要的機會和場合，可以讓帶領人一次又一次地展現仁慈和悲憫的品質。在這樣的時刻，帶領人對學員體現出的尊重、溫暖、關懷和悲憫，會產生強大的作用，協助學員開始具體運用這些有益健康的特質來對待自己。

從哪裡著手？

探問過程最明確的目標，或許就是要引導學員說出每次練習的經驗，或生活中更為普遍的經驗，並協助學員採用新的眼光來理解和看待自己的經驗——這個方式能減低未來憂鬱的風險，並且增進學員更全然、自在生活的能力。

新手帶領人應該要知道，探問的第一階段，即是學員描述他們在課堂練習或在家練習時所注意到的經驗，這是探問過程的重要部分。光是大聲描述經驗，對此親身經驗的學員和團體其他學員來說，都有莫大的幫助，即便這個經驗的意義還沒在探問的對話之中完全被揭露出來。**對學員而言，這是一個邀請，也是一個機會，來「聆聽」他們真實的經驗，不受到老生常談的觀點、評斷或習慣的妨礙；這些固有的概念經常模糊了與經驗直接接觸的焦點**。對其他的學員而言，聽到另一個人描述同樣的困境，遇到相同的痛苦經驗，會特別讓人感到慰藉；以前他們會以為「只有我這樣，那是我的缺點」。看到了這些經驗中普遍、共有的本質，這是促進學員對自己和別人升起憐憫心的重要因素。團體中的對談能協助學員了解人類所共同經歷的脆弱性，例如，以不正確但立意良善的方式擺脫不愉快經驗，卻增添更多的苦。同樣的，聆聽別人從練習中獲得的正向經驗，也可能重新鼓舞因當前困境而灰心沮喪的人。如果描述這些經驗的人，曾敘述他們如何克服課程早期所遭遇的困難，那麼他們的分享則更有力量。

學員描述了自己的經驗，然後呢？要記得，**探問過程的核心目標，在於它提供一個機會，**

可以直接透過經驗學習，用新的方式來看待自己的經驗，明白我們用什麼方式創造出痛苦，並且知道如何將自己從痛苦中解脫出來。

這表示帶領人需要做些什麼？這意謂著，在探問對談的過程中，帶領人溫和地促發一個發現和體會的過程，學員在其中對課程的核心主旨和要意有了體驗性的瞭解，這個瞭解直接源自於他們的經驗。若能善巧地探問，就能夠揭露出經驗中原本所不知道，或沒有辦法看到的重要意涵。例如，不愉快的經驗不會永遠持續下去，就某程度來說大部分人知道這個明顯的「事實」；但是當我們被負面心理狀態緊緊套牢時，會不由自主地深信，這痛苦的經驗在可預見的未來會一直持續下去。另一方面，敏銳地和學員共同探索某個他們在那個當下，覺得會永遠持續下去的困難經驗，但實際上這個經驗在練習結束後就消失了，這樣的過程讓學員有機會嘗試一種未經加工的**體驗式**學習。這種以經驗為基礎所帶來的領悟，瞭解到經驗存在的短暫性，比起「所有不愉快經驗都會過去」這樣的事實知識，更可能為未來帶來自在解脫。同樣的，可以幫學員在具體的經驗中「看見」反覆過度思考不愉悅的感覺，如何增加不悅感，而將注意力重新導向呼吸，則如何能減少不悅感，這就可能在未來解開反芻式思考所帶來的綑綁。這樣的效果，大於用事實和概念來認識反芻式思考如何導致持續的憂鬱心情。如果留意到學員錯失了某個要點，帶領人該做的是更為「留神聆聽」來得到某些發現，例如學員的評斷傾向，但先將這些東西放在腦海裡，用它來引導探問的方向，而不是「直接指出要點」。以第二週課程的探問為例，過程中一些學員說他們沒有做在家練習（本書第196頁）。比較簡單的做法，可能是去討論那些讓我們在忙碌生活中挪不出時間練習的狀況；但相反的，帶領人把焦點放在沒有完成在家練習所引起的負面思考型態。我們不是要開立處方，而是要對經驗進行探索。探索優先，之後，帶領人再帶入話語，將經驗賦予情境和普遍化。要注意的是，賦予情境指的是什麼？——並不是指沒有完成在家練習，而是我們似乎總是把握每個機會來責怪自己「未達要求」。

如何引導探問：體現的品質

我們已知，帶領人看待學員所描述的經驗，以及對待學員時所具體展現出來的品質，成為一股強大的影響力，讓學員能產生相同的品質。不只如此，這些品質也構成了有效探問過程的必要基礎。我們一次又一次地注意到，有效探問和無效探問的差異，並不在於帶領人提出問題的技巧，而是有賴於這些品質在課堂裡的呈現。我們認為，這和帶領人自己正念練習的深度有直接關連。

由於這些總體的品質具有相當的重要性，因此，在進入探問的細節之前，我們先說明這些品質。

真誠、溫暖的好奇心和興趣

有了這些品質，學員更有可能去觸及並顯露出他們深層的經驗，而帶領人也比較可能覺察、發現、持續探索學員所描述的經驗中較細微的面向。好奇心必須是真誠且溫暖的，因此，在督導和共同督導時，你得要找出會模糊真誠的一些回應。例如，如果太過頻繁以機械式「很有意思」這句話回應學員的分享，而沒做更進一步評述就轉換到下一個主題（無意間就顯露了對剛剛所描述的事情**興趣缺缺**），學員很快就會失去再分享動機，或不想進一步探索他們的經驗。同樣的，即使真誠地感到有興趣，但表達出來的卻是冷淡或刺探，而非溫暖與同理，那麼學員就會不願意冒險暴露出他們更為敏感或痛苦的經驗，回應也會變得散漫、含糊或逃避。

不先入為主

就像是認知療法裡善巧的蘇格拉底式提問[92]，正念認知治療的探問過程，是要**引導發現**，而非**改變心智**；也就是說，帶領人的提問反映的是開放的態度，要和學員共同探索，發現經驗的細節、意涵和相關性，**而不是先入為主地認定經驗內容是什麼，或探問過程該如何進行**。這個方式迥異於改變心智的做法，若要改變內心狀態，帶領人會有既定的論點和計畫，並且透過提問的方式將學員「導向」預先設定好的結論。

因此，有技巧的探問是要**放下期待，不亟欲將探問過程引導至特定結果**。探問中唯一要做的，就是探索和瞭解學員在當下時刻的經驗。這就必然包含願意**放下**想要過早結束話題的需求，並且願意**相信這個過程**，**相信所浮現的事物**——大部分情況下，如果一個人能夠念念分明並全心全意地參與探問過程，就會浮現有益且令人驚訝的結果。身為帶領人，我們不需**努力地**在學員身上尋找，或給予學員任何的**領悟**。在探問過程當中，我們反覆發現，**耐心**和**謙卑**是我們關鍵的助緣。耐心提醒我們，能夠處理的是此刻這個樣子的經驗，而不是我們期望變成的經驗；事物有其自然出現的時間。謙卑則提醒我們，學員才是自己經驗的專家。秉持這樣的精神，帶領人有時會徵求學員的**允許**以繼續進行探問。即使不是明白地徵詢許可，帶領人也會敏銳地感受到，唯有在那個當下，當學員準備好的時候，才會繼續探索特定的主題。

筆記12.1摘要了帶領人在探問時所需的品質。為何對新手帶領人來說，要在探問中培養這些品質是困難的呢？正因為我們知道，探問過程的整體目標是要幫助學員用新的方式理解和看見經驗的意義，這能夠讓他們從憂鬱中釋放出來而得安適，所以可能會急著想要「把這個訊息傳遞過去」。因此，我們會忍不住地問出這類的問題：「我在想，你是否知道這個經驗和預防憂鬱復發有何關連？」問題就在於，這一問就會立即「轉變當下的模式」——從原本和直接經驗的直覺式連結，並且從中可能自然浮現某種感受上的理解，轉變為概念性地想著「趕快處理此案例」，以便「找出帶領人心中的正確答案」，就好像在學校上課一樣，雖可讓我們獲得智性知識，卻沒有真正的轉化力量。這個取向，相較於透過提問引導學員自然地理解到經驗的特徵，而帶領人能夠無縫地從直接經驗中汲取出有用的一般性陳述，兩者之間有微細卻重要的差異。

筆記 12.1 有助於探問的帶領人品質和態度

1. 不先入為主——探問意味著要自我坦承，自己並不知道所有問題的答案，有時甚至需要如此告訴團體學員。
2. 好奇心——探問意味著對學員所描述的一切感到興趣，尤其是對於想法、身體感受、情緒三者關係的覺察。
3. 仁慈和殷勤對待——探問意味著歡迎當下的一切，例如，使用專注和正向的非語言提示，來表達認可。

4. 體現自己的修習——探問意謂著將覺察帶到當下的經驗，而非只是模仿練習經驗。
5. 不解決問題——探問意謂著我們瞭解，當意圖是要促進探索時，問題解決方案是不需要的。
6. 開啟對話空間——探問意謂著知道有各種可能性，並且相信從中浮現的事物，例如：「請對此再多談一些。」
7. 徵詢許可——探問意謂著覺察界線或強烈情緒的出現，並在課程繼續進行之前先向學員確認，例如：「我可以再多問一些嗎？」或「這讓你有什麼感覺？」
8. 放下——探問意謂著不設定固定的工作事項，也沒有需要完成的目標。
9. 問開放式問題——探問意謂著對學員的經驗保持專注，例如：「請對此多說一些？」或「接著發生什麼事？」
10. 謙卑——探問意謂著認清對方是自己經驗的專家，例如：「我的理解正確嗎？」或「我聽到你這麼說——是這樣嗎？」
11. 避免執著在領悟——探問不在於「你覺得為什麼這件事情會發生？」這在心理治療中比較恰當；而是關於「這是怎麼發生的？」或「你在這件事情中注意到什麼？」
12. 彈性和放手——探問意謂著，有時候要提問後續的問題，有時候只要說「謝謝」，然後繼續下個主題。

如何引導探問：實務議題

現在讓我們來看看，在探問時會出現的一些非常實務的議題。

沒必要涵蓋一切

在兩個小時的正念認知治療課程中，緊接在較長的正式練習後的探問，可能費時十到十五分鐘，對在家練習的探問，所花的時間也差不多。如果其中一個探問環節所花的時間較長，則縮短另一個環節。這表示，學員對自己的經驗所做的許多評述，帶領人都不會進入細節詢問。要記得，清楚描述練習的經驗，對任何人來說**已經**是個重要過程，也對團體其他學員有所貢獻；帶領人可以對學員致謝後，讓團體恢復安靜，以便給別的學員有發言的機會。不需要預期所有人或大多數人都得要發言。重要的是在**個人和團體需求之間取得平衡**。帶領人可藉由個人的特定經驗，引導出更具普遍性的經驗，來平衡個人和團體的探問過程。

鼓勵表達不同經驗

有時候很容易只聚焦在困難經驗，這時有愉快經驗的人就覺得難以發言。有時探問又被愉快的經驗所主導，團體其他學員感到話題與自己沒有關聯。帶領人要留意這種可能性，並且經常詢問是否有學員對練習有不同的反應，不論是正面或負面的反應。如此一來，帶領人具體表現出對所有經驗的開放和興趣。

在完成課程內容和回應團體需求之間取得平衡

準備每一週的課程時，帶領人要再次熟悉每個課程元素的立意和目標，這非常重要。要記得，正念減壓和正念認知治療課程，都刻意在特定課堂中，放入特定的正念練習和活動，如此學員就有多種可能的「門道」，用體驗的方式學習共同的基本原理：我們如何創造痛苦，以及我們可以如何從痛苦中脫離。每週課程都有刻意的安排和順序。我們需要藉由探問來反應和探究這一班學員現在的進度，而不是過去的學員完成八週課程後的進度。提醒自己每一堂課的目標和意圖，為每一節課做好準備，一個有幫助的做法是，把每週的主題寫在白板上，以具體的方式來引導團體進行的方向。然而，帶領人雖然準備好當週主題作為課程的「定錨」，但仍可以選擇適當地回應當下所發生的一切。

在課程中轉換焦點

探問的範圍，在整個課程的不同部分必然會有所改變，在前幾週的課程，探問的焦點大多在於：（1）直接觀察身體感受、想法、衝動（行為傾向）和情緒，以及是否能夠體驗到其中的相互關連；（2）更清楚看到我們平常習慣看待這些經驗面向的方式；（3）認識到，當我們將正念覺察帶到經驗時，會發生什麼事。在後幾週的課程中，則更著重於將正式練習中所學得的，推展到日常生活中的各種挑戰，運用呼吸空間來檢視經驗，並有智慧地回應挑戰。

信任所出現的事物

因為有多種途徑可以進入正念覺察，因此，只有當學員容許實際的練習經驗出現時，帶領人才可以從中提取出學習主題。每一週的課程計畫越清楚，帶領人就越有自信地放下計畫，並相信學習中需要發生的總會發生。如同卡巴金所說：「此刻出現在心理和身體的任何事物，**即是**課程的內容。」這點，對於我們每個人在面對日常生活的挑戰，是很真實的，就如同帶領人面對正念課程的挑戰和樂趣。

如何學習

對新手帶領人而言，坐在團體中旁聽經驗豐富的正念認知治療帶領人，是無可取代的。旁聽時，要特別注意我們已提過的整體特質，如何展現在團體教學中的每個片刻。

探問的問題類別

帶領人對於所詢問的各種問題類別保持平衡。善巧的帶領人會：

- 使用開放式的問題（如「當時你注意到什麼？」）而非只能回答「是」或「否」的封閉式問題（如「你當時有注意到身體緊繃嗎？」）。
- 使用能開啟探索空間的問題和陳述（如「你願意再多告訴我一些嗎？」；「你可以對這一點多說一些嗎？」）而非關閉探索空間的問題和陳述，如「是」或「否」的問題，或問題解決導向的陳述（例如，當學員陳述靜坐練習的不舒服經驗時，以「許多人靜坐都會感到不適」來回應，如此即暗示這是「必然會出現的」，也就沒有必要進一步檢視了）。
- 適時徵求同意才繼續，這讓學員有安全感，並且能掌控過程結束的時機。（例如在一兩個問題之後，帶領人可以說：「可以多問些關於這個經驗的問題嗎？」）

- 分配時間給探問的每個「層次」（學習圈的每個部分）。

「逐層」探問*

步驟一　直接經驗

緊跟在正式練習之後，或討論在家練習時，探問首先聚焦在練習的**直接經驗**，強調身體感受的探索：探索想法和感覺時，留意它們如何相互關聯，並且／或如何透過身體感受表現出來。以下是此階段經常提出的問題（但是要注意，沒有必要安排特定的提問順序，也不一定要問完所有的問題）。

- 「你當時注意到什麼？」
  - ○「在身體內部？」
    - ■「身體感受？」
    - ■「情緒／感覺，以及跟它們相連的身體感受？」

*感謝許多討論和一份二〇〇七年未出版的原稿（J. Mark G. Williams, Catherine Crane, Judith M. Soulsby, Melissa Blacker, Florence Melco-Meyer,and Robert Stahl, The Inquiry Process: Aims, Intentions, and Teaching Considerations.）以及Crane為此部分提供資訊**90**。

○「在心裡面？」

■「想法或意象？」

■「關於現在、過去、未來？」

■「把你帶往哪裡？」

■「身體之外？」

■「聲音？」

●「你的心念遊走時，它跑到哪裡去了？」

○「想法（回憶、擔心、計畫、時間、食物）？」

○「身體感受（焦躁、痛、無聊）？」

○「情緒（悲傷、憤怒、恐懼、喜悅、安全感、關愛）？」

●「你對當時的經驗是否起了什麼反應？你如何看待這樣的經驗？」

步驟二a　在個人理解情境內，探索直接的「注意」

●「當你心念遊走時，**感覺**如何？」

●「當你心念遊走時，你**做了**什麼（任其遊走、參與這些念頭、將心念帶回來——以溫和、堅定、罪惡感、厭煩、趣味或批判等態度；你是否注意到隨著溫和／堅定／罪惡感／厭煩感而來的，是哪些身體感受）？」

- 「將覺察帶入經驗，會對此有何影響嗎？」
- 「你熟悉所描述的經驗模式嗎？若熟悉，是哪些方面？」

步驟二b　探索在第一、二層次的學習整合，進入更寬廣的理解情境

在此對話中，會包含對以下事物間潛在關係的理解：個人經驗的觀察；將正念覺察帶入心的運作過程所產生的影響；以及理解諸如「憂鬱心智」是如何被引發和延續。探問的過程有時可以引發學員找出其中的關聯性，有時也可提供有助於學員整合的教學。注意在步驟三的探問如何做到這點。

步驟三　深入探究的邀請

邀請學員進一步探索某項在家練習或日常生活的經驗之後，探問可能就結束（雖然不一定總是如此）。這邀請可能相對正式，且對象是整個團體學員（如在第一週課程的葡萄乾練習後，邀請學員帶著正念吃一餐飯。或在自動導航練習中，挑選一項往往在自動導航模式中進行的日常活動，邀請學員看看將注意力放在這個經驗時，會留意到什麼）。或者向某位對正念練習的一些面向提出評論的學員發出邀請。例如，當某個學員表示心念遊走時他們總覺得自己很失敗，在探問過程中他或許才意識到那個當下他並不知道身體有什麼感受。探問時，可以邀請他留意在家練習時，當發覺心念遊走並感覺失敗的時候，身體有何反應。請注意，邀請的動作本身即能改變練習的精神內涵：從奮力想要保持心念平靜，轉變成以開放的態度來探索焦躁的經驗。如此一來，原本的「問題」就被轉化為機會。練習的精神轉向成留意心的遊移或心中任

何升起的事物，而這種「留心尋找機會」的精神，即表達了對待練習時截然不同的態度。

請注意這兩面刃。正念方法的學習，是以直接經驗的理解為基礎，這樣的理解以它自己的速度在學員身上逐步形成。連結學習與理解情境的過程，既可能鞏固或確認經驗，但也可能將事物給封閉起來。因此，需要有技巧，且帶著敏銳。身為帶領人，我們要保持覺察，知道過程中有多少素材是由學員產生，又有多少是由帶領人所帶入。有經驗的帶領人，在介紹任何「學習」的元素時，會容許足夠的時間，來充分探索經驗的現狀以及和經驗的關係。

最後，就讓我們回到在葡萄乾練習和身體掃描之後的探問，來說明一些更為普遍性的原則。

帶領人對團體提出的第一個問題是：「這個經驗，你注意到什麼？」或「做這項練習時，你察覺到什麼？」以及「有人要對他的經驗發表意見嗎？」此時的意圖，是要協助學員停留在吃葡萄乾的直接經驗（以此例來說）：身體的反應、想法和感覺是什麼。透過引導，學員可以清楚看見他們的經驗，或許可將這些反應在身心之中出現的順序排列出來，然後，看見緊接著的下個片刻，會發生的事——我們的反應顯示出我們如何看待所出現的狀況。

例如，學員的陳述可能注意到咬下葡萄乾時的甜味感受，想著這是多麼美好，然後出現買葡萄乾當零嘴的想法，並對於自己的小孩不喜歡葡萄乾感到失望。帶領人可能回應學員所說的話，也許問學員何時注意到心「跑掉了」，也許詢問心是否遊走到更遠的地方（即心開始思考關於事物的一切，而不是去感受）。在某個時刻，帶領人可能收集其他類似的經驗，然後稍微地評述說，我們的心是多麼容易就「覺得已經體驗夠了」，而「找別的事情做」，或我們多麼容易感到無聊，此刻「匆忙的心」就會出現——我們的心，似乎有它自己的心。請注意，帶領人如何不著痕跡地轉移焦點，藉由提出**我們的心似乎又有它自己的心**，將單純的經驗變成情境化且普遍化的經驗。在此就是對學員給出了一個沒有明說的邀請，提醒大家在日常生活中留意心的運作，同時也體現了自我覺察的精神：友善的好奇，而非嚴厲的批判。

同樣的，當學員體驗並發現到這樣吃葡萄乾和我們平常的吃法有明顯的對比，討論的主題自然就會導向我們平時多半處在自動導航的狀態下。通常，很快就會有人發表感想：「這種吃葡萄乾的方式，實在和我平常吃葡萄乾的方式差很多。」而「相差在什麼地方？」或「可以再多說一些嗎？」這樣的提問，會促使學員反思：用正念做事和平常例行的慣性做事方式之間的對比。

葡萄乾豐富的香氣、外觀和質地可能會引導學員體驗到，稍微慢下來，改變專注的焦點，就能夠改變我們經驗的本質，這令人感到驚訝，無論這改變是愉快或不愉快的。

請留意此時所發生的事。帶領人由學員自己的經驗開始，當經驗還很「新鮮」時，邀請學員反思經驗；然後充分利用新的發現，將練習情境化，具體瞭解第一週課程的各個主題：比如自動導航，以及瞭解心念遊移是正常的，而運用一次只做一件事的專注方式，如何能以隱晦或明顯的方式轉變我們的經驗。

更為一般性的學習，可以如此簡單說明：如果我們以自動導航模式過日子，我們的心情可能會加劇卻沒有自覺；或者，當我們沉思在某件事時，生命也就流逝而去。

正念認知治療的新手帶領人，雖然會覺得探問的過程有時令人困惑甚至令人生畏，但他們認為，葡萄乾練習後的探問並沒有太大的困難。因此，可以將葡萄乾練習當作探問的原型：經驗—反思—情境—邀請。

讓我們再舉另一個例子。在第二週課程中，如果學員注意到他們的呼吸很淺，那麼，帶領人可能會問，他們何時開始注意到，以及是否有注意對此經驗的反應。這時，一些學員可能表示，他們就只是注意到了，然後回來專注身體感受；而有些學員可能表示發現自己分心了。這兩種情況，都有選擇的點。帶領人可能詢問分心持續了多久，當時發生了什麼事（引導學員對此經驗有更多的**反思**），並且說明這個階段的目標是要注意到心念「跑走了」，不論心跑到哪裡，就是將注意力帶回呼吸。在這個情況，帶領人選擇停留在每個人都要反覆進行的**學習**，知道心念的本質本來就是會遊移；這並不是個錯誤，每個人都可能在心念漫遊時清醒過來。如此一來，我們就能體認到，要將心念放在哪裡，我們在每一個時刻都有許多選擇。那麼，在下週的課程**邀請**學員分享練習經驗時，不管是正式或非正式的練習，就比較能覺察到心念如何從我們原先預定要專注的地方遊走開來。

或者，若帶領人願意嘗試，且在課程中有足夠的時間，或許可詢問學員，是否覺察到是什麼將自己的心念帶離開呼吸，例如想法或感覺（也就是帶入更多的**經驗反思**）。假設學員說他們覺得呼吸**太**淺了，帶領人可能注意到這裡暗地裡存在一種比較（「情況不應該是這樣的」）。但帶領人也注意到此刻並不表示需要把這件事情說出來。更有用的做法，是提問：「……接著發生什麼？」學員可能會說，他們當時在猜想這意味著什麼：「我想，可能我只是緊張，接著我想到可能是老毛病又犯了。」

這裡又有一個選擇點，會讓人難以抗拒地想詢問「老毛病」是什麼。但要記得，這可能會讓團體的注意力離開眼前的工作，也就是去檢視那個當下的實際經驗，是我們的心跑到過去的想法或意象，還是對未來感到擔憂。因此，**如果**此探問的意圖是要聚焦在理解心的運作模式，那麼我們的**學習**就是看到心念變化的過程，而非其內容：心念如何快速流洩，從（1）身體感受到（2）跟事物應該存在的樣子做比較，再到（3）提出「為何」的問題，然後是（4）跑到對過去和未來的想法。心念的整個變化過程可能在一瞬間就被錯過了。如果這是學員所要學習的，那麼帶領人就該將焦點放在這個過程，因為「內容」（亦即「我的老毛病」）對每個人來說都不一樣。不同的學員，會因為想到不同的內容，而偏離原定的焦點。然而，在**諸多不同的內容當中，卻可能藏著有共同特徵的過程**。其中之一是暗中的比較（「情況不應該是這樣的」），於是在我們心中開始出現一個「問題解決者」的模組，它讓人很想要跟從，但卻往往將我們帶上一條不太善巧的路徑，甚至還可能增加痛苦和煩惱。

注意，在每次分享中，學員因為受到經驗的鼓舞，可能會想要趕快陳述一個故事。此時，帶領人有必要將他溫和地引導回到對心理運作過程的瞭解：當時有什麼身體感受、想法和感覺？之後，學員學會看到，他們的反應和內在經驗，實際上是由個別的身體感受、想法、感覺和行為傾向所構成。學員也許更能清楚看見自己的自動化傾向和習慣，而其他的學員藉由聆聽別人敘述常見的心智行動模式，也會有所收穫。團體討論也可能揭露我們如何為現有的問題增添更多困難，我們會預想未來，又耽溺在過去。

整合討論時，帶領人可以將所觀察到的個別學員的經驗，扣連到「反芻式的心念」如何被引發和延續。有時候，這裡需要的是帶領人引發團體學員將這些要點連結起來，有時候則需要帶領人透過教學，幫大家做整合。

結論

很重要的是，我們要認識到，在受訓和初期教學時，大部分的帶領人都覺得探問頗具挑戰性。認知到這一點，對正念認知治療的探問感到困難時，便能將之視為「大家都是這樣」，而不是反思個人的不足或失敗。

另一方面要強調的是，練習可以使探問變得容易一些，但這樣說，並不意謂著越常做就會越善巧（一般而言的確可以）。更切確地說，帶領人持續、深入的正念練習經驗，對正念認知治療的探問帶領，是重要的支持。帶領人的練習讓他能體現「存在」的品質——開放、當下、穩定、好奇、耐心、仁慈、悲憫；即使在所處的狀況下，從這一刻到下一刻我們並不知道會發生什麼事。團體的情境彷若我們日常練習的情境，都不知道下一刻會發生什麼。帶領人為探問帶來的，是一種**真正想要知道事情如何展開**的精神。這不是「假裝」或虛偽的好奇，而是真心探究逐漸浮現出的主題，這對參與在對話中的人（帶領人和學員）都很重要，因為雙方都能從中學習。

第十三章

容許／如其所是

第五週課程

有一個關於國王與他三個兒子的故事。大兒子非常英俊，且人緣很好。當他二十一歲的時候，國王為他在市區蓋了一座宮殿。二兒子很聰明，也很受歡迎。當他二十一歲的時候，國王同樣在市區蓋了一座宮殿給他。老三既不英俊，也不聰明，對人不友善，不受歡迎。當他二十一歲的時候，國王的參事說：「市區裡已經沒有多餘的空間了。為你的孩子在城市外面蓋一座宮殿吧。你仍可以將它蓋得像市區的宮殿一樣堅固，也可以指派守衛保護宮殿，以免受到城牆外的暴徒攻擊。」於是，國王就照做了，將小兒子的宮殿蓋在城外，並且派遣士兵保護宮殿。

一年之後，小兒子寄給國王訊息：「我無法住在這，這裡的暴徒太難對付了。」於是，國王的參事說：「在距離城市和暴徒二十英哩遠的地方，蓋另外一座大一點、堅固一點的宮殿，加派士兵，這樣就能禁得起路過遊牧民族的攻擊。」國王於是又蓋了這樣的一座宮殿，派了百名士兵駐守。

又過了一年，國王又收到小兒子的訊息：「我不能住在這邊，遊牧民族太強勢了。」於是國王的參事說：「蓋一座城堡吧，在離一百英哩遠處蓋一座大城堡，可以容納五百名士兵，就足以抵抗來自邊境民族的攻擊。」國王因此蓋了一座城堡，並且派了五百名士兵守衛城堡。

一年過後，小兒子又送給國王另一個訊息：「父親，邊境民族太強悍了。他們已經發動二次攻擊，如果再有第三次攻擊，我擔心將威脅我跟士兵們的生命。」

國王告訴參事：「讓他回家來吧，他可以跟我一起住在宮殿裡，我試著去愛我的兒子，這樣也比我花費所有的精力和王國的資源，讓他住在遠方好。」

過去曾經憂鬱的人，總是非常努力嘗試避免不好的記憶、感覺跟經驗。避免不愉快，並確保將不舒服的狀況減到最低，需要花很大的力氣（如同故事裡的國王所經歷的）。雖然很累，但很多人覺得這樣的策略在過去對他們是有用的，所付出的精力是值得的。那麼，為什麼他們應該要冒險採取另一個策略呢？

本週課程的主題，是要提出一種可能性，即跟你所討厭的經驗發展出一種截然不同的關係——容許，並且如其所是。前半段的課程，會讓學員更能覺察到他們的注意力遊移到哪裡，用這樣的覺察將他們帶回此刻，以呼吸作為媒介來回引導注意力。這就如同將一個可供攀爬的鷹架就定位，讓下半段課程得以進行，也就是說，利用這些技巧來避免未來的復發，並且更廣泛地與生命培養一種不同的關係。整個工作的核心，即是要和自己的經驗，發展出一種不同的關係。

跟經驗培養一種不一樣的關係

容許（allowing）／如其所是（letting be），這樣一種跟經驗的關係，既不容易描述，也不容易做到。準備操作之前，請把這三個重要的問題放在心裡：容許／如其所是會是什麼滋味？為什麼它對避免復發很重要？如何培養和運用？

筆記13.1 第五週課程的主題和課程內容

主題

用不同的方式看待不愉悅的感覺和感受，容許事物保持既有的狀態。有意圖地將「容許」事物保持現狀、如其所是的態度，帶到所有的經驗中，不做評價，不試著要讓事物變得不同，我們就能夠削弱心中的厭惡感。這種接納的態度，能夠對經驗體現一種基本的和善態度。有了這樣清楚的認識，我們就能夠選擇，是否有什麼需要改變。

進行項目

- 三十至四十分鐘的靜坐修習——觀呼吸與身體；注意到我們所升起的想法、感覺和身體感受，這種種反應就是我們看待經驗的方式；在這個練習中引入一個困難經驗，注意它對身體產生的效應，以及我們對它的反應。*
- 練習回顧。
- 在家練習回顧。
- 呼吸空間（依新增的引導）與回顧。
- 閱讀魯米的詩《客棧》。
- 分發第五週課程學員講義。
- 在家練習作業：

- ○第一、三、五天練習「與困難共處修習」，而在第二、四、六天，不用依照錄音引導練習，自己引導做相同的練習。
- ○三分鐘呼吸空間—常規版（一天三次）。
- ○三分鐘呼吸空間—新增的引導（當你留意到有不愉快感覺時）。

準備和計劃

除了個人的準備，記得把詩集《客棧》帶到教室。

第五週成員講義

第五週——講義1　第五週課程摘要：容許／如其所是

第五週——講義2　運用呼吸空間：新增的引導

第五週——講義3　第五週在家練習

第五週——講義4　第五週在家練習記錄表

第五週——講義5　《客棧》

---

* 另外一種做法是課程開始時先做三十——四十分鐘的靜坐修習（如同第四週課程），接著進行該練習和在家練習的回顧，在對話中討論如何看待困難的經驗；之後再做一個較短的練習，將焦點放在探索困難經驗（見筆記13.3）。

容許／如其所是的滋味是什麼？

容許困難的感覺進入覺察之中，意味著在決定要如何回應感覺之前，我們清楚知道它的存在。這需要在意識層面做出允諾，並且要特意花力氣去做。「容許」事物的存在，跟認命並不相同。認命是被動的，並帶有某種程度的無可奈何。要了解接受的滋味是很困難的，這說明了，要用簡單的幾個字來傳達某種態度的本質或是跟經驗的關係，有其侷限存在。

詩可以作為另一種工具，來傳達我們對經驗的不同關係。舉例來說，十三世紀蘇菲派重要詩人魯米（Rumi）的詩《客棧》（*The Guest House*），簡單而深刻地表達了積極接納的態度。我們在第五週的課程中讀《客棧》這首詩，表達我們想要追求極大的改變。如何正面看待你不喜歡的感覺？或許有人會用類似這樣的話：「歡迎」、「如貴賓般接待」、「請他們進來」、「感恩」。這樣的態度是可能的嗎？我們有可能對**所有的**經驗，包括最困難、最令人恐懼的經驗，都用友善態度來面對嗎？

筆記 13.2 ▬ 《客棧》

做人就像是一家客棧
每個早晨都是一位新來的客人

喜悅　憂鬱　卑鄙
一瞬的覺悟來臨
就像一個意外的訪客

歡迎和招待每一位客人
即使他們是一群悲傷之徒
來掃蕩你的客房
將傢俱一掃而光
但你要款待每一位賓客
他或許會為你打掃
並帶來新的喜悅

如果是陰暗的思想　羞恥和怨恨
你也要在門口笑臉迎接
邀請他們進來

無論誰來　都要感激
因為每一位都是
由世外派來

指引你的嚮導

取自 Barks and Moyne。[94] 版權一九九五為 Coleman Barks 所有。獲准發行。
以上翻譯引自此網站 http://leomaggie.nidbox.com/diary/read/8891481

即使我們認為這樣的態度是難以想像的，但是只要照著這個方向跨出嘗試性的第一步，也是很有價值並帶有改造作用的。這意味著接納事物原來的樣子，包括我們強烈的情緒，放下任何想要把它們趕出去的企圖。

下一步我們做得更徹底，以「在門口笑臉迎接」的態度來看待每一種想法、感覺或身體感受。這做法違反了我們一般的傾向，想要在所喜歡的事物和所害怕的事物之間做出區分，然後用不同方式反應。薩奇・聖多瑞里（Saki Santorelli）呼應這樣的態度，他寫道：「這首詩表達的是遇到任何情境時的一種內在態度，鼓勵我們試著攤開手坦然面對悲傷和痛苦。這並非我們習慣用來面對逆境的方式。」[93]（p.151）大多數時候，為了抗拒、逃避或退縮所投入的努力，讓我們無法看到另一種面對困境的可能態度。如此深刻地呈現出另一種替代的方式，是這首詩的價值所在。

為什麼培養容許／如其所是的態度很重要？

容許是非常重要的，其中一個原因是：不容許會帶來很大的風險。不願意容許（厭惡感所引發的）負面感覺、身體感受或想法的存在，是連結到心理效應的第一步，能夠很快地導致固有的自動化、慣性，以及與憂鬱復發相關的心智模式故態復萌。我們總是聽到有人說：「我會這樣想，真是笨蛋。」或者：「我應該更堅強面對。」

相反的，**有意圖地**將另一種容許／如其所是的關係帶入我們不想要的經驗，則會產生幾種效應。首先，它讓我們更有意圖地去專注，消除了我們的注意力被飄過的念頭或心情「綁架」的可能性。其次，這麼做轉換了我們面對經驗的基本態度。這裡的挑戰是，從「不想要」的態度轉為「開放」的態度，在過程中提早破壞自動化反應的連鎖效應。

轉換面對經驗的基本態度，從「不想要」轉換成對經驗的「開放」態度，讓受制約的、慣性的反應，在第一步就被破壞。

再者，這麼做讓我們有機會看到，我們可以與這些感覺同在，並且安然無恙——如果我們不強迫它們，所有的感覺自然會過去。假設有這樣的一個念頭出現：「假如再這樣下去，我會大叫。」容許這樣的念頭就只是在那裡，盡我們所能，注意到它對身體有什麼影響，並且觀看它的強度在每個時刻的變化，我們因而可以看到念頭和感覺的消退。我們將會在第六週的課程進一步說明如何處理思緒。

如何培養和運用「容許／如其所是」？

之前大部分的討論可以看出，只靠「概念」或過度努力，嘗試要改變我們的基本態度或改變和經驗的關係，是有困難的。病人常常被告誡，要有更多愛、關心和接納，但問題是，如何做到？這些品質不可能只靠意志力就能得到的。因此，我們將在這週的課程，檢視另一種路徑來學習用不同的方式看待經驗：注意和覺察困難經驗在身體上的顯現。

> 將覺察帶到身體，提供我們另一種途徑，學習用不同的方式看待困難經驗。

要學習「對困難開放」，可考慮使用這兩個步驟的練習。基本的做法是，在每個當下的經驗中，對最具支配性的內容保持正念覺察。如果我們的心一再地被牽引到特定的地點，以及特定的想法、感覺或身體感受，那麼，就刻意將覺察放到任何讓我們分散注意力的事情上，體會注意力如何一再地被拉到相同的地方。這是第一步。

第二步是，覺察我們如何看待**身體**在那個地方所升起的任何現象。當心不斷被吸引的時候，我們會採取不同的方式來看待那些把心牽引走的事物。我們或許可以跟所升起的念頭、感覺或身體感受「同在」，但卻用一種非接納、反動的方式。如果是喜歡的感受，我們傾向緊緊抓牢而且想要將它留住；我們開始執著。如果帶來的是某種痛苦、不愉快或令人不舒服，我們就會不喜歡，傾向於縮短這個經驗，以恐懼、生氣或者煩惱的心將它推開；我們希望它快走。這些反應都跟「容許」相反。

「容許」帶來一個不同且更善巧的方式：注意到經驗存在於此，讓他們以原本的方式存在，在這時刻，只要將它們放到覺察當中就好。用這種方式來回應，我們稱之為「容許」、「如其所是」或「放入覺察」，核心的意義在於「願意去經驗」困難的感覺狀態。這和自動化地對想法和情緒作反應，剛好是明顯的對比。

刻意在心中帶出困難與問題

直到這個階段，我們把握機會將課程當中自然發生的問題當作練習的機會，學習不同的方式來看待內在經驗。這些問題都是助緣，因此在課程初期我們歡迎學員表達他們的厭煩或不耐。體現這樣的歡迎態度，這行動本身就能讓一個人轉變面對困難經驗的方式。但如果沒有自然出現的困難經驗，在本週的課程中，我們要學員刻意將一個困難經驗放到「心的工作台」上，以便練習如何用不同的方式與它相處。重述一次，這項練習傳達出一個隱含的訊息：我們的目的並不是要消除困難。

接納經驗意味著，容許正在進行的一切，而非試著去創造不同的狀態。透過接納，我們安穩回到對當下一切的自然覺察。我們讓它如其所是——只是留意並觀察已經出現的一切。這是一個新的方法，用來處理那些強烈拉扯注意力的經驗。

> 接納經驗意味著，容許正在進行的一切，而非試著去創造不同的狀態。

本週課程的目的是要引導學員，透過「探索困難」的正念練習（見筆記13.3），一步一步地運用這個新的方法來面對困難。這個練習教導學員，當他們的覺察一再地被拉到同樣的方向時，要如何回應特定的思想串流、感覺或身體感受。這是為了提出一個嶄新而且違反直覺的方法——當你的注意力被強力拉走，你的心持續跑到相同的地方，這就是反芻式思維在醞釀時會發生的事，這時候你就可以運用這個方法來回應。

筆記13.3 帶入困難經驗，透過身體給予關照

坐下來幾分鐘，注意呼吸的感受，然後將覺察擴展，感受到身體是一個整體（見第十章的筆記10.2，靜坐修習：呼吸與身體的正念）。

當你靜坐時，如果發現注意力持續被痛苦的想法或情緒拉走，有別於以往的練習，你可以用不同的方式加以探索。

當你靜坐時，注意到你的心已經跑走了，引導語告訴你，只要知道心跑到哪裡，然後溫柔、穩定地將注意力帶回到呼吸或身體，或者帶回到任何你想要專注的地方。

現在你可以探索另一種回應的方式。先不要將注意力從一個想法或感覺帶回到專注點，現在，容許想法或感覺**保留**在心裡面。再將注意力移轉到身體，看看你是否能覺察到，伴隨著這個想法或情緒，在身體中有任何的感受出現。

指認出這樣的感受之後，刻意地將注意力的焦點移向身體感受最強烈的位置。想像在吸氣時，你可以將空氣「吸入」這個部位，呼氣時，從這個部位將空氣「呼出」——就如同你練習身體掃描時，不要改變身體的感受，而是去探索它們，清楚地看見這些感受。

如果現在沒有出現困難或煩惱，而你想要探索這個新的方法，那麼，如果你願意，你或許可以**刻意地將一個困難帶入心中**，想起一件生活中正遇到的困難，如果你不介意讓它在這裡停留一會兒的話。這項困難不一定要非常重要或迫切，可能是件讓你覺得不愉快，或尚未解決的問題：也許是個誤會或爭執；或某個讓你感到生氣、後悔的情境；或某件讓你留下罪惡感的事情。如果你想不起任何事情，或許你可以想一件過去的不愉快經驗，可以是最近的事，或一段時間之前的事。

現在，當你專注在某個讓你困擾的想法或情境，或許有些擔憂或強烈的感覺——容許自己花一點時間，慢慢找到這個困難所帶來的任何身體感受。

試試看你是否能注意、接近或探索身體內在所升起的感覺，覺察這些身體的感受，刻意將注意力焦點移轉到身體感受最強烈的部分，歡迎、擁抱這些感受。

你可以在吸氣的時候，將空氣吸到身體的這個部位；呼氣時，空氣由這個部位呼出。探索這樣的感受，觀察從這一刻到下一刻，身體感受的強度有什麼樣的變化。

一旦將你的注意力安放在身體的感受且處在覺察之中，你可能會感到不愉快；不論你感受到什麼，請試著加強接納與開放的態度，不時告訴自己：「就在此刻。開放迎接它，沒事的。不論是什麼，它已經在這裡了，讓我對它敞開。」柔和地面對你所覺察到的感受，有意地放下緊張，輕柔擁抱。在呼氣的時候，告訴自己：「柔軟。開放。」

然後，可能的話，試著與你的覺察同在，探索身體的感受，以及你跟它們之間的關係，跟著它們一起呼吸，接納它們，就讓它們存在，讓它們維持本來的樣子。

要記住，當你說出「它已經在那裡了」或「沒關係」時，你並不是對原始的狀況下判斷，或者說一切都會沒事；這只是在協助你此刻的覺察，對身體的感受保持開放的態度。

你不必**喜歡**這些感覺——不希望這些感覺出現，是很自然的事情。你可以在內心告訴自己「不喜歡這些感覺，是沒關係的；它們已經在那裡了；讓我對它們敞開心胸。」一

假如你願意，可以做一個實驗，覺察身體感受的同時，也同時覺察呼吸進出的感覺，就如同你時時刻刻都跟身體的感受一起呼吸。

當你注意到，身體不再用同樣的力道拉走你的注意力，你就可以全然回到靜坐練習中，以呼吸進出身體作為主要的專注對象。

在接下來的幾分鐘，假如沒有強烈的身體感受出現，你可以在留意到任何身體感受時做這樣的練習，即使沒有特別的情緒糾葛時也可以做。

獲 Williams, Teasdale, Segle, and Kabat-Zinn 授權採用。[97]

在這週課程中，我們延伸過去幾週的練習，明確引導學員探索，當轉移注意力去覺察身體對困難經驗的反應時，試著同時讓這些想法和感受停留在心裡。

這到底是怎麼回事？如果能夠認清身體的哪個部位浮現最強烈的感受，我們也就能覺察到任何厭惡感的出現。收縮或緊繃，疼痛或緊張等等感受，代表的是我們對苦惱的厭惡感，這些都是厭惡感在身體上的顯現。如此一來，我們能更清楚地看到，抗拒、抓緊、遠離、緊張或振奮所帶來的身體感受。這些身體感受，首先被帶入覺察，之後再透過呼吸把「開放」和「溫柔」的意識帶到身體的部位，接著進行第二個步驟：**放下厭惡感**。

這就是為什麼，一旦將注意力移轉到身體的感受，並將它們放入覺察的領域中，我們就邀請學員默默地告訴自己：「不會有事的，不管什麼樣的感受出現，都沒關係，讓我用開放的態度面對它。」這樣的引導，邀請學員和身體感受的覺察同在，和對此經驗的關係同在，一起呼吸，接受它們如其所是。我們建議學員可以試試對他們所覺察的感受抱持柔軟、開放的態度，在每次呼氣時告訴自己：「柔軟、開放」。要注意，我們的意圖並非改變身體感受；我們並不是努力地去「軟化」**感受**本身，而是軟化我們覺察感受的方式，也就是我們看待它們的方式。

如此一來，練習的目地是為了去探索，如果我們扭轉內心原本想要**遠離**或推開痛苦與困難的慣性傾向，會有什麼結果。實際的做法是，刻意將覺察（溫柔、仁慈、友善的覺察）帶**到**困難經驗**在身體中**所顯露出的感受，包括與厭惡感相關的身體反應。這個練習教我們一點一滴地反轉拒絕面對困難或不愉快的習慣，並且培養接納與友善的態度。對事物抱持溫和的好奇，這個態度本身就是接納的一部分。將事物保持在覺察當中，即是一種肯定，表示我們可以面對它、指認它，並且處理它。此外，經歷過憂鬱症的學員特別需要放下身體裡的厭惡感，因為這麼做將帶來另一種方式，脫離使用思考處理問題的老方法。專注在身體，有助於避免學員被困在反芻式的思考型態之中。

刻意將覺察（溫柔、仁慈、友善的覺察），帶**到**困難經驗**在身體中**所顯露出的感受，包括與厭惡感相關的身體反應，如此我們得以開始反轉原本拒絕面對困難或不愉快的習慣，並且培養接納與友善的態度。

我們發現，透過詳細的引導去探索困難經驗，觀看它的強度變化，藉由**吸氣**來帶入覺察，透過話語如「沒有關係」，以及提出邀請去感受經驗，這種種做法都能幫助我們進行這項內心的功課。如果要讓這一切真實浮現，帶領人的態度顯然極為重要。

但這是困難的

以下是我們在課堂練習中一位學員所報告的困難經驗：

學員：我認為要對某些事情說「沒關係的」是很困難的。因為當你說了「沒關係的」，實際上卻是有關係。我要說的是，鄰居的狗不斷製造噪音。事實上，這些狗不是鄰居的，而是他們父母的，但他們父母不在家的時候，鄰居幫忙照顧狗。今天又再次發生。牠們一再叫個不停。鄰居出門的時候把狗綁在屋外，有時候甚至鄰居在家時，狗也咆哮一整天。

我試著做呼吸練習，到最後，我能做的就是離開我家。沒有用。我一再打電話給鄰居，但電話都轉到答錄機。我過去敲門但沒有人應門。最後，我只好出門。現在，我認為要說出像「沒關係的」這樣的話，讓我感到受傷。像今天，我對這樣的狀況一點辦法也沒有。

帶領人：這些話只是為了幫助你，在一些特別的狀況下找到一個平衡點。這並不是你對實際狀況所做的最後決定。美國一位著名的禪修老師，在他的書中說過一個故事。當他在印度的時候，花了很多功夫，終於替自己在山裡面找到一間理想的小屋。為了讓自己能夠有幾個月的時間在絕對平和安靜的狀態下修行，他預訂了小屋。入住後隔天，距離山下約數百碼的地方來了一群女童軍，她們在四處架起了擴音器，從早上六點到晚上十點，大聲地播放流行音樂。

學員：我猜他們也有狗。

帶領人：狗吠聲和流行音樂的聲音；而且都從擴音器播放出來！他和你的遭遇相同。他花了好幾天，甚至好幾個星期的時間，才能對自己說「這就是事情目前的樣子」。接納，並非像開關一樣，你能夠馬上將它打開。這的確需要花費一番功夫，才不會讓不如意的事引發一連串的自動化反應。

很明顯的，這位學員不只是跟她的鄰居相處時遇到困難，她也無法看到課程對她有什麼幫助。然而，要注意的是，讓她沮喪的不只是噪音，還有她對噪音的反應。有時候，課堂上所學的，反而會害她感覺到自己做得不好。

學員：我覺得我失敗了，因為我無法調適得很好。我做了呼吸，也試遍其他方法，到後來我還是離開了我的屋子，沒有一個方法對我有幫助。而且，我覺得「逃避是種失敗」；但這是我當時唯一能做的事。

從這邊我們看到，除了噪音的問題之外，她注意到自己的反應，並為此而嚴厲批判自己。因為她逃開了，所以覺得自己「失敗」了。帶領人再從這一點提問。

帶領人：這是非常、非常重要的。逃開可能真的是你唯一能做的事，但這是一個失敗嗎？這值得好好思考。告訴你關於那個人在印度的故事，是讓你知道，他也不能立刻做好調適。有時候，事情就是這個樣子。所以，「這是個失敗」是額外添加上去的，可能對你造成更多問題。

學員：是的，讓我感到惱怒的是，家裡有幾件事情我需要去處理。每當我打電話給鄰居，卻總是聽到電話留言，一陣憤怒就向我襲擊過來。

帶領人：對於噪音，你可能無能為力，我的意思是說，當你做了每一件你所能做的事，打電話給鄰居、敲門，卻沒有得到回應；但即使如此，你仍然有可能對你的內在狀態盡些心力。

學員：我同意。老實說，這就是為什麼我仍在這裡；你知道嗎，我發現做這樣的呼吸練習，讓內心的動盪不會持續太久。這是我的發現。當我回家的時候，狗已經不叫了，我也並不是一直處於擔憂緊張的狀態，我會想：「天啊，牠什麼時候又會開始叫了。」這一點很重要。

帶領人：你知道嗎，接納，就是我們在這裡所謂的「遊戲名稱」，這是非常難培養的。但如果在任何時刻，我們只要記得盡我們所能來培養它，將會得到莫大的益處。

運用身體

引導學員刻意地讓困難處境浮現在心中，會不會造成弊大於利？我們的理由是，就像瑜伽讓練習者有機會處理伸展所帶來的身體感受，同樣的，我們的學員也需要體驗刻意把負面思想或情緒（及其對身體的影響）帶入心中。學員給我們的回饋是，他們覺得這個方法很有用。讓我們來看一下，我們的同事摩根（Surbala Morgan）所帶領的團體中，其中一位學員（經過一番掙扎之後）想起一件困難的事情，之後運用身體來處理它（藉由將困難的事放入覺察，再將呼吸帶到身體部位，進而發現一個能與它共存的寬廣空間）。我們擷取了課程討論的內容，當時這位學員被要求將一個困境帶入心中，以下是她的反應。

學員：當你說要我們這麼做時，我在想：「我不確定是否做得到，我想不到任何事。」但我擔心將會錯過這個練習的機會。隨後，我突然想到某件事，跟我的兒子有關。他最近讓我們過得很煎熬——他總是不在家，跟一些我們不信任的人鬼混。兩個月前，我們遭遇一個很大的危機，跟警察有關。當這件事情進入我心中，我就知道要忘記它並不容易。我試著完全不要去想它，但是每一次當我這樣做的時候，我就會想：「我哪裡做錯了？」

為了讓她更能覺察身體感受的變化，接下來的引導將她帶入一個更深入，但卻是她不想去的地方。

學員：然後，當你問「身體上有什麼樣的感受？」這是相當可怕的。我知道了，當我想到發生在我家庭中的一切時，就是這樣的感受。你又接著說，「你的身體還好嗎？」在那個時刻，就好像我的呼吸完全停止了。而你又說「認清楚緊繃的是什麼」。然後我想到，「是的，這裡全都是緊繃的」。

隨後，改變發生了。引導語說，將覺察帶到身體最緊張的部位，在這裡做呼吸。這對她而言，成為一個具有轉化性質的經驗。

學員：然後，當你說將空氣吸到這個地方，這真是非常好，這裡出現了空間。在這之前，我的整個身體就好像非常緊繃地糾結在這個區塊。接著你說「將空氣吸到這個地方」，突然之間，這個地方就變成一片很寬廣的空間……有空氣在流動。你知道的，有時候當你度假回來，會覺得房子有點發霉，所以你打開所有的門和窗戶，讓空氣吹進來……嗯，這就好像……把門和窗戶打開，讓空氣流通，吹動窗簾。這是很神奇的感覺。另外，關於跟我兒子的張力仍持續著。我想：「喔，你還在，但不要緊，風正吹拂著，不會有事的。」

帶領人：所以，雖然它仍在，但有更多空間出現？

學員：嗯。是的，我似乎還可以看著它，仍有點緊繃，但已經比較緩和了，周圍的空氣好像繞著它流動起來。以前，這樣的感受好像就是一切。因為我是如此緊繃，除了這種感受之外，什麼都沒有。

這位帶領人利用學員的經驗來闡明正念取向的其中一個核心主題，而這位學員的回應具像地描述問題已經縮小了，並且表示未來更有意願探索除了將困難問題推開以外的其他替代方法。

帶領人：這正是我們在做的。這是非常好的例子，因為我們並非嘗試去擺脫這些狀態，生命中總會有不順心的事情，總是會有令人沮喪或感到困難的事情。這並非要你遇到困難的時候不要升起任何感覺，而是正如你所描述的——讓周遭感覺有更多空間，於是那裡有你的不舒服、你的沮喪，以及更多感受，還有你的呼吸。

學員：開始的時候，它宛如一個堅固的巨石。非常大，非常堅固，以至於你一點辦法也沒有，但是，它後來縮小成為一塊小石頭。它還是石頭……但已經小很多了。這很棒。因為我認為，或許我已經把問題給推開了，有點像是坐在它上面，不要讓這個問題完全浮現出來。我過去從來沒有容許它存在那裡，因為我認為自己無法應付它。

帶領人：感覺上，好像是它會掌控你，還是……？

學員：是，我想是。是的，它可能會掌控我。這是我所無法承受的，所以在上這個課程之前，我自然而然的反應就是緊繃，把問題推開，更不用說去面對問題。

帶領人：現在呢？

學員：現在——現在我已經讓那裡充滿空氣。

帶領人：這是很棒的，不是嗎？所以，在某個方面，這些困難的問題不再那麼令人恐懼。但是你知道，它仍然是令人不愉快的。如果你可以擺脫所有這些負面的一切，那會是很好的事。但這是不可能的。反而，你現在比較能夠容許它們，就存在這裡，並且沒有感到被它們壓垮。

學員：是的，而且我開始想：「噢，我有可能想要再次這樣做，就只是再試一次。」這真的很棒，因為過去我從來沒有想過：「噢，我還會再次有那樣的感覺。」

帶領人：嗯，這真是非常不一樣。記得那首詩嗎？歡迎每一位進門的客人。你好像變成更能歡迎所有遭遇到的各種狀況。

學員：是的。

這是「容許」嗎？或是一種聰明的解決辦法？

其中一個最微妙、最困難的議題是，如何用容許的態度看待事情，而沒有潛藏想要「解決」事情的意圖。解決與容許之間的差別是很難了解的，或許是因為，當我們提到容許某件事情的時候，經常就會接著描述事情最終經歷了正向且深層的改變。那麼，容許就意味著正向結果，因此，我們會自然地試著去創造正面的結果，並且將「容許」當作是「行動」模式的一部分，當成一種想要達到放鬆、快樂目標的手段。在接下來的上課謄稿中，我們會讀到專業募款人凱蒂（Katie）的故事，看看她處理跟工作有關的壓力時，有哪些進展。一開始採用的是舊的調適方法，也就是讓自己分心，將問題推開，這對她而言比較簡單。然而，當我們讀這個故事的時候，心裡記得本週課程的主題，就能清楚地看到，就某些方面而言，她將使用專注呼吸的方法來解決困難情境，但實際上並沒有真的將她與困難的關係，轉換成接納。

「就是會有這樣的人，在工作的時候盡做些很蠢的事情。我在一家募款公司工作，他正在為一個新的職缺撰寫應徵說明，但是他沒有讓人事部門看過。我試著解釋，他必須完成這個程序；否則我們沒有權力刊登這則應徵廣告。他無法了解這一點。我逐漸變得激動，我告訴自己：『不行，我得要試試看，就只是專注，不要再想這件事，專注在我的呼吸上。』我就這樣照做了，心思又回到這件事情上，接著我說：『不，再把心思收回來。』於是，我的心又回到呼吸，就好像是穿梭巴士服務！但是我的確注意到了，這讓我感到相當高興。想法來來回回，還沒有到一個小時，它就停了。這是我相當高興的地方。它耗了一段時間（別誤解我），但是之後我告訴自己：『不，我並沒有再想到它。它並沒有一直持續下去。』」

這個危險在於，用呼吸逃避、解決或避免事情，並不會造成長久的改變。設想下面的評述：

「再次將注意力集中在呼吸上，將我帶離不好的感覺，然後我開始想：『噢，有好多事情造成我的憂鬱症。』我很快地將這些事情想過一遍，然後『呃』地鬆了一口氣。」

然而，有些時候，這個練習確實可以從根本處改變學員看待困難經驗的方式。麥克的父親做了例行的手術，他去探望了父親之後，說道：

「我上週一去醫院探望我的父親，你從來不知道去那邊會發現什麼……你會得到許多混雜訊息。所以，星期天一早，我起床後感覺到非常憂慮跟恐懼，因此我想到『不愉快的事件，不愉快的事件，不愉快的事件』，是的，這是我還沒做的事。我想，『吸氣，放鬆』。」

注意，直到此刻，麥克顯然運用呼吸來放鬆，解決他的緊張。之後，改變產生了：

「……但是，其實我想著：『現在，你真正感覺到什麼？』我真的很高興，因為我正在想著：『我的胃在攪動，我拳頭緊握著，我現在呼吸有困難。』」

使用呼吸空間的「承認」步驟，刻意將覺察帶到身體感受，麥克能夠帶著溫柔、友善的態度來面對所發生的事情。

「……然後我開始呼吸……這樣的感受並沒有繼續下去……它沒有繼續下去。我真的高興，因為這樣做讓你覺得，並非每件事情都無法掌控。雖然並沒有立即解決所有問題，事情仍然存在，但是這的確有幫助。它真的有幫助。」

呼吸空間

從學員的經驗表述，我們可以看到，有些人開始探索三分鐘呼吸空間，用它來讓自己暫時停下來，或在讓人頭痛的情境下，將自己穩定下來。它開始讓某些人可以清楚地看見問題（以及當下最恰當的做法），而不是受困於固有的、引發憂鬱的方式來看待事情。我們期望呼吸空間的目的不該只是作為一個暫停的動作。鼓勵學員跳出自動導航模式，覺察到「此時此地」的呼吸與身體感受，對感覺和想法的覺察品質也跟著改變：一個嶄新的觀點讓人們用比較寬廣的視野看待他們的經驗，而不是受困其中。

再次強調，這裡主要的想法是，將覺察聚焦在伴隨任何強烈念頭和情緒而出現的身體感受。更確切來說，一旦想法或感受顯得讓人無法承受時，我們能夠將覺察帶到最困難的部分，**如同身體感受最明顯的地方**。因此，從現在開始，我們鼓勵成員，在呼吸空間的三個步驟之後，再增加一步：「用開放的態度面對困難」。在第三步驟的基本引導語之後，接下來可以這樣進一步指導：

「讓你的注意力擴展到整個身體——特別是擴展到任何不舒服感、緊張或排斥的部位。如果這些感受在那裡，那麼，在吸氣時，將空氣『吸進』這個部位，把你的意識帶到那個地方。接著，從這些感受處『呼出』空氣，溫柔、放開地呼氣。在呼氣時，告訴你自己：『有這樣的感覺沒有關係，沒有關係，不論怎樣，都沒有關係，用開放的態度面對它。』」

第五週課程的學員講義2，提供了額外引導的呼吸空間，讓學員在第五週課程之後使用。請留意，第一步驟和第二步驟之間也有額外的引導。當學員對於發生在自己身上的事情感覺負荷不了，做這個練習可能也會有幫助，他們可以使用呼吸空間，讓自己穩定下來。

注意事項

學員用各種不同方式來運用呼吸空間這個練習。有些人將它視為「緊急出口」，是他們再次進入忙碌生活之前能夠放鬆的短暫片刻。也有人將它視為一個機會，將覺察帶到事情正在進行的當下時刻，觀察並跳離易受困其中的例行循環，因而可以用不同的方式來看待眼前的困境。證據顯示，第一種做法，把呼吸空間當緊急出口雖然有短暫的好處，但長期而言並沒有幫助，可能是因為這麼做，並沒有改變我們如何看待壓力的來源。第二種做法才是呼吸空間的善巧運用。為什麼呢？

或許可以用一個例子來說明。多數人曾經有受困於大雨的經驗，得要跑去找避雨的地方，或許是電話亭還是店家門口。有時候，我們只要沒有淋到雨就會感到很高興。我們站了一會，希望雨停。此刻，我們的身體是乾的，但是當雨持續下，我們知道早晚都必須面對這件事；我們試著去逃避的事情，它還是在那裡。我們可能會走入雨中，被淋濕的時候輕聲抱怨。而有些時候，我們可以用不同的方式來躲雨。我們站了一會，覺察到會被淋濕，但不想被淋濕。我們希望雨停，但是看來並沒有停的跡象，也知道我們終將會被淋濕。我們知道，對此感到沮喪只會讓我們更加不舒服。於是，停止執著於期待雨停。這樣做會讓我們更清楚看到下雨這件事。而且，更有說服力的是，一切淋到雨的東西都濕了。我們走回雨中。雖然雨沒有停，但是我們跟雨的關係，已經改變了整個經驗。

這是否意味著，如果我們採用第一種做法，然後繼續埋怨下雨，我們就「不及格」了？並非如此，因為沒有人能避免這樣的感覺。它們只是提供一個機會，讓我們清楚看見，如何能用最好的方式看待經驗。就如同我們可以在客棧的門口歡迎困難的事情，我們也能夠為「失敗的感覺」鋪上迎接的紅地毯——即使真的失敗了也歡迎！沒有什麼好羞恥的！然而，學習使用不同的方式來看待事情，需要很多練習。

認為呼吸空間是解決問題的巧妙方法，這樣的想法是非常固著的。一位學員這樣描述他的經驗：

學員：上週，當我們說把空氣吸到身體感到困難的部位時，我試著要解決這個問題。這就是我當時嘗試做的。某方面來看，重點在身體，但你也可以說是在心理，感覺就是：「好，這裡很痛；好，這就是現在的狀況。」如果你將身體的痛延伸到憂鬱或焦慮，並對此給予貼心的關注，那麼，認清楚它並且不要因對抗而讓它變得更糟，以及將呼吸帶到這個痛的部位，但無意圖想要擺脫這個痛，這兩者之間有著細微的差別。

閱讀這段敘述，顯然這位學員已經進入正念認知治療中最具挑戰的核心之一。

帶領人：你已經可以瞭解到這一點。我的意思是，的確就是這樣，並且這是很困難的。在這個世界上，最自然的傾向就是去假裝：「我不會說我正這麼做；我只是貼心的關注；我並非真正要解決這個問題。」但是……我們最後還是將它當作問題來解決。

她已經觸碰到這整個課程其中一個最重要的主題：我們越是傾向於解決問題（不管用多麼

微妙的方式），就越可能陷入自己所設定的理想標準裡，最後發現我們自己（以及我們為解決事情所做的努力）總是不夠。這種狀況一旦發生，我們就回到「行動」模式中，最終的結局可能是陷入負面思考漩渦，想著如果正念練習沒有「作用」的話，這條路大概走不下去了，我們最好放棄一切。正念認知治療是用這種徹底（某種程度來說是從根本處）的觀念作為基礎，認為要「到達某處」最好的方式，並不是一直試著往那裡去，而是用開放的態度，面對事物此時此地的真實現狀；透過直接的知覺和觀察，引領我們跳脫固有反應模式的「框架」，用新的眼光和思維來探尋一切事物。

正念和慢性疼痛

當正念減壓在麻州大學發展的時候，許多課程內容是為了那些有慢性或無法舒緩疼痛的病人而設計的。這或許說明了，為什麼這個課程正好符合復發型憂鬱症的治療。當正念運用在身體疼痛時，對病人主要的改變並不是解除他的疼痛，而是減輕疼痛造成的**痛苦**。同樣的，對那些受到復發型憂鬱症所苦的病人，「容許」、「如其所是」是非常重要的。整體來說，最主要的觀念在於「用不同的方式看待」每一個當下所出現的一切。也就是說，「好，你在這。讓我轉向你，即使這很可怕。」所以我們靠近一點，我們為恐懼的事物打開客棧的門，鋪上迎接的紅地毯。

我們如何能做到？第一步，清楚地看著精神上的痛苦，也同時看著我們對痛苦經驗的**反應**。我們注意到，痛苦的背後總是有一個（很自然）的願望，希望痛苦不存在——我們不希望它在那兒。當你「不想要」或「不喜歡」這個痛時，它就會變得更糟糕。

所以，取而代之的是，我們受邀去清楚看見發生什麼事，然後提醒自己，我們不需要**喜歡**或**想要**這些感覺。事實上，我們可以告訴自己：「可以不喜歡它們，也可以不想要它們出現。」當我們跳脫源自於「不想要」而產生的掙扎時，探索眼前發生的一切，漸漸地我們學會接納，學會用不同的方式與精神上的苦楚相處。我們可能會發現某些重要的事情：我們跨出的第一步，即不再強迫自己去喜歡或想要某些本質上令人不愉快的事情，這一步就足夠讓我們更清楚地看到身體感受就單純只**是**身體感受，而反覆出現的反芻式思考就單純只**是**反芻式思考。透過這樣的新觀點，我們可以看到精神上的痛苦開始改變，或自己消失，並且更清楚地顯示，若要善巧地應付我們的壓力，採取什麼樣的行動最有幫助。

尾註

章節開頭國王以及他三個兒子的故事，並沒有說到結局。國王發現跟兒子保持距離會耗費他太多的資源。這是第一步。但我們好奇的是，他因為認命而只好選擇忍受兒子，還是他的態度有了根本的改變，轉而「歡迎」這個困境，進而從根本之處改變了他跟痛苦之間的關係。模糊的結局為我們提出這個問題：哪一種態度才能為國王帶來永久的平靜？

第五週課程——講義1

第五週課程摘要：容許／如其所是

轉向困難

在第五週的課程，我們延伸正式練習，刻意地用仁慈的態度轉向並且趨近痛苦的經驗。這個練習的基本綱要，在於開始正念地覺察到每一個當下的經驗中，最明顯的感受是什麼。

所以，如果你的心一再被吸引到特定的地方，特定的想法、感覺或身體感受，那麼**第一步**就是刻意將溫柔、友善的覺察，帶到把我們的注意力拉走的事情上，注意到你的心一再被拉到相同地方的感覺。

第二步，盡我們所能，留意到我們如何看待在身體或心理所出現的一切。我們對於想法和感覺的反應，可能會決定這些想法和感覺只是一時經過，或持續存在。通常，我們可以跟心中出現的想法、感覺或身體感受同在，不過是用一種非容許或慣性反應的方式。喜歡的話，就會執著，試著想要抓住不放。如果它帶來痛苦、不愉快、不舒服的經驗，我們便不喜歡，可能因此感受到恐懼或生氣、緊張和收縮，或者試著要把它推開。這些回應，都處在「容許」的對立面。

放下和如其所是

最簡單的放鬆方式，首先，是放下想要改變事物的嘗試。**接受我們的經驗，意味著只是**

對正在進行的一切給出空間，不要嘗試去創造其他不同的狀態。培養一種「願意去體驗」的態度，我們能安穩回到對眼前一切的覺察。如其所是——就只是注意，觀察已經存在這裡的一切。如此看待將我們的注意力強力拉走的經驗，不論這個力道多強。當我們清楚看見這些經驗，就可以避免被拉進沉思以及反芻式的思考模式，也不會試著去壓抑或避開不想要的經驗。我們開始將自己從這一切釋放出來。自動地放棄舊的（而且經常是沒用的）策略，我們打開善巧回應的可能性，帶著慈悲，而非本能的直接反應。

新的練習

在這一堂課，我們一起探索，用這種新的方式來接近困難經驗。如果我們發現注意力從呼吸（或其他專注點）持續地被拉到痛苦的想法、情緒或感覺，第一步就是要正念地覺察到，任何伴隨著這個想法或情緒而出現的身體感受；接著刻意將覺察的焦點轉移到感受最強烈的身體部位。我們探索如何使用呼吸作為一個有用的媒介——正如我們在身體掃描練習所做的，吸氣時將空氣「吸進」這個部位，呼氣時則從這個部位「呼出」，將溫柔、友善的覺察帶到這個身體部位。

當我們的注意力轉移到身體感受，同時將這些感受放置在覺察的領域之中，引導語要我們告訴自己：「沒關係，不論是什麼樣的感受，允許自己對它敞開。」之後，我們就只要停留在覺察身體感受，以及我們和感受的關係，跟它們一起呼吸、接納它們，如其所是。你可以重複地說「沒關係，不論是什麼樣的感受，都沒關係，讓我對它敞開心胸」。每次呼氣，讓自己更柔軟、更開放面對感受。「容許」並**不是**認命——它是重要的第一步，讓我們全然對困難產生覺察，並善巧地回應它們。

第五週課程──講義2

運用呼吸空間：新增的引導

你已經規律地練習呼吸空間，一天三次，以及當你有需要的時候。現在我們建議，當你身體或心理感到困擾的時候，第一步就是練習呼吸空間。這裡有一些補充的引導，有時候可能會有些幫助。

1. 覺察

我們已經練習如何將覺察的焦點帶入你的內在經驗，注意到你的想法、感覺和身體感受正在發生的一切。現在，你可能會覺得，描述和指認出正在出現的想法和感受，是有幫助的——為經驗標記話語（例如，在你心裡說「生氣的感受正在出現」，或者「這裡有自我批判的想法」）。

2. 重新引導注意力

我們已經練習溫柔地將你全部注意力重新引導到呼吸；隨著呼吸進、出。此外，試著在你心智的「背景」留意：「吸氣……呼氣」或者數著你的呼吸，從一數到五，然後重新開始：「吸氣，一……呼氣，一；吸氣，二……」照著這樣繼續下去。

3. 擴展注意力

我們已經練習讓注意力擴展到整個身體。所以，現在我們開始覺察姿勢和臉部表情。對我們身體此時的感受保持覺察，正如它們現在的樣子……

如果你願意，延伸這個步驟，特別是出現任何不舒服、緊張或排斥感的時候。如果這些感受出現了，吸氣時「將空氣吸入這個部位」，也將你的覺察帶到這個部位。然後，從這些感受處開始呼氣，呼氣過程中感到鬆軟、開放。呼氣的時候，告訴自己：「沒關係……不論是什麼樣的感受，它已經在這裡了，讓我感覺它。」

盡你所能，把擴張的覺察帶到你生活中的下一個時刻。

第五週課程——講義3

第五週課程後的在家練習

1. 第一、三、五天練習「與困難共處修習」（引導練習錄音，音軌12）；第二、四、六天練習靜坐修習（沒有錄音引導的練習）三十—四十分鐘。於「在家練習記錄表」中寫下你的反應。

2. 三分鐘呼吸空間——常規版（錄音音軌8）：一天練習三次，事先決定練習的時間。每一次練習後在「在家練習記錄表」中當天日期旁的R上面打圈；寫下任何的心得／困難。

3. 三分鐘呼吸空間——回應版（錄音音軌9），如果你選擇做此練習（見第五週——講義2）：**當你注意到不愉悅感出現時**練習。每次練習後，在「在家練習記錄表」中當天的X上面打圈，寫下任何的心得／困難。

第五週課程——講義4

在家練習記錄表——第五週課程

姓名：____________________

將每一次的練習經驗，寫在在家練習記錄表。此外，也記下在家練習中出現的各種狀況，以便下一次碰面時討論。

星期／日期	練習（是／否）	心得
星期三 日　期：________	與困難共處修習— 錄音引導 R R R X X X X X X X X X X X X	
星期四 日　期：________	與困難共處修習— 自我引導 R R R X X X X X X X X X X X X	
星期五 日　期：________	與困難共處修習— 錄音引導 R R R X X X X X X X X X X X X	
星期六 日　期：________	與困難共處修習— 自我引導 R R R X X X X X X X X X X X X	

星期日 日　期：_________	與困難共處修習一 錄音引導 R R R X X X X X X X X X X X X	
星期一 日　期：_________	與困難共處修習一 自我引導 R R R X X X X X X X X X X X X	
星期二 日　期：_________	與困難共處修習一 錄音引導 R R R X X X X X X X X X X X X	
星期三 日　期：_________	與困難共處修習一 自我引導 R R R X X X X X X X X X X X X	

R，三分鐘呼吸空間一常規版；X，三分鐘呼吸空間一回應版

第五週課程——講義5

《客棧》

做人就像是一家客棧
每個早晨都是一位新來的客人

喜悅　憂鬱　卑鄙
一瞬的覺悟來臨
就像一個意外的訪客

歡迎和招待每一位客人
即使他們是一群悲傷之徒
來掃蕩你的客房
將傢俱一掃而光
但你要款待每一位賓客
他或許會為你打掃
並帶來新的喜悅

如果是陰暗的思想 羞恥和怨恨
你也要在門口笑臉迎接
邀請他們進來

無論誰來 都要感激
因為每一位都是
由世外派來
指引你的嚮導

取自 Barks and Moyne。**94** 版權一九九五為 Coleman Barks 所有。獲准發行。
以上翻譯引自此網站 http://leomaggie.nidbox.com/diary/read/8891481

第十四章

想法非事實

第六週課程

約翰在前往學校的路上
他擔心數學課
他不確定今天是否能夠再次將課程掌控好
但這並不是警衛的責任

在你念這些句子的時候，留意到什麼？多數人發現，當他們從一句話讀到下一句話時，必須要在心中更新「場景」。一開始出現的場景是，小男孩上學去，擔心數學課。突然間，場景改變了。很多人先是以為這個人是一位老師，最後才換成警衛。這個過程清楚顯露一個事實，我們會在所閱讀到的事實背後，進行沒有明說的推論。我們總是從感官的輸入當中，主動「創造意義」，而且幾乎沒有意識到我們正這麼做，一直到某人用這一系列句子跟我們玩把戲的時候，才發現這個狀況。這就好像，我們的心對所有覺察到的事件，總要評論一番。

我們很容易看見，心中這些推斷、這些對事件的「評論」，如何創造或維持我們的情緒反應。一旦做出推論，情緒就緊跟在後。一位朋友打來的電話，可以被解釋為「他需要我」，或者「他在利用我」，而根據不同的解釋，我們的反應將會完全不同。請你想想以下的家庭場景：一對夫婦在廚房，其中一個問：「晚餐你想吃魚還是湯？」另一位回答：「都可以。」現在，我們或許已推論出問與答的是哪一方，但請先放一邊。想像如果這對夫妻因為婚姻問題而尋求諮商。太太所記得的這個事件是：「我問他晚餐想要吃魚或喝湯，他說他不在乎。」但先生記得這件事情應該是：「她問我想要吃什麼，我說，你為我煮的任何東西，我都喜歡吃；我試著去迎合她的意思。」我們再一次看到，同樣的事件多麼容易就產生不同的解釋。

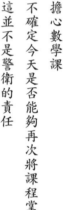

無法將事件以及對事件的詮釋分開，對很多人來說會造成大問題。容易罹患憂鬱症的人，經常使用自我詆毀的方式來詮釋事件。他們的想法像是對準攻擊自己的宣傳口號；各種事實，混雜著自我反對的想法，對自己帶來破壞，最後造成的結論，像是「我沒用」、「我是失敗者」，或「如果大家知道我真正的樣子，沒有人會想要理我」。於是，心智上演了一連串的負面攻擊罵戰，而且很難減緩，因為所有未來的事件都會加劇這場罵戰：與劇碼相反的訊息會被忽略，相符的訊息才被接受。

認知治療和正念認知治療如何處理想法

一直到一九七〇年開始使用認知療法來治療憂鬱症之前，許多治療師都忽略了這種自我主導的負面思考如何造成且維持憂鬱症的症狀。實際上，所有憂鬱症患者都有負面思考，這一點是很明顯的，但是臨床醫師假定，負面想法是憂鬱症所**造成**——是潛在的生理、心理動力或行為歷程所造成的結果。認知治療師卻有不同的看法：未解除的負面想法可能造成憂鬱。採用最悲觀、無望的方式來解釋事情，會形成若干心理結果：降低自尊感、增加罪惡感、中斷專注力、損壞社會互動。除此之外，負面想法也會導致生理結果（食慾不佳、睡眠干擾、焦躁不安，或反應遲緩）。這樣的狀況一旦發生，症狀本身又對自我的負面想法提供更多依據，也就更加認定自己是愚笨、脆弱或是沒有價值的。

認知治療對憂鬱症的處置帶來了大變革，它的主要核心在於，協助病人嚴肅地看待想法和對事件的詮釋，以便「捕捉」並且寫下自己的想法，然後用開放的心蒐集證據來支持或反對自己的想法。病人有系統地完成回家作業，練習操作這個程序，提升病人對技巧的熟練；這個做法有效減低憂鬱，讓一九五〇、六〇年代的臨床醫師為之震驚。

在基本原理和實際操作上，認知治療明顯強調想法的內容。比方說，當一位憂鬱的婦人百分之一百相信「我的朋友討厭我」，治療師會鼓勵她進一步把它當作一個可能是對的、也可能是錯的想法（假設），需要從最近的事件，或是將來在家練習時所蒐集的證據加以檢視。最後，這位婦人可能可以「回應」自己的負面想法。在這個例子中，她可能會說：「我和我的朋友沒有見面，因為我和他們一直都非常忙碌，而不是因為他們討厭我。」或者：「我原本打算在上周末和尼基見面，但後來我出城去了。」

這樣的現實測試是否行得通，關鍵點在於檢視證據之前和之後，對於想法的相信程度。分析認知治療如何維持效果時，我們發現（見之前的章節），如果在治療的過程中，病人改變自己和想法的**關係**，復發機率會降低。也就是說，雖然認知治療**明確**強調透過挑戰想法、回應想法、尋求贊成或反對該想法的證據來改變想法的內容；我們則建議從另一個層次來尋求改變。這個層次一直存在於認知治療當中，只是**隱晦不顯**。我們的分析指出，除非認知治療的認知和行為技術能讓病人開始轉變他跟想法的**關係**，懂得將想法**當作是**想法，否則，還是有再發或復發的風險。

想法只是想法

認知治療中沒有明說的，我們在正念認知治療中突顯它：需要改變的，是我們和自己的想法、和整個思考歷程的關係。第六週課程的主要目標，就是協助學員找到方法，降低對自己想法的認同程度，鼓勵學員將想法當作只是想法（即便這個想法說它本身不只是想法）。我們的目標是要讓學員能夠轉換他們的關係，不再**依**想法來看待事情，而是**去**看自己的想法，也就是將想法當作覺察的對象。在這裡，我們意圖引導學員將想法視為「心理活動」，這些活動因憂鬱而出現，並且被加強，但不必要被這些念頭左右。要防範未來的憂鬱復發，這樣的轉換極為重要，卻也非常困難，因為想法總是索求你的關注，並且非常的固著，甚至還一副在訴說真相的樣子。

「想法只是心理活動」，到目前為止，縱使未言明，這個訊息在正念認知治療課程中已經被傳遞了千百次。學員已經做過很多練習，注意到自己的心跑走了，將心裡面所出現的內容標示為「想法」，然後無數次溫柔地將注意力的焦點帶回到呼吸或身體，或任何刻意選擇的聚焦點。有時候，念頭很瑣碎，有時候卻不是那麼瑣碎。現在，我們要開始更明確地來處理自己和想法之間的關係。尤其，我們需要弄明白，為什麼要接受「想法是心理活動」是如此困難：我們為何如此容易被捲進想法裡頭，以致於無法看到它控制了我們的生活？想法為什麼**是**如此頑固？這就是第六週課程的中心主題。

在課堂或在家練習中所出現的許多念頭，它們是如此引人注目，就只是因為它們讓人覺得需要立即採取行動：「趁忘記之前，我應該要趕快打電話給瑪麗。」「門外是不是有人？」「我明天會記得交報告給波比嗎？」

越是「固著」的想法，似乎讓你越沒有辦法不注意到它，因為它們和占有優勢的負面心情「纏繞」在一起，所以看起來似乎就是絕對的真實：「我做不到這一點，我可能會放棄。」

「當他這麼說的時候，我知道他意有所指。」「我的工作中這麼多事情要做，我沒辦法完成。」在本課程的前四週，指導語都是相同的：留意心跑到哪裡去，溫柔地將它帶回呼吸。這裡，沒有明說的訊息是：這只是一個想法。用這個方式，學員學會退一步，從想法的內容中抽離出來，就只是覺察到想法的存在。我們不只是在課堂對話中討論心的遊移時提到想法，也在第二週課程的想法與感覺練習（圖9.2）有更明確的說明，還有第四週課程的自動化想法問卷（筆記11.4），想法作為「憂鬱領域」的一部分。第五週課程我們加入另一個面向：處理難以抗拒且過度反覆思量的想法時，刻意地將注意力轉移到身體，看見想法（及任何對想法的反應）如何在身體感受上表現出來。

筆記14.1 第六週課程的主題和課程內容

主題

用不同方式看待想法。當我們清楚地將負面心情視為內心來來去去的狀態，將負面的思考視為這些心理狀態的扭曲產物，我們就能夠從過去反覆思量的「行動」模式中解放出來。體認到我們的想法只不過是想法，並且認出想法出現的情境，這會帶來巨大的解脫。

進行項目

- 三十到四十分鐘的靜坐修習——覺察呼吸、身體、聲音和念頭／感覺，特別注意到我們如何看待升起的念頭。
- 練習回顧。
- 在家練習回顧（包括沒有錄音引導的靜坐修習和呼吸空間）。
- 說明課程結束時的準備。
- 心情、念頭和替代觀點的練習。
- 呼吸空間與回顧。
- 討論如何將呼吸空間當做「第一步」，以採取更寬廣的觀點來看待念頭。
- 討論復發的特徵。
- 分發第六週學員講義和十分鐘、二十分鐘正念練習錄音與靜默聽鈴聲。
- 在家練習作業：
  - ○選擇一種引導式的正念練習，一天最少四十分鐘。
  - ○三分鐘正念呼吸－常規版（一天三次）。
  - ○三分鐘正念呼吸－回應版（留意到不愉快感受時，就進行此練習）。

個人準備和計劃

除了個人準備外，記得帶「替代觀點」練習的材料與錄音，包括十分鐘、二十分鐘正念練習，以及靜默聽鈴聲的錄音。

第六週學員講義

現在來到第六週課程，我們將明確地把聚焦點帶回到想法本身，以及我們跟想法的關係：我們將想法放到練習的前景。在本週課程一開始的靜坐修習，我們利用這個機會特別專注於觀察想法，認出想法只是想法，覺察它們作為互不相關的心理活動，將每一個想法看成只是想法，是心中出現的一種見解。我們使用「想法非事實」這個措詞，來說明我們不必然要相信我們所想的每一件事，或將它視為絕對的真實。這樣的措詞並不表示想法本質上是不真實或不可靠的。我們如此仰賴思考，就是因為想法往往提供我們可靠的引導來理解事物，因此我們並不質疑想法的有效性。但同樣真實的是，每一個想法都是我們的心理活動，它所包含的真實，是環繞在眾多的推論之中。

有許多圖像可以用來傳遞這個概念，幫助我們練習將想法視為想法。比方說，當時，我們可能覺察到想法在心中升起，想像我們就坐在電影院裡，正在觀看著眼前的空白螢幕，等待想法出現。當它們出現時，我們可以清楚看見它們的樣子嗎？此刻發生了什麼？有些想法在我們覺察到它的時候就消失了。

約瑟夫．葛斯汀（Joseph Goldstein）提供了另一個很好的類比：

當我們迷失在想法中，想法將我們的心一掃而空，並且將心帶離當下，瞬間就被帶到很遠的地方。我們跳上一輛聯想的火車，渾然不知自己已經在車上，更不知道這輛車最後駛向何處。一段時間之後，我們可能清醒過來，發現我們已經想了好一陣子，在車上好一段時間了。當我們走下這部列車，與剛跳上車時相比，我們已經進入了截然不同的心理狀態。（pp. 56-60）[89]

如同在第五週課程，本週結束前的正念練習，我們鼓勵學員刻意將一些困難或不愉快的記憶帶到心中——覺察伴隨記憶而來的任何**念頭**，並短暫地將它放在心中。有些學員發現電影螢幕的比喻很有幫助，有些人則認為其他的比喻或類比對他們有用。有些學員看著「想法」進入一個空的舞台，然後從另一側離開。有的人則把心想成一片天空，雲朵用不同的速度飄移而過。有時候是小小的雲朵，有時候卻是灰暗、陰森的雲，遍布整個天空。但天空依舊是天空。一旦困難的情境在心中升起，觀察任何隨之而來的念頭或想法，然後將注意力轉移到身體，看看身體的哪一個部位正在受到念頭的影響（如第五週所做的）。

站在瀑布後面

到目前為止，我們將想法看作是心理活動。對許多人來說，這是很大的挑戰。有時候，學員發現想法也會帶來情緒的負荷，我們很難不被捲入強烈感覺所創造出來的故事漩渦。如果這個狀況一再發生，那麼就指導學員將注意力轉移到身體，如同第五週課程所練習的：透過身體感受來探索困境，然後與它同在（同時了解它的強度和固著程度，以及它「打發不走」的特質）。的確，這樣的說法並不誇大：正念認知治療的主要策略就是將注意力轉移到身體，總是以此作為第一步來學習從過度反覆思量，以及從促發並維持這種想法的感覺中抽離出來。

「如果身體有某個部位正經歷著強烈的感受，那麼就將你的覺察放到那個部位。用友善的興趣，將這個部位包圍起來。

「或許，在每一次呼氣時，告訴自己『沒事，不管怎麼樣，都會沒事的』，讓你正在經驗的感受變得柔軟、開放。如果存在抗拒的感受，在每一次呼氣時，將溫柔的覺察帶到這樣的感受上，盡你所能，讓它變得開放和柔軟，而不是緊張或緊繃。

「當身體的感受變得比較安適，將專注力帶回到呼吸，或身體的整體感覺。」

課程中正念練習的指導語，提醒學員他們能夠學習區分出兩種看待想法和感覺的不同方式：從「心理狀態內部」來看待想法和感受，也就是透過一個較為狹窄的觀點；或是以更寬廣的覺察力來看待想法和感覺，就像從「瀑布後面」觀看一樣。

如何在課程中，比如在練習之後的對話，或是討論在家練習的時候，將這個新的觀點教授給學員？在探問過程中，學員報告許多練習不順利的經驗；或者某種跟感覺緊密聯繫的想法，以強勁的力道浮現。回想第二週課程的焦點：想法和詮釋如何直接影響事件所帶來的感受（像是在街上被認識的朋友忽略）。那一堂課的主要目的，是聚焦在圖14.1上方的箭頭；現在我們要花一些時間將焦點放在下方（反方向）的連結。

> 我們邀請自己，直接將注意力放在產生想法的**感覺**：與其被想法糾纏，我們探索其他的可能選擇：「我現在感覺如何，特別是在這個時刻？」這麼做時，我們可能發現比之前浮現更多的感覺。

舉例來說，如果想法是「我很沒用，我從來都沒有辦法完成一件事」，那麼我們可能會掉入一連串過度反覆思量的「瀑布」當中，反覆想著這樣的失敗會

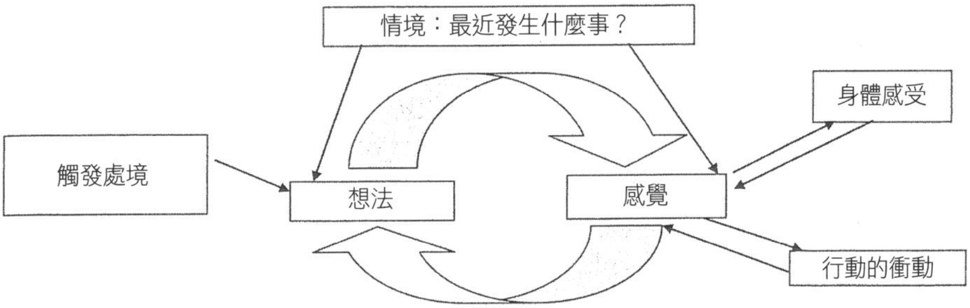

圖14.1　想法和感覺。
在第六週，我們特別聚焦在底部的箭頭：感覺如何產生想法。

讓我們成為怎樣的人。將焦點放在驅動這個惡性思維循環的感覺，給了我們另一個立足點。負面想法和感覺層層疊疊，如瀑布一般，而我們就站在瀑布後方，更清楚地看見它們的力量，同時不被捲入其中。

我們曾經在第二週課程（第九章）提到這位學員露易絲，她從這方法得到助益。當她情緒低落時，會難過好幾個星期：她知道，在一般狀況下，她將會再一次落入漩渦。曾有一次，她跟其中一個孩子在醫生的辦公室，她感到壓力，因為需要請假到這裡來，心裡一下想著：「我的老闆會怎麼說？」一下又想著：「為什麼我不可以來這裡？我有權利這麼做。」一直這樣想下去。

處理低落的情緒時，她告訴自己不要再那麼笨了，然後她留意到正在發生的事，但不是用過去的那一套。她先靜下來，清楚看見當下的感覺：生氣、疲憊、困惑，並且擔心她的孩子。之後，她感到自己的心放寬了，能夠說出：「有這種感覺不要緊；沒有關係的。」她允許這些感覺就只是在那裡，不再拼命將它們趕跑。這些感受以她後來所謂的「神奇」方式消散了。她這一輩子從來沒有經驗過這樣的狀況。

因此，認知治療和正念認知治療，兩者都強調我們最好將想法視為內心活動，我們通常和這些活動如此靠近，以至於很難去了解它們只是心裡的活動。正念取向提供了一個明確的焦點，讓我們能夠跟想法產生不同的關係。正念並不強調蒐集證據來支持或反對想法，也不以應答作為與想法保持距離的第一步。相反的，它鼓勵人們帶入不同的態度，透過不同的注意力品質，來和想法產生關聯；將想法觀察為整體的一部分，雖然我們不知道想法從哪裡來，但現在想法需要被指認出來，並用溫柔與接納的態度來對待。

請注意，這裡將想法強調為「整體套組」的一部分。如果回到圖14.1，我們能清楚看到，想法和感覺如何用某種特定的方式引起身體感受和衝動反應，但要讓這個圖變得完整，就必須要了解：（1）情境有其**脈絡**——最近發生的事會影響到我們的心情（這一點稍後再談），以及（2）**從**身體感受和衝動而來的回饋迴路，會作用**回到**我們的感覺。

根據這個觀點，我們所經驗到的「情緒」，是一個裝有想法、感覺、身體感受和衝動的**套組**。這個套組內的成分糾纏在一起，往往很難區分它們——然而，學習接近且探索它們，我們就可以看見不同要素之間如何彼此增強、放大，並且加強我們的痛苦，同時也可看到為了修補痛苦所造成的損壞。一旦清楚看到這一點，我們就比較容易減少投注精力去應付這些情緒，不再以為它們好像在述說關於世界與自我、過去與未來的真相。我們也讓自己停止被它們控制，或至少能夠在當下看到這種控制傾向的浮現。一旦能夠從這個觀點，也就是從瀑布的後面來看待我們的負面想法，我們對想法所產生的情緒反應將會很微妙地發生重要變化。

> 正念取向鼓勵人們將想法視為整體套組的一部分，雖然我們不知道想法從哪裡來，但現在想法需要被指認出來，並用溫柔與接納的態度來對待。

看清「心智錄影帶」的內容

正念導師賴瑞・羅森柏格（Larry Rosenberg）[95]指出，當我們能花很多時間觀照自己的內心，看到過去同樣的想法一再地跑出來，我們就不會再上鉤了：「這就好像看了五次或十二次

《亂世佳人》（*Gone with the Wind*），不管你看多少次，或許第十一次的時候感覺還很棒，第十二次就不是了。你就不再在乎了。你心裡出現的就像是電影，如果你真的有在看的話。」（p.142）

將熟悉的思考型態命名，能夠讓我們在想法被啟動時將它們指認出來。我們可以說出：「喔！我知道這卷帶子，這是我的『無法忍受上司』影集，或是我的『沒人知道我多努力工作』影集。」這不必然會將這些影集刪掉，即使關掉了它也很快就會再回來，就像是假日播放的兒童節目一樣。差別就在於我們看待它的方式：一種方式是將之視為必須嚴肅以待的事實，例如馬上打電話向老闆抱怨；另一種方式則是任由它在腦中播放，直到「電池耗盡」或它自己停止播放，就不會再影響我們了。指認出這個熟悉的思考型態，知道它對我們的傷害，能夠讓我們了解，不喜歡或不想要這樣的心理狀態出現，是沒有關係的。如此的指認，可以將我們從這個想法的固著特質中解放出來，很諷刺的是，將我們從對它的厭惡感中獲得解脫。

對我們的想法採取這樣的立場，並不是自然產生的，對於進入憂鬱中的人，某些想法的威力非常強大，要將它們視為「只是想法」是極大的挑戰。此外，很多人並沒有經驗到心裡面出現這樣的想法。他們可能用影像或圖像來「思考」。比如說，覺得被朋友拒絕，他們可能不會有「我的朋友討厭我」這樣的想法。但是「內心之眼」可能看到這樣的景象：朋友們聚集在角落，彼此有說有笑。

很多學員注意到，身體感受似乎經常受到想法牽動。而想法的出現也可能是在對覺察到的感受做出反應：「為什麼我有這種感覺？」「因為年紀，我的精力已經大不如前。」「如果這次的頭痛不消失，我就要取消晚上的計畫。」採用正念的方式來接近這些想法，我們並不需要對感受與感覺採取跟平時不一樣的作為。我們可以想像自己在電影院或劇院中，螢幕或舞台上正上演的，即是我們心中來來去去的想法。我們也可以把想法看成是「來自後方」，可能某位觀眾的輕聲耳語。（例如「感覺不是太好。」「根本就沒有必要這樣做。」「這沒用，幹嘛還要做？」「快要痛死我了！」「我希望練習快結束。」「這太難了，我永遠都不可能做好，一切都不會有什麼改變的。」）這些想法很難被視為心理活動，因為它們並沒有出現在我們所觀看的「舞台上」。

因此，帶領人會指出，有些想法來自其他「地方」，而這些想法能夠透過我們「觀察念頭」的練習而被放入「雷達範圍」（換個比喻）。我們邀請學員想像戲院有環繞的立體聲，或想像他們就坐在河床，河流的一部分可能從他們身後流過，因而容易被他們錯過，但看不見的溪流仍飄流著一些落葉。但是，我們也要指出，這並不容易做到，在課程的早期，一次只要練習三到四分鐘就好。

在家練習的報告

過去一週，學員在某幾天進行正式練習時，沒有使用錄音引導。這顯然對一些人來說相當困難，他們發現自己就是無法專注。一系列的負面想法和影像會出現，許多都是充滿自我批評和對現狀的直接反應。

在這個案例中，請注意這位學員所遇到的困難，如何因為想法而被放大。首先會出現的是明顯的對比，前一週的經驗這麼好，現在卻讓人大感失望；其次，如果她不能夠「做好」練習，再做下去也是沒用的：

學員：我這個星期過得糟透了，完全沒做練習，也都沒辦法讀任何書。之前幾週都很好，我真的很投入，但現在，我無法專注於任何事。

帶領人：你覺得原因是什麼？

學員：我真的不知道。我猜想只是因為寂寞。我一向都很忙，但先前有騰出時間，刻意騰出時間，因為我很享受練習，這是屬於我的時間。

帶領人：對，但當你最需要時，卻失去了它？

學員：是的。這星期有幾次，我試著在工作時練習，但就是無法做到。我的心思無法集中，它不斷跑走。

在這個例子中，**事實**（她的心經常跑走）跟**詮釋**（這意謂著「我辦不到」）混淆在一起。帶領人在這裡有一個選擇。他可以指出「事實—詮釋」的議題，或是強調實際上該怎麼練習。他決定先選擇後者。

「沒關係。我覺得特別是在這個練習階段，真正重要的，是別認為你一定得要坐下來，並且要能『做得很恰當』。在你所安排的時間中，就只是坐著，並且觀察心念遊走，都比完全不做練習好得多，即使在這樣的情況下，要求自己練習並不容易，但這是最佳的練習時機之一。實際情況是，如果你事後回顧，就會了解到，相較於感受到祥和與平靜，靜坐練習時讓各種事物大量來來去去，這樣的時間是同樣、甚至更為珍貴的。」

之後，帶領人找到機會，再回去談想法如何與事實混淆。

「經常，當我們在練習而心念卻四處遊走時，我們會感到生氣和挫折。這些想法和感覺就像是巨大的瀑布，而我們感覺彷彿被水的力量沖走。在這個時候，盡你所能，看看是否能站到瀑布後方，觀察這些想法和感覺，包括可理解的挫折感。想法和感覺奔流過你身邊，與你非常接近，你感受到它們的力量，但它們並不等於你。」

以上這幾點，都可能在每週課程開始的靜坐修習之後，或在家練習的討論中出現。回想學員在一天之中固定練習三分鐘呼吸空間，或無論何時在困難出現時，就練習呼吸空間。這麼一來，練習逐漸變成處理困境，包括負面思考時的重要「鷹架」，待會兒我們就會討論到這點。現在，我們要探索另一種方式來說明本週的核心主題：看待想法的替代方式。

情境、心情和想法密謀遮擋替代觀點

我們的同事哈格瑞婭戊斯（Isabel Hargreaves）設計了以下的「心情與想法」練習，為學員說明感覺能夠決定我們如何思考特定的情境（以下例子經哈格瑞婭戊斯同意而改寫）。帶領人發給每位學員一張紙，上面寫著一個故事情節：故事版本一寫在紙的正面，版本二則寫在背面。學員先寫下他們對版本一的想法，然後再寫下對版本二的想法。

故事版本一：

「你剛剛和同事在工作上發生口角，你的情緒正低落。不久之後，你在總務處遇到另一個同事，他迅速衝過，說他沒空。你會想到什麼？」

故事版本二：

「你和同事剛剛因為工作的好表現而受到讚賞，你正感到高興。不久之後，你在總務處遇到另一個同事，他迅速衝過，說他沒空。你會想到什麼？」

在隨後的討論中，學員比較不同故事情節所帶出的想法和感覺。請留意，這並不單純只是一個場景的正面詮釋，對比另一個場景的負面詮釋。通常跟第一個情境相關的想法是，因同事匆促離開而感到被拒絕或受傷害；而第二個故事情節裡同事匆促離開，帶出的想法則可能是這個人感到嫉妒、好奇或擔心自己的福利受影響。

學員：在第一種情況，我心裡會一直想著，為何我的同事沒和我說話，而在第二種情況，我就只是接納，沒有其他想法。

帶領人：因此，我們有完全相同的客觀情境（實際發生的是，這個人說他沒空停下腳步，然後就跑走了），但至少對部分的人而言，我們看待情況的心理框架會創造出完全不同的詮釋，以及一套不同的感覺。這顯然說明了：我們認為某件事是怎麼樣，不表示它真的如此。

心智框架

想法帶有可靠性，我們相信想法。但回想我們之前所說的，想法是心理活動，它包含了一顆現實的種子，周圍被推理的驅殼給環繞住。我們有能力對一個相同的處境進行許多不同的解釋。如果這些解釋是透過我們的心智框架所決定，當我們處在負面的心智框架時，就可能陷入心智框架所製造出來的詮釋驅殼，於是情緒更糟，變得沮喪。

因此，我們第一步要做的，就是徹底的覺察想法和事實之間的差異。正念練習的要點之一，就是要看到這個差異；我們將念頭看做是覺察範圍中來來去去的事件；我們留意到念頭的內容，和它所承載的「情緒負荷」，之後，我們將注意力帶回到呼吸。盡我們所能，不要被一連串的念頭帶著走，只要告訴自己「喔，這裡有另一個念頭出現」；之後，溫柔並堅定地將注意力放回到呼吸。

這裡的重點是，我們對於事件的解釋所反映出來的是我們如何看待這件事情，更甚於事件本身為何。我們已經清楚知道，思考會影響感覺，但這裡有一項新的要點：我們如何思考，也取決於背景的心情，或我們思考的當下所處的「情境」。

> 感覺「產生」想法。我們所思考的內容，取決於我們思考當下的心情。

無論是從憂鬱症恢復的人，或是正處在憂鬱中的人，都必須明白**想法非事實**。對同樣的事件產生不同的解釋，而不同的解釋取決於前一刻發生的事，這就意味著，我們的想法所告訴我們的並非唯一的真實。這個練習告訴我們，想法是在若干因素的影響之下所產生的詮釋，包括受我們過去和現在心情狀態的影響。即便我們的想法如此令人信服，也不會因為這樣就能讓想法成為真實。

本週課程所要帶給學員的訊息，立基於第二週和第四週的課程，關於想法—詮釋和我們心情之間的連結。本週課程多加了什麼？首先，如同我們在「約翰在前往學校的路上」這個例子中所看到的，我們對事物的解釋是如此快速，已經構成了我們在每一個當下理解外在世界的一個部分，以致於我們無法看到，對事物的解釋如何影響我們對情境的反應。其次，本週課程聚焦於心情如何產生想法：感覺（經常因為最近發生的事情所產生，或是受到過去事件的提醒）能夠決定整個心的框架，進而決定心中浮現哪一種想法和解釋。再者，本週課程也讓我們了解，為什麼要將想法看成心理活動，是如此困難。**因為想法出自於情境和感覺，對我們而言，它們似乎像是真的：它們躲在難以辨識出的情境中，巧妙偽裝自己。**

那麼，下一步是什麼？

當學員感覺到正要被想法擊敗的時候，會認為需要即刻做些什麼。因此我們強調，呼吸空間（無論多短暫）永遠是可以採取的第一步。跳出自動導航，把注意力轉移到呼吸之前，先將覺察帶到當下所升起的整體想法—感覺—身體感受「套組」，這樣，學員就有更大的機會指認出此刻發生了什麼事，而不是捲入問題。一旦提起覺察力，我們就感覺到更多選擇的存在，也就知道該如何回應。

> 當想法快要將我們壓垮時，進行呼吸空間（無論多短暫），這永遠是可以採取的第一步。

可以想像這樣的圖像，呼吸空間就是一道門，門後有幾個通道，我們可以選擇如何往下走。在第五週課程，我們探索了如何在呼吸空間中，看看任何困難的想法對**身體**所產生的影響，並以開放的態度來面對重複出現的念頭和感覺所帶來的身體感受。在接下來的課程，我們將會探討在呼吸空間之後，人們如何選擇要採取的**行動**。在這個章節，我們的焦點是，如何用最好的方式處理想法。最重要的是，覺察選擇的存在。但傳遞的訊息還是一樣：將呼吸空間當作第一步。

進行呼吸空間之後，如果負面想法仍然存在，而學員希望將焦點放在想法，那麼，下一步有幾個可能的選擇。首先，學員可以使用認知治療師發展出來的一些工具，來覺察帶有強烈情緒負荷的連串想法[96]。想要自行運用的人，可以參考本週的學員講義：

1. 就只是在你的覺察範圍中，看著念頭來來去去，不需要認為你必須追隨它們。
2. 觀看你的念頭，特別是負面的念頭，將它們當作是心理活動，而不是事實。有可能，某個念頭「活動」經常帶來強烈的感覺。因此，很容易讓我們將這些念頭想成是真實的。但是，你還是可以決定這個念頭的真實程度有幾分，也可以決定要如何處理這個念頭。

3. 將你的念頭寫在紙上，這麼做讓你能夠用一種比較不帶情緒、較易承受的方式來看待念頭。此外，在念頭的串流當中暫停下來進行書寫，能夠讓你在這個片刻，從更廣大的視角來看待原先的念頭。

4. 帶著慈悲，將注意力放在引發該念頭的感覺，問自己：「此刻，內心的感覺如何？」「什麼樣的感覺，會產生這些念頭？這是什麼？是恐懼？孤單？憤怒？還是難過？」「身體這個部位產生的是什麼感受？」「現在，我如何用最好的方式，照顧自己？」

隨著時間進展，學員開始可以將思考**視為一項活動**，就只是知道它正在發生。這麼做能夠顯露出思考的過程，但又不會讓我們迷失在想法的內容之中，或掉入想法試圖告訴我們的一切。如果學員能夠採用這個方式來看自己的思考經驗，就能夠讓自己做出選擇：哪一些想法需要行動，哪一些則只需要讓它過去。

根本之處在於，如果我們能夠這樣辨識出內在的自我對話，就可以將自己放置到一個較佳的位置，**選擇**接下來要怎麼做。當我們注意到念頭蜂擁而至，可以練習一下呼吸空間，如果需要的話，接下來有幾件事可以做。不只是觀察自我對話，或只是將念頭寫下，我們還可以將覺察帶到想法背後的感覺，盡我們所能，用溫柔的態度去探索：「或許還有其他方式來看待此刻在我身上發生的一切。」

最後，仔細關照感受和想法，給自己一個片刻，採用不同的觀點來看待困難，這麼一來，壓力就不會這麼大了。例如在工作上被老闆批評，與其讓它像滾雪球一樣變得令人防衛和不安，我們可以提起正念，在說話之前看到自己的最初反應，然後有自覺地說出該說的話，也因此更有效溝通。

重點在於：**所有的想法都是心理活動。（即便這個想法說它自己不是！）**

「跟想法的另類關係」，不只是應答

許多人都說，將呼吸空間當作處理負面思考的第一步，是很有效果的。但我們必須要很謹慎。嘗試使用呼吸空間來強化我們對想法的對抗，以及運用這個方法來跟想法建立不同的關係，這兩者之間存在微妙卻重要的差別。第一種狀況只是嘗試為負面想法找到更多聰明的應答，這可能會帶來更大的無望感。

在以下的謄稿中，請注意這位學員開始時只是試著在「應答」負面想法，後來才能夠將想法視為只是想法。特別是，請留意「應答」模式的危險，它太過容易讓人陷入自我批評；而「將想法視為想法」的模式，則會帶來不同的基調。

學員：我從一早就知道，這一天會過得不順利。

帶領人：從一醒來就不順利嗎？

學員：呃，開始時可能還不錯，但一整天下來就變糟了。有時候，早晨的第一件事就糟透了。有時候，我會對自己感到越來越挫折，因為做不到自己覺得應該有能力做到的事。在這個時候，我提醒自己，這並不是我的錯，隔天或是幾小時後情況就會改善。這麼做會有幫助。

帶領人：所以，你會用這些想法，來挑戰自己原本的想法？

學員：是的，而且我會用呼吸空間來處理這種事……還有過去發生而現在已經不重要的事，或不應該是重要的事。某人不懷惡意所說的話，卻突然傷了人，你知道的。這些話沒有惡意，而我也不該認真看待。我會突然想到，某人在兩個星期前說的話——「我猜她的意思一定是這樣或那樣。」「為何她要那麼說？」而我的心念，就會不停地快速奔走。

帶領人：心念會注意到這樣的小事？

學員：是的，而且你知道，這真的很蠢。有那樣的想法，並且讓它不停地在腦海裡繞來繞去，這完全是件沒有意義的事，但情況確實如此。

請注意到，在這個時候，她看來似乎正在把呼吸空間當作一種工具，以讓自己「鎮定下來」。這位學員顯然掙扎著想要跟她的負面想法保持良好的關係，而且她有自我批評的傾向——「這真的很蠢」、「這完全是件沒有意義的事」。但是，呼吸空間後來的確讓她連結到課程的其他面向。

學員：我也會想到那句話：「想法不是事實。」對吧？這句話正合我意。「想法不是事實」，還有下半句是說「即使這個想法說它是真的。」我覺得這句話真不錯（**笑**）——「想法不是事實，即使這個想法說它是真的。」因為，如果你頭腦裡有這樣的想法，你會說：「好了，那個想法不是真的。眼前才是事實，你就在這個房間裡，看著身邊這一切的美好事物。」

然後，另一個念頭又會進來：「但她真的那麼說了，那件事情的確發生過。」然後，我就會注意到下半句：「……即使這個想法說它是真的。」（笑）接著，我會進行呼吸空間，通常會發覺，這樣的想法已經消失了。

指認出復發特徵

我們在第三章回顧的研究指出，經歷多次憂鬱症之後，就會越來越自發地陷入憂鬱狀態。憂鬱情緒快速增強，似乎不需要外在因素的觸發。這意味著，當心情穩定的時候，能夠事先指認出這個狀況，意識到那些暗示著憂鬱症正在發展的（心理或身體）變化，這是非常重要的。在早期辨識出復發的訊號，學員就能夠進入到較佳的位置來運用自己持續練習的技巧。這些復發的訊號，也就是所謂的「復發特徵」對每個人來說都是獨一無二的。

請注意，我們認定憂鬱症將會再度出現，而我們正在做的是，學習如何面對與處理它。以為上了正念課程就不會再難過，這是個錯誤的認定。重點在於，當憂鬱症再次發生時，我們學會用更好的方式照顧自己，並且將憂鬱症的範圍給描繪出來，那麼在這個歷程之中我們就可以少一些恐懼。

在本書的第一版，我們到第七週的課程才提到如何指認出這些警告訊號。但是我們從之後的教學經驗得到的結論是，最好可以早一點提出這些訊號；而第六週的課程中，討論到想法及如何將想法視為「內心活動」，剛好可以做為自然的引導，學習如何利用負面的想法（及其頑固程度），作為憂鬱症的警告訊號。它們可能警示了淪陷的傾向——被拉回老舊且無用的思考型態，而這樣的思考型態可能加速復發。

我們在課程中設計了一項練習來檢視復發的徵兆，這個練習最好以兩兩一組或小組的方式進行。小組要做的是，列舉出憂鬱症可能再次復萌所出現的具體警告訊號。完成之後，帶領人將部分的訊號寫在黑板上。以下是其中一堂課的例子。

- 看到負面想法和感覺開始占據，而且發現它們很頑固，很難驅離。
- 對自己和他人變得煩躁。
- 退出社交參與，就只是「不想要看到人」。
- 睡眠習慣改變。
- 飲食習慣改變。
- 容易疲倦。
- 放棄運動。
- 不想要處理事務（打開信箱、付帳單等等）。
- 拖延工作期限。

每個人心情逐漸惡化的訊號組合都不一樣，這些訊號暗示著即將到來的憂鬱症復發或再發——這就是為什麼我們稱之為「識別標誌」。對這些訊號適度覺察，而非過度警覺，是我們要達到的重要平衡。然而，只是注意到這些改變並不足夠。健康的時候，列舉這些訊號很容易，但是當我們心情開始惡化時，可能就不再相信留意這些訊號會有什麼樣的用處。回想一下，無望感是憂鬱症「領域」的一部分，而無望感會讓我們覺得沒有一樣練習值得去做，感覺「我又回到原點」。因此，我們鼓勵學員善用目前的意向，把「照顧好自己和他人」列入自己的計畫中。學員需要問自己兩個問題：「過去是什麼在阻礙我留意或關注這些感覺（像是推開、否認、分心、用酒精麻痺自己，或爭辯及責怪家人同事）？」以及：「我如何能夠將家人納入我的早期警訊系統，以偵測復發訊號？」我們使用第一份「明智處理不愉快和憂鬱」工作單（第六週課程——講義4）。學員可以在課程中開始這項作業，之後在家完成。

為未來作準備

本週課程結束後，只剩下兩堂課。因此，在這個時候，我們讓學員有足夠的時間來探索，如何用自己的方式讓練習成為生活的一部分。為了協助大家，帶領人提供正念練習的引導錄音；十分鐘與二十分鐘的靜坐修習錄音；以及只有鈴聲做間隔的錄音，讓學員以最少的引導進行個人練習。我們請學員從這些練習，或早先學到的練習當中，選擇自己所要的練習組合，每天最少做四十分鐘。

這裡所蘊含的訊息是，我們帶著學員探索不同的練習方法，就是為了讓他們建立長期的練習。正念是一種生活方式，而不是短期用來「治癒問題」的療法。越能將正式練習融入自己的生活，變成像是刷牙或洗澡這樣的日常事務，那麼，這八週課程當中帶來的改變就越有可能延續下去[97]。總而言之，練習的「日常性」才是最重要的，而不是在意哪幾種練習要做多久。有些人可能接收到這樣的訊息：「除非我繼續一天四十分鐘的練習，否則無法保持良好狀態。」

這並非我們所要傳達的。但是，我們越來越相信，弄清楚未來要怎麼做，這是很重要的：每天挪出一些時間，體驗「同在」而非「行動」模式，是我們送給自己最棒的禮物之一。如果我們希望在一天中的**所有**時刻都保持正念，那麼在一天中找一些時刻來練習**只是**保持正念，這是很有幫助的——在這樣的時刻中，允許自己跟內在最深刻、最美好的部分相遇，並獲得滋養。

第六週課程——講義1

第六週課程摘要：想法非事實

如果觀察我們在不知不覺中花了如此大的力氣在不請自來的念頭上，這真是令人驚奇——「做這個、說那個、記住、計劃、一定要這樣、評判。」這些想法具有讓我們瘋狂的潛力，而它們確實經常如此。

——瑟夫．葛斯汀[89]

想法有非常強大的力量，影響我們如何感覺、如何行動。這些想法往往受到激發，然後就自動運行。但是一次又一次的，我們覺察到穿梭在心中的想法和影像，然後將注意力帶回呼吸或回到此時此刻，我們能放下想法，也因此能夠和想法產生距離，並獲得洞察。這麼做讓我們看到，或許可以用其他方式來思考我們的處境，讓自己從蠻橫專斷且自動「跳到心中」的固有思考形態解脫出來。最重要的是，我們最後理解，在最根本處**所有想法都只是心理活動**（包括那些說自己不是的想法），**想法並非事實**，而且**想法不代表我們**。

想法和影像經常提供一些跡象，讓我們知道內心深處發生了什麼事；我們能夠「掌握到它們」，以便從不同角度來觀看它們；而且，當我們很熟悉自己內心「前十名」的習慣性、自動化、無益的思考型態時，就更容易覺察（並改變）那些導致情緒漩渦的歷程。

尤其重要的是，覺察到可能妨礙或破壞我們練習的想法，例如「沒有必要做練習」，或是「練習不會有效的，何必呢？」這種悲觀、無望的想法形態，是憂鬱情緒狀態下最明顯的特徵，會讓我們停止採取行動跳脫情緒狀態。所以，我們必須將這樣的想法視為「負面思考」，不要自動地放棄運用善巧的方法，來改變我們的感覺方式。

想法產生行動，行動導致各種結果。我們要投入哪種想法？我們重要的課題，就在於清楚地看見想法，以便讓我們能夠選擇要對哪個想法產生行動，對哪個想法不予理會。

——瑟夫·葛斯汀[89]

第六週課程——講義2

用不同方式看待你的想法

以下是一些處理想法的做法：

1. 就只是看著它們出現和離開，不要感覺到自己必須跟隨它們。
2. 看看是否可能留意到那些產生想法的感覺：即「情境」，你的想法在情境中形成一連串事件的環節。
3. 觀看你的想法，將它們當作心理活動而不是事實。這個活動有可能經常跟其他感覺一起產生。這容易讓我們將想法當成是真實的。但還是要由你來決定，這個念頭是否為真，你要如何處理這個念頭。
4. 將你的想法寫在紙上，這麼做讓你能夠用一種比較不帶情緒且易於承受的方式來看待念頭。此外，在念頭的串流當中暫停下來進行書寫，能夠讓你在這個片刻，從更廣大的視角來看待

部分依據 Fennell。**96**

原先的念頭。

5. 對於特別困難的念頭，或許需要在平衡和開放的心理狀態中，刻意地再次看看它們，將此當作你靜坐修習的一部分。讓你「睿智的心」提供它的觀點，或許在想法出現時，標記出當下的感覺，盡你所能，對它保持好奇心：「哎呀，這是難過」；「憂鬱的聲音出現了」；「這是熟悉的、刺耳又嚴厲的聲音。」**面對想法的主要態度，是溫柔的興趣與好奇心**。

第六週課程——講義3

復發預防

當憂鬱症可能試著再次掌控一切時，你的警告訊號是什麼（像是變得煩躁；減少社交接觸，就只是「不想要看到人」；睡眠習慣改變；飲食習慣改變；容易筋疲力盡；放棄運動；不想要處理事務如打開信箱、付帳單；拖延工作期限）？

設立早期警告系統——在下一個工作單上，寫下你應該要尋找的變化（在不勉強的情況下，納入**你可以分享生活的人**，一起協同努力來留意這些變化，而且，以後遇到復發的徵兆時，用回應，而非反應的方式來應對）。

第六週課程——講義4

明智處理不愉快和憂鬱——I

清楚看見（留意憂鬱症的第一個跡象）

這個工作單提供你一個機會，當憂鬱症出現時，增加你的覺察，知道發生了什麼。這裡的目的是，仔細地帶著好奇心，探討想法、感覺、身體感受和你的行為模式，它們會告訴你，你的心情正開始往下掉。

對你來說，什麼會誘發憂鬱症呢？

- 誘發物可以是外在的（發生在你身上的事情），或是內在的（如想法、感覺、記憶、憂慮）。
- 不只留意大的誘發物，也留意小的——有時候，看起來很瑣碎的事情，能夠激起往下沉的情緒漩渦。

當你第一次感覺到心情向下沉的時候，什麼樣的想法出現在你的內心？

有什麼樣的情緒升起？

身體感受到什麼？

你做了什麼，或想要做什麼？

有沒有任何舊有的思考或行為習慣，可能不經意地讓你陷入在憂鬱之中（如過度反覆思量，嘗試去壓抑或逃避令人痛苦的想法和感覺，一直對它奮戰而不是接納和探索它）？

第六週課程——講義5

第六週課程後的在家練習

1. 從新的正念練習或之前的練習（錄音音軌4、10和13）中，選取你想做的練習，每天至少做四十分鐘（例如二十分鐘加二十分鐘）。在「在家練習記錄表」中寫下你的反應。
2. 三分鐘呼吸空間——常規版（錄音音軌8）：在你預先決定的時間當中，一天練習三次。每次練習後，在「在家練習記錄表」中圈選R；寫下你的心得或困難。
3. 三分鐘呼吸空間——回應版（錄音音軌9）：如果你選此練習（見第五週課程——講義2）：**每當你注意到不愉悅感覺**，就進行練習。每次練習後，在「在家練習記錄」表的適當日期中圈選X；寫下你的心得或困難。如果在呼吸空間練習之後，負面想法還是存在，你可以運用第六週課程——講義2所提供的一些觀念，以獲得對這些想法的不同觀點。
4. 完成你在課堂上開始進行的「明智處理不愉快和憂鬱工作單——I」。如果你願意的話，請納入家人和朋友。如果你的心情低落時，他們也可以留意到早期的警訊。

第六週課程——講義6

在家練習記錄表——第六週課程

姓名：＿＿＿＿＿＿＿＿＿＿

將每一次的練習經驗，寫在在家練習記錄表。此外，也記下在家練習中出現的各種狀況，以便下一次碰面時討論。

星期／日期	練習（是／否）	心得
星期三 日　期：＿＿＿＿	選擇做何種正式練習？ R R R X X X X X X X X X X X X	
星期四 日　期：＿＿＿＿	選擇做何種正式練習？ R R R X X X X X X X X X X X X	
星期五 日　期：＿＿＿＿	選擇做何種正式練習？ R R R X X X X X X X X X X X X	
星期六 日　期：＿＿＿＿	選擇做何種正式練習？ R R R X X X X X X X X X X X X	

星期日 日　期：_________	選擇做何種正式練習？ R R R X X X X X X X X X X X X	
星期一 日　期：_________	選擇做何種正式練習？ R R R X X X X X X X X X X X X	
星期二 日　期：_________	選擇做何種正式練習？ R R R X X X X X X X X X X X X	
星期三 日　期：_________	選擇做何種正式練習？ R R R X X X X X X X X X X X X	

R，三分鐘呼吸空間—常規版；X，三分鐘呼吸空間—回應版。

第六週課程——講義7

從想法後退一步

能夠將你的想法看成只是想法，想法既不是「你」，也不是「真實」，這麼做會帶來一種獲得自由的感覺。舉例來說，如果你有這個想法：今天你一定要完成某幾件事情。你不將這樣的想法視為想法，而是視之為「真實」並做出行動，這麼一來，在這個當下你已經創造了一個真實，在此之中，你真的相信這些事情都必須在今天完成。

病人彼得曾經歷心臟病發作，希望能夠避免另一次發作。有一天，他在晚上十點時還在車道上打著泛光燈洗車，這一幕震撼了自己，他恍然大悟——實在不必這麼做。這一整天下來，他不斷地認為每一件事應該要如何做，因此才會出現這個場景。看到自己正在做這件事時，他同時也看到自己無法去質疑原先這個深信不疑的想法，認為今天的每件事都應該要完成。他已經如此深信這個想法，而無法看見它的真實性。

如果你發現自己有類似的行為，你可能也會感覺到壓迫感、緊張和不知為何產生的焦慮，就跟彼得一樣。當你做正念練習時，如果出現「今天必須要完成多少事」這樣的念頭，你必須對它仔細聆聽，將其視為一個念頭，否則你可能會進入想法，在還沒有發現的時候，就做了一些事情，完全沒有覺察到你決定要停止正念練習，只是因為一個念頭穿過內心。

另一方面，當這樣的念頭出現，如果你能夠退後一步，清楚地看著它，那麼你就能夠排列事情的先後順序，能合理決定什麼才是真正需要去做的。你將會知道，在一天當中，何時跟它停止關係。因此，將想法當作是想法，這個簡單的動作能夠將你從往往被想法所扭曲的現實中解放出來，讓你的生活有更清楚的視野，有更大的掌握感。

從思考心智的蠻橫專制中解脫出來，這是直接從正念練習本身帶來的結果。當我們在每一天當中花一些時間，處在沒有行動的狀態底下，觀察呼吸的流動，以及心靈和身體的活動，同時不陷入在這些活動之中，我們就是在培養平靜與正念，兩者攜手同在一起。當我們的心變得穩定，也比較不會陷入思考的內容，就增強了心的專注與平靜的能力。如果我們能夠在每一次的想法出現時，都將它當作是想法，同時登錄它的內容，且辨識出它加諸在我們身上的力道，以及內容的真實性，那麼我們就能將想法放下，回到呼吸和身體感受，如此一來，我們就是在增強正念的能力。我們變得更能夠瞭解和接納自己——不是變成我們想要的樣子，而是實際上的樣子。

源自卡巴金**67**，一九九〇年版權為藍燈書屋所有，經載爾出版社（藍燈書屋的一個部門），允許而改寫。源自 Segal, Williams和 Teasdale（2013）。版權為 The Guilford Press 所有。購買此書者，允許影印此講義，只能做為個人使用。購買者可由 www.guilford.com/MBCT_materials，下載較大版本之講義。

第六週課程——講義8

聯想的火車

心用思考的運作方式，滲透我們整個生活；無論有意識還是無意識，我們都花了許多時間，甚至生命的大部分時間在思考。然而，正念修習是一個不同的過程，它不涉入推論式的想法或反思。由於正念修習不是想法，而是透過靜默觀察的連續歷程，讓新的理解得以產生。

我們不需要跟想法作戰，不需要跟它們爭鬥或評判它們。相反的，一旦我們覺察到想法出現，只要選擇不要跟隨它就好了。

當我們迷失在想法當中，對想法的認同感變得強烈。想法將我們的心一掃而空，並且將心帶離當下，瞬間就被帶到很遠的地方。我們跳上一輛聯想的火車，渾然不知自己已經在車上，更不知道這輛車最後駛向何處。一段時間之後，我們可能清醒過來，發現我們已經想了好一陣子，在車上好一段時間了。當我們從這列車走下，比起我們剛跳上車時，已經進入了截然不同的心理狀態。

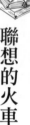

現在，花幾分鐘直接看著心中升起的想法。在這個練習，你可以閉上眼睛，想像自己正坐在電影院一片空白的螢幕面前。就只是等待想法出現。由於你什麼事都不做，只是等著念頭出現，你可能更快就能夠覺察到念頭。是什麼樣的念頭？想法有什麼變化？想法就像是魔術表演，當我們迷失在其中時，它看起來很真實，但一經檢視，卻又很快就消失了。

但是，那些會強烈影響到我們的想法，又如何呢？我們看著、看著、看著，之後，突然間——咻！我們消失了，消失在一個想法之中。這是怎麼一回事呢？是什麼樣的心理狀態，或是某種特殊想法，會一次又一次地將我們抓住，以致於我們都忘了，這些念頭只是飄過的空洞現象？

讓人感到驚奇的是，原來我們不知不覺地將多少的力氣，花在不請自來的想法上：「做這個、說那個、記住、計劃、非這樣不可、評判。」這些想法擁有讓我瘋狂的潛力，而它們確實經常這麼做。

升起的是哪一種念頭，以及想法對我們生活的衝擊，端賴於我們如何瞭解事物。如果我們的心很清明，有足夠的空間，只是看著念頭出現和消失，那麼不管是什麼樣的念頭出現在心中，都不會有什麼影響；我們可以將想法視為終將結束的表演。

想法產生行動，行動導致各種結果。我們要投入哪種想法？我們重要的課題，就在於清楚地看見想法，以便讓我們能夠選擇要對哪個想法產生行動，或對哪個想法不予理會。

第十五章

一日正念練習

當我們在一九九三年開始這項計畫，嘗試將八週的正念減壓課程調整成預防憂鬱症復發的課程時，我們知道有一項重要的元素，但那個時候我們沒有辦法含括進來：即是在第六和第七週課程之間的一日正念練習，讓病人有機會在靜默和單純的狀態下練習。當時，在研究經費所贊助的隨機試驗中，我們必須顧及健康經濟學的議題（相較於其他治療方式，這額外增加的時間所帶來的直接成本與「機會成本」）。這意味著，我們需要將課程的成本和時間減到最低，因此沒有將一日正念練習納入課程中。然而，過去這十年來，我們所教授過的正念認知治療課程，有的加入了一日練習，有的則沒有，從中我們可以證明加入一日正念課程的好處。此外，將這一天的練習開放給過去所有參加過此課程的成員，健康經濟學的議題也就解決了。參與者可以透過一日的練習維持他們的健康，並且強化生活中的實踐，如果復發率因此而受到牽制，健康照顧的成本就降低了。（然而，請注意，在加入了控制組的臨床試驗中，我們還是沒有放入一日練習，因為在臨床試驗的設計，接觸病人的時數必須一致，測試組之間才能相互比較。）

跟正念減壓課程一樣，一日正念通常安排在第六和第七週之間，因為在第六週的課程結束時，病人已經接觸過所有正式的正念修習。在這個一日練習中學員有機會感受到，一個接著一個做完這些熟悉的練習，而且是在靜默之中完成，會有什麼樣的體驗（見圖15.1）。從另外一個意義來說，這樣的安排也很恰當。由於正念日通常安排在週末，這也代表了學員有意識地先將手邊的事情放下，以便讓自己從早上十點到傍晚持續專注於正念修習。病人可以穿著舒適、套層式的衣服，容易穿脫，以便在一天當中調節冷熱。他們可帶自己的午餐，包括飲料，也可帶雨衣或保暖的夾克，以備下雨或寒冷時想到戶外練習正念步行。在教室裡，我們提供墊子、坐墊和椅子，但病人可以攜帶任何他們需要的物品如枕頭、毯子或瑜伽墊，以讓他們在練習時感到舒適。

當大家都已經就緒之後，帶領人敲鈴，請大家靜坐幾分鐘。參加者簡短地相互介紹，之後帶領人歡迎大家，並討論當日課程進行的規則。這些規則的目的，是要簡化大家的相處，減少外在互動，以讓每個人更深層地探索正念修習。實際上來說，帶領人會要求學員在一整天當中不講話，也不要有刻意的眼神接觸。因為在一天的練習當中，總會有許多情緒或身體反應，禁語讓學員比較容易將能量投注在觀察內在所出現的一切。帶領人解釋，鈴聲代表一項練習的開始和結束（這樣學員就可以選擇不戴手錶），如果任何人遇到問題，或需要跟帶領人講任何事情，都可以私下進行。

練習的選擇和順序，可因應各種條

9：45-10：00	報到
10：00-10：05	5分鐘靜坐
10：20-10：50	靜坐修習：呼吸、身體、聲音、想法和無揀擇覺察
10：50-11：30	正念伸展
11：30-12：00	身體掃描
12：00-12：05	午餐時間說明：將覺察帶到進食、品嚐、咀嚼、吞嚥，把動作緩慢下來
12：05-1：05	午餐：可自行選擇在室內或室外，之後進行正念步行
1：05-1：20	短時間靜坐
1：20-1：50	正念步行
1：50-2：20	山式冥想
2：20-2：40	正念伸展
2：40-3：00	靜坐或延長版呼吸空間
3：00-3：30	兩人一組回顧一天的經驗
3：30-4：30	團體討論

圖15.1 一日正念練習時間分配範例

件而改變。這是我們所使用的時間表。第一個練習是三十分鐘的靜坐修習，將專注力聚焦在呼吸、身體、聲音、想法和無揀擇的覺察。病人先將注意力聚焦在一個特定的覺察對象，例如呼吸，然後再移到較大的覺察空間，在每一個當下所出現的任何經驗，都能夠成為覺察的對象和焦點。接下來，再進行四十分鐘的正念身體伸展；緩慢、溫柔的引導，總是留給人們空間來傾聽身體。身體掃描則是午餐前的最後一個練習，這樣的安排，是為了讓學員體驗到靜止時的身體覺察，以及正念伸展時身體費力動作時的覺察，兩者之間的對比。

至於午餐時間，帶領人強調，這段時間屬於病人自己，但要繼續保持靜默。他們受邀探索用比較緩慢的速度吃東西，慢慢地培養好奇心、咀嚼、品嚐和吞嚥，探索食物帶來的經驗。依據場地的不同，學員可選擇在教室裡吃午餐，或到外面吃，吃完之後可以選擇在附近進行正念步行，時間到了再回來。如果到外面去，他們可以戴上手錶，自己掌控時間。

午餐之後容易疲累，所以在簡短的靜坐之後，我們做正念步行，學員找一條可以走大約十步的路徑，中間沒有東西阻礙，以便讓他們來來回回地練習（見第四週課程，講義2）。再一次，當走路的動作緩慢下來之後，重量從一隻腳轉換到另一隻腳，抬起腳趾、放下腳跟，感覺到身體在移動，這些身體感受會變得更明顯。走路變成就只是走路，學員可能會發現，不需要去思考什麼，走路的動作就可以持續進行；這是一個機會，對那些我們認為理所當然的動作，培養每一個當下的覺察。

山式冥想[66]是這一天最後一個新的正式練習。我們讓坐姿體現山的形象，感覺到自己正扎根、連結到大地，並且向天空矗立。這項練習讓我們具體感覺到，不論內在的「天氣系統」如何，疼痛的感受或擾人的思緒如何來來去去，我們仍舊可以安然地坐在大地之上。山式冥想之後，團體繼續進行正念伸展，接著再一次的靜坐（或是少量引導的延伸版呼吸空間練習），結束禁語的一日練習，接著進行討論。

討論時，我們請學員兩人一組，輪流分享他們對今天課程的反應；一個人先說，另一個人傾聽，然後再交換角色。為了避免教室裡的能量瞬間爆發，學員用很輕柔，像是在講悄悄話的方式輪流傾聽和分享。轉換到大團體分享時，就可以用自然的音量說話；他們在大團體中分享當天的經驗，以及自己如何在日常生活中練習。

正念認知治療課程結束後的後續練習

如同任何短期的治療，有一些病人總是覺得正念認知治療課程結束得太快，而帶領人經常會被要求舉辦後續的團體會面。學員一起走過了八週的旅程，如今要放下團體中相互支持的氛圍，出現這樣的反應是可以理解的。但是這也反映了另一個事實——參加過課程的學員，往後能夠一起練習的機會非常有限。因此，我們舉辦一日正念時，也邀請過去的學員回來跟目前課程的學員一起練習。我們歡迎舊學員回來，透過幾個小時的共同練習，能夠形成一種共同體和相互的連結。

另一個後續行動的可能，是在正念認知治療團體結束之後的一年內，再額外安排兩到四堂課。這做法一般只應用在隨機試驗的團體，在社區的課程則較少這麼安排。這些額外的課程跟一般的正念認知治療課程一樣，病人在課堂裡進行正念練習，討論課程結束之後，與憂鬱症干擾保持距離時的挑戰與發現。許多病人發現，重溫練習技巧，並和其他人分享，這樣的做法對他們很有幫助（見圖15.2）。請注意，最好在課程一開始時就決定要提供幾次的後續課程。當然，這些後續課程，通常只開放給該次團體課程的學員，所以無法滿足其他的舊學員。

第三種做法涵蓋的範圍較大，就是每星期或每個月固定的靜坐修習，重點在於練習多於討論或經驗回顧。其中一種形式是，一個小時的練習中，二十分鐘做正念身體伸展，二十五分鐘進行靜坐修習，然後十五分鐘討論。牛津正念中心所採用的另一種形式是，每週一次的傍晚（6:45PM）團體共同練習，開始時帶領人先做三十—四十分鐘的練習引導，之後有個茶點「小聚」，接著是四十分鐘的禁語練習。有些人全程參加，有些人就只是參與前半部或後半部。這種形式的團體共同練習，可以開放給所有過去參加過正念認知治療的「畢業生」，好處是可以長期

0：00	歡迎 練習 靜坐：呼吸、身體、聲音、念頭。可選擇在靜坐結束時，唸一首詩
0：35	簡短的練習回顧
0：45	回家練習回顧 兩兩一組→大團體 在課程結束之後，你的練習經驗為何？ 你留意到什麼？
1：05	行動計畫回顧（靜思→恢復、回顧） 兩兩一組→大團體 是否有困難的情境出現，情緒低落的時候？ 你如何回應？ 你學到什麼？ 如何將你的行動計畫融入生活？
1：25	非正式交談，茶點
1：45	靜坐，結束

圖15.2 正念認知治療課程後續聚會的時間分配範例

進行，也可以由學員自己來組織。此外，學員也會希望得到其他中心的一日練習或靜坐團體的訊息。

最後，在一些課程中，第八堂課結束時，帶領人會送給學員每人一本《是情緒糟，不是你很糟：穿透憂鬱的內觀力量》（*The Mindful Way through Depression*）[76]，作為「旅途中的糧食」。這本書附上卡巴金唸出的正念練習，因此學員可體驗到另一個不同的聲音引導。在八週課程結束時，學員不管翻開這本書的哪一頁，都會認得一個常見的型態，或熟悉的教導。這個課程已經讓學員明白，他們並不孤單，他們所以為的怪癖或自己獨特的缺陷，在許多受苦的人身上是如此常見，而這本書也提及了這一點。領悟本身即帶來解放。無論是課程或是這本書的內容，並沒有停止於此：它們將這樣的領悟與理解，和練習結合起來，透過練習，邀請我們一次又一次地提起勇氣，轉向我們最深的痛苦，清楚地看見會讓痛苦加重的心智模式，然後將溫暖的關注與悲憫，帶到我們的經驗，讓我們能夠更全然地安住在自己的生命裡。

第十六章

「如何用最好的方式照顧自己」

第七週課程

花一些時間，想想你在平時的工作日所做的事情。如果你在一天當中似乎花許多時間做同樣的事，試著將這些活動分解成較小的部分：跟同事說話、回電子郵件、沖泡咖啡、建檔、文書處理、吃午餐。晚上和週末呢？你又在做些什麼樣的事情？在你的心中或在一張白紙上，列出你所做的活動，當中有哪些事情會提升你的心情、給你能量、滋養你？又有哪些事情讓你的心情消沉或耗盡你的能量？

這個練習協助我們辨識日常活動和心情之間的緊密連結。善巧地運用日常活動，是認知與行為取向憂鬱症療法中的核心面向。現在我們將它編入正念認知治療的課程中。

對憂鬱症採取行動的重要性

當我們開始這個計畫，準備發展一套課程來幫助人們預防憂鬱症復發時，我們的第一想法是：發展一套維持型的認知行為治療。這個取向的首要焦點是，教導人們注意憂鬱症復發的早期徵兆，然後採取行動避免負面情緒升高。如同你現在所見，這個課程的最終樣貌採用了較少的認知行為治療元素，而以正念取向為主。

但是從一開始我們也關注到不能忽視的一點——認知治療中許多重要的元素一起作用時，確實能降低復發的機會。認知行為治療是一種實證且以行動為導向的方法，最近有關行為活化（behavioral activation）的研究顯示[98]，行動的元素是認知行為治療中的重要部分。依循這樣的取向，病人回家時的功課不只是覺察自己的思考型態，還要覺察生活中的活動（做哪些事情會維持他們的憂鬱症，不做哪些事情會讓心情有所改善）。學會監控日常活動，讓病人有能力注意到，在哪個時刻他們的生活開始變得無法控制。

> 監督我們的行動時，我們變得更能覺察到生活的型態——做什麼事情會維持某種心情狀態，而沒有做什麼樣的事情時會改善狀況。

然而，認知行為治療和行為活化治療並不僅止於監督活動，它們還安排活動。「採取行動」的主題是無所不在的，這是作為抵抗疲憊或負面心情的方法；或者在認知行為治療中，這是測試負面想法、信念或態度是否具有真實性的方法。我們認為這一點很重要，必須納入正念認知治療。有時候，特別是病人受到憂鬱症威脅而感到難以承受時，我們需要探索怎麼樣的活動能對他有所幫助[99]：或許是活動量需要增加，或許是活動的品質需要改善。

照顧好你自己

阻擋學員去留意復發警訊和採取行動的絆腳石是什麼？知道這一點是非常重要的。除非學員逐漸學會好好照顧自己，不然再多對復發訊號的覺察和行動的計畫，都可能無法對發生在學員身上的一切產生作用。（關於這點，在本週課程中我們可以唸一首詩，例如瑪麗・奧麗佛的《夏日》〔*The Summer Day*〕；請見筆記16.2）。學員會找出千百種理由，認為自己不配好好休息或享受喜愛的事物，特別是當他們心情低落的時候。我們回想一下認知行為治療如何處理這樣的狀況。認知治療當中極富創造力的一點是，它不會讓病人等到自己想做什麼時，才去做。

相反的，認知行為治療會幫助每個病人確定非憂鬱狀態下的行為與活動，然後與病人協同合作將這些活動放置到每天的常規活動當中。

筆記16.1 第七週課程的主題和課程內容

主題

當情緒正在消沉的時候，運用善巧的行動來照顧自己。有意圖的善巧行動能給憂鬱的心情往上拉一把。學會認出個人警示訊號的形態，我們就能夠更迅速有效地回應低落情緒。練習呼吸空間之後，我們透過能產生愉悅感和勝任感的行動，或者清楚專注的正念練習，體貼地照顧好自己。

進行項目

- 三十到四十分鐘的靜坐修習——覺察呼吸與身體；覺察我們內心對升起的想法、感覺和身體感受所做出的反應，因而知道自己是如何看待經驗；特別是當練習中出現困難情境時，留意困難對身體產生的作用，以及身體對此之反應。
- 練習回顧。
- 在家練習回顧（包括短式正念練習和呼吸空間）。

- 練習探索活動與心情之間的連結（請見第七週課程——講義3）。
- 當心情變得令人難以承受時，如何規劃最佳的活動安排：
  - ○ 重新平衡讓你感到滋養和耗能的活動。
  - ○ 列出讓你愉悅和產生勝任感的活動。
- 以三分鐘正念呼吸作為「第一步」，再決定是否採取正念行動。
- 確認行動，以處理復發或再發的威脅（第七週課程——講義4）。
- 三分鐘呼吸空間或正念步行。
- 分發第七週學員講義。
- 在家練習作業：
  - ○ 從所有不同形式的練習中，選擇你想要固定進行的日常練習。
  - ○ 三分鐘正念呼吸—常規版（一天三次）。
  - ○ 三分鐘正念呼吸—回應版（留意到有不愉快感受時，就進行此練習）。
  - ○ 發展行動計畫，以便在心情低落時使用。

個人準備和計劃

除了個人準備，記得帶黑板或白板和書寫用具到課堂，以進行「活動與心情的連結」和「行動計畫」練習。你也受邀請來唸瑪麗·奧麗佛的詩《夏日》。

第七週學員講義

第七週──講義1　第七週課程摘要：「如何用最好的方式照顧自己？」
第七週──講義2　當憂鬱症難以抵擋時
第七週──講義3　耗竭漏斗
第七週──講義4　明智處理不愉快和憂鬱──II
第七週──講義5　第七週課程後的在家練習
第七週──講義6　第七週在家練習記錄表

筆記16.2 《夏日》

誰創造了世界？
誰造了天鵝，還有黑熊？
誰造了蚱蜢？
這個蚱蜢，就是
從草叢騰飛而出的那個，
在我手上吃糖的那個，
下巴前後移動而非上下移動的那個──

用碩大而複雜的眼睛東張西望的那個。
現在她抬起蒼白的前臂透徹地洗臉。
現在她拍打開翅膀，飄浮而去。
我不確知什麼是祈禱。
可我知道如何專注，如何倒入
草叢，如何在草中跪倒，
如何停下來領受祝福，如何漫步穿過田野，
我已經終日如此。
告訴我，還有什麼我應該去做？
難道不是萬物最後皆死，而且太快？
告訴我，你打算做些什麼
用你野性而寶貴的生命？

（梁元譯，引自 http://www.poetrysky.com/quarterly/29/oliver.html）

一般狀況下，我們會等到想要做一件事情，然後才去做；在憂鬱狀態下，我們必須在想要做某件事**之前**，就要先去做。重要的是，不要等到自己**想要**做什麼時，才去做。相反的，不管如何我們就是去做了——當作是一項試驗，看看我們會發現什麼。

很重要的是，認知治療師了解憂鬱症會反轉我們的動機歷程。一般狀況下，我們會等到想要做一件事情，然後才去做；在憂鬱狀態下，我們必須在想要做某件事之前，就要先去做。此外，憂鬱時的倦怠和疲憊會誤導我們。當我們沒有憂鬱時，倦怠意味著我們應該要休息，在此狀況下，休息讓我們煥然一新。然而在憂鬱時，休息實際上會增加倦怠感。憂鬱症的疲憊並非一般狀況下的倦怠；它所需要的不是休息，而是增加活動，即便只是短暫的活動。在這個時刻，「照顧好」自己的意思是持續留在活動中，即使你的心情或是想法似乎在告訴你說這麼做沒有用。

憂鬱症的疲憊並非一般狀況下的倦怠；它所需要的不是休息，而是要增加活動，即便只是短暫的活動。

正念認知治療是專為經歷過數次憂鬱症發作的人而設計的，因此只有當學員在能夠公允看待事物時，了解到自己在憂鬱時的態度和現在的態度之間的不同，成員才有可能了解「照顧好自己」這個訊息的意涵。然而，學員總是不願意將時間花在自己身上。實際上，我們許多人都是這樣。

安娜的故事

安娜日間的工作是秘書，但她很熱衷溜冰，也在夜間參加許多課程。她尤其喜歡和同學一起去比賽，而即將到來的週末有一場比賽。安娜工作壓力也很大，她一直告訴自己，她有能力表現得更好。換裝準備上場時，她意識到自己正想著：她並不是厲害的溜冰選手，在比賽中得高分的機會渺茫。

在過去，安娜會無法承受這樣的想法。過去幾年，她多次放棄喜歡的活動，因為覺得將時間花在自己身上是自我放縱，尤其是有工作壓力的時候。安娜覺得她應該把全部時間花在為公司做額外的工作。

這一次，安娜覺察到自己低落的心情，決定進行一次呼吸空間練習。她敘述著如何覺察並認出心中出現的種種反應，然後把注意力帶回到呼吸。最後，她把注意力擴張到整個身體，並注意到這對想法和感覺的影響。安娜說，她可以藉此後退一步，看到她此刻經驗背後的更大圖象。她知道自己很狹隘地看待比賽，就只專注在要求好表現。她也覺察到，自己的疑慮來自於在工作上遇到的矛盾，而不必然跟她所喜愛的溜冰有關。

呼吸空間使安娜能夠採取另一種觀點來看待她對於自己的嚴苛想法，即便是在絕望之下還是能做出行動計畫。她了解，雖然疑慮的想法可能還是跟隨著她，但她依然可以出場比賽。安娜說，用較寬廣的觀點來看待發生在自己身上的事，她就可以更清楚認識到當下該做的事，也就是出場比賽，並且盡力表現。這給她帶來更大的熱忱，更盡力參與比賽。

之後，顯然呼吸空間不僅帶給安娜一個停頓，還將她連結到常規的正念練習，這樣的練習已經變成她新的日常作息中重要的一環。彷彿在那短短的呼吸空間練習中，她已經能將在較長、較正式的正念練習，以及課堂練習時所發現的「寬廣觀點」，帶入當下的處境。她發覺特別有幫助的是，靜坐修習結合「無揀擇覺察」地專注在呼吸上；也就是說，不論在每個當下經驗到什麼，都能夠成為專注力的焦點和對象，就像對待呼吸一般。我們要做的是，觀察內心出現的任何事物，並允許它們停留在覺察之中，不加以批判，不被它左右。安娜驚訝地發現，我們對平時每個當下的經驗，賦予了多少意義，比方說，聽著單純的聲音時。大部分時候，她並不知道聲音帶有任何的情緒色彩。然而對她而言，以這種方式聆聽，能讓她對情緒產生更大的覺察，尤其是憤怒和緊張。她也更能覺察到，緊張的時候她會繃緊身體的某個部位，這是個近乎反射性的動作，過去都沒有覺察到。

我們引導學員對這樣的感覺「開放」，「鬆軟」回應，這樣的指引讓安娜能與這些感覺共處更久的時間。帶領人的態度也很重要，鼓勵安娜用好奇心來觀察，允許她用較寬廣的觀點來看待這樣的經驗。她發現帶領人提出的問題，也成了她的問題：這個想法或感覺，正在吸引她的注意力嗎？對於這個經驗，她注意到了什麼？這樣的想法或感覺持續了多久？是否改變或維持相同？伴隨當下的體驗，她是否覺察到任何想法？想法若有消退，它是如何消失的？這些正式練習都是她可以隨時運用的，能夠協助她在各種情況下，對眼前所發生的一切產生更大的覺察。安娜在準備比賽時的經驗顯示，呼吸空間很有幫助，因為它連結著其他的正念練習，而不是一項獨立的「應急之道」，也不是被用來取代規律的正式練習。

安娜的經驗指出一項重要的議題：抱持「開放」的態度去面對困難的想法、感覺和身體感受，讓她更清楚地看見，自己何時容易陷入舊有且無益的思考方式。她開始能夠認出復發的跡象。但更重要的是，安娜認知到，心情低落的確會影響她從事有益活動的能力。注意到她故事開頭的描述：「過去幾年，她多次放棄喜歡的活動，因為覺得將時間花在自己身上是自我放縱，尤其是有工作壓力的時候。安娜覺得她應該把全部的時間花在為公司做額外的工作。」

安娜並非單一個案。憂鬱耗盡我們的能量，它讓我們喪失了在正常狀況下起床所需要的活力，以及持續度過一整天所需的能量。更糟的是，憂鬱會剝奪我們對平常喜愛事物的樂趣，就連想著這些樂趣，都會令人反感。安娜進行了一次呼吸空間，但在呼吸之後，她知道有時候採取行動才是最重要的：鼓起勇氣去做她不想做的事，這正是她的身心所需要的。

留意活動與心情之間的關連

為了介紹這個主題，在本週課程開始的靜坐修習，以及對該練習和在家練習的探問之後，我們邀請學員進行本章節開頭所描述的練習：靜默地反思，之後寫下一天之中固定會做的活動。

學員表列完後，將活動分類為N（nourish），即帶來滋養的活動，以及D（deplete），即讓我們的精力減損或耗盡能量的活動。

接下來，每位學員可以審視一下N組活動和D組活動之間的平衡。有時候，學員覺得某個活動該歸在哪一組，要視情況而定——例如取決於心情或其他外在的條件。這時候，帶領人鼓勵學員探問：「它取決於什麼？」從中提起好奇心去瞭解，是什麼因素讓同樣的活動從N組轉變成D組，或從D組轉變成N組。

完成後，學員組成兩人一組或小團體，互相提問以下問題：

「對於滋養我的活動：我如何改變以讓自己有較多時間來多做這些活動，或者當我做這些事時，如何對它們有更大的覺察？」

「對於讓我減少精力、耗盡能量的活動：有什麼好方法能讓自己少做這些活動，或者學會更有技巧地處理它們？」

當在課堂中進行這項練習時，經常出現一個現象：對耗能的活動總是會產生更大的覺察，對滋養的活動則覺察力較弱。

「我醒來時總是覺得半死不活，拖著自己下床真是件可怕的事。」

「我匆忙送孩子出門上學，感覺很不好，這讓我能量消失殆盡。但有時候，若不需要一大早就得上班赴約，我就能比較從容，然後我和孩子可以多說說話，這樣真的很棒，感覺被滋養。」

在課堂中，有時候我們會使用另一個方法，即「耗竭漏斗」（請見第七週課程——講義3），來討論這些事。

心情走下坡時，採取行動

下一個步驟是鼓勵學員去探索他們可以如何處理那些可能會導致憂鬱的低落情緒；他們可以從自己的直接經驗中，得知哪些活動可能帶來最大的助益，然後培養這些活動，作為心情惡化時能運用的調適工具。把這些工具隨時準備好，意味著學員在面對憂鬱「領域」內的負面想法（例如「何苦做這些練習呢？」）時，更有可能堅持運用這些工具。透過相互討論，並清楚看到行動與心情之間的連結後，學員接著提出一些方法來改變自己所做的事情，及如何做事情，以讓他們能夠處理低落的心情。讓我們從如何做開始，然後再討論做什麼。

善巧處理每日生活

憂鬱最常見的現象是無望感；還有，為了自己好而尋求的改變，比如花更多時間在自己身上時，總帶來罪惡感。

「在生命中有些事情，你是沒有選擇的，比如你必須去工作。」

「多數人沒被教育要多花時間在自己身上。」

「只有當你履行了對他人的義務，或做好了你的工作，你才能夠做一些對自己好的事情。」

「我必須在媽媽、職業婦女、太太和家庭主婦的角色之間保持平衡。我怎麼還有自己的時間呢？」

「我的父母已經年邁，需要照顧。如果我將自己放在第一位，這是不對的。」

這些說法，顯示我們在多數時候一直在承受不同力量的拉扯。然而，我們的確也注意到另外一個面向：這些說法似乎非常普遍，意味著事物不會有改變的空間。在這裡，我們看到的是無法改變的僵局。如果我們想要讓事物變得不同，但是想法卻告訴我們事情是不會改變的，這麼一來我們就被卡住了。但是，如果我們更能夠去覺察當下所發生的一切，開始「品嚐這顆葡萄乾」，自己更專注在忙碌當中，情況又會怎樣呢？即使事情變得再混亂，是不是也有可能「尋找到空間」，以致於「照顧好自己」不再是一個額外的選項？採取行動，從留意到身邊所發生的一切開始。

以賈姬為例，她在忙碌的病房中任職護理師，如她所說的，她總是在一件接著一件事之後，「被擊倒在地」。她似乎沒有一點時間可以放鬆，更何況坐下來正念呼吸。但是當她開始將更多注意力放在忙碌之中，她注意到，即使在最忙亂的時候也能打開一點點空間。她舉了一個例子：她必須打電話給醫院另一個部門的同事要某個病人的檢查結果。她打了好幾次都沒人接聽。她手邊有許多事情等著要做，還要等待另外一個部門的人接起電話，這往往是工作中最讓她感到挫折的事。她開始生氣。

之後，她停了下來。這三十秒的時間，她不需要匆忙；在喧擾的一天當中，這是一個潛在的靜默時刻。她開始將沒人回應電話當作是一個機會，將自己抽離出來，進行呼吸空間練習。漸漸的，她開始注意到，有很多時刻是她可以抽離出來的，像是推著藥車在走廊上緩慢移動，或是走到病房另一頭去探視病人家屬的過程。在這之前，她一直以為正念練習的最好時機，是在午休或上廁所的時候。現在，她懂得尋找在一整天「中間」的那些空間，這樣的空間能夠轉化她接下來一整天活動中的想法、感覺和行為。

這麼一來，她找到了方法讓她「轉向」面對經驗，而不是逃脫、避免。這正是我們要學員去做的事：把握住日常生活中的困難狀態，以及對這狀態的信念和期待，並且向它們靠近一點。畢竟，這是我們在過去六週以來的練習中，對身體感受、感覺和想法所做的事。劃出憂鬱症的範圍，運用呼吸空間，更清楚地看見所發生的一切，現在是考慮採取行動的時刻了。

帶來改變的行為：專注在勝任感和愉悅感

難過的時候，有兩種活動能夠提升心情，但憂鬱症卻會在暗中破壞。第一種是能夠給人們愉悅感的活動。一旦陷入憂鬱，要享受他們曾經覺得愉快的事情，就變得更困難（例如和朋友出去吃頓飯；好好洗個澡；吃好吃的甜點；買一些你覺得很有意思的東西）。

第二種被憂鬱症破壞的有益活動，就是會給人帶來勝任感的活動。這些活動給人的滋養，就在於促成一種成就感，或是讓人感覺到「我能搞定」。這包括寫一封信、填寫好報稅文件、購買日常用品，或是割一片草皮。這些活動本身或許並不愉悅，但是做了之後，你的世界裡有某些事情會變得不一樣。

擴張你的清單

因此，考慮要採取什麼樣的行動來處理低落心情時，學員回顧自己的日常活動清單，想想哪個活動會讓自己帶來愉悅感，哪些會產生勝任感，如何能夠增加更多的活動來加強這兩種感受。看著學員從自己經驗中列出的例子，是很有意思的。很多活動可能看起來很瑣碎（像是看影集、打電話給朋友），似乎沒有重要的需要被列入滋養活動或耗能活動清單。我們請學員擴展「滋養」活動的項目，在帶來愉悅感的活動旁邊寫上P（pleasure），產生勝任感的活動旁邊則寫上M（mastery），無論那是多麼微小的活動。

如何運用到每日生活中?

對學員來說，下一步，學員要從中選擇一些活動，安排到未來的生活中（同時將活動細分成幾個小步驟），這樣才不會被遺忘。

呼吸空間：加入行動步驟

呼吸空間的核心涉及三個步驟：（1）指認出此刻內心和身體所發生的一切，（2）將專注力帶到呼吸，（3）將注意力擴展到全身。心情低落時，第一步總是進行呼吸空間。

接著，我們選擇下一個動作：可以將注意力放在身體（見第五週課程，第十三章），或想法（見第六週課程，第十四章），或是在第七週課程之後，將注意力放在採取正念的行動。

在這裡同時具有一般性和針對性的訊息。一般性的訊息是：提高每一個當下的覺察力，在每一個時刻帶著正念，決定我們真正需要的東西，於是我們就能運用活動來讓自己變得更為覺察和警醒，並且調適我們的心情。針對性的訊息則是：憂鬱的心情不能夠被忽略。我們必須時時刻刻選擇下一步要做的明確行動。基於憂鬱症的本質，這樣的明確性變得更重要。

學員在呼吸空間的練習中，重新連結到更廣闊的覺察之後，如何採取善巧的行動？我們為此提出了一些建議（第七週課程──講義3）。如同在處理憂鬱感受時所看到的，進行讓人愉悅的活動，或產生勝任感的活動，會特別有幫助。然而，當心情低落時，要進行讓人愉快或增加勝任感的事情，會變得特別困難。我們在講義中納入額外的素材，讓學員閱讀之餘，也和課程外的伴侶、家人分享。不管採取什麼樣的行動，重點在於念念分明地行動，並自問：「現在我需要對自己做什麼？現在我如何用最好的方式照顧自己？」回答這些問題時，你必須知道，你可能一點都不覺得自己正在做什麼事，但是，去做一些什麼，不管這些事看起來是多麼微小的一步，對你的健康和安適來說都是跨進了一大步。

心情低落時，如何採取行動

以下的「撇步」對某些人可能有用，讓你知道哪些活動行得通，哪些行不通：

- 盡你所能，將你的行動當作是一項實驗，不要預先判斷行動完成之後會有什麼感受。帶著開放的心，來看待行動之後是否帶來幫助。
- 將一項活動分解成幾個比較小且較容易處理的步驟，可能是就時間而言（先花幾分鐘做某件事，然後允許自己停下來）或是就活動而言（先做某個較大活動中的其中一部分；像是清理書桌的一部分，而不是一整張書桌）。
- 考慮多一些活動，不要將自己的喜好限制在少數活動。有時候，嘗試新的行為本身就是件有意思的事。「探索」和「探問」經常會削弱「退縮」和「躲避」的反應。

- 不要期待奇蹟。盡你所能執行你所計劃的內容。也不要期待你的新做法會戲劇性地改變事物，這會為自己添加額外的壓力，而且也是不切實際的。相反的，活動的幫助在於建立你的整體控制感來面對心情的轉變。活動也可以讓你看到，平時所做的正念練習如何影響你的行為。
- 請記住，不要等到你覺得想行動時才去做。

應對復發／再發威脅的行動計畫

本週課程的目標，是要讓學員擬定一些具體的計畫，以處理升高的脆弱性。這個基礎工作到這個時候已經完成。現在，學員填寫這個工作單（見第七週課程——講義3），然後採兩人一組或小團體的方式，討論彼此的行動計畫。在此要檢視的是，他們採取了哪種具體的策略，而更重要的是，考慮到可能讓學員沒有辦法依計畫行動的障礙，以及如何克服這些障礙：

- 第一步總是進行呼吸空間。
- 第二步，學員選擇運用過去所學過的練習，讓自己盡可能地沉靜下來（例如：聆聽正念練習的錄音；提醒自己在課堂中所學到的；確定哪些對他們有幫助；回到課程中所聽聞到或閱讀過且傳遞課程重要訊息的內容；提醒自己，現在感覺雖然非常強烈，但是需要做的事情，跟過去練習時並沒有不同。）

- 第三步則是採取行動，特別是那些在過去會帶來**愉悅感和勝任感**的行動，即使現在做這件事情看起來似乎微不足道（見第七週課程——講義1）。將活動分解成小部分（例如：完成任務的一部分，或限制自己只用較短暫且較能掌控的時間來進行）。

重點在於，讓過去的復發經驗成為你的老師。有些學員決定給自己寫一封信，內容包含行動列表，並且指示至少要選擇一項行動，即使在憂鬱狀態下他們並不想要做任何的事。然後，學員將信封存起來，只有當他們開始感覺到憂鬱時，才打開這封信。學員們認為這是最好的一個方法，讓他們可以從辛苦得來的智慧中獲得好處，這樣的智慧在他們需要的時候，不一定能隨手可得。

學員們指出，最糟糕的時間點，經常是憂鬱症不預期地來到。例如，對很多人來說，早上醒來是一個非常脆弱的時刻。即便過去不曾憂鬱的人，在醒來之後的這段時間也是非常難度過的；身體需要時間來甦醒，而一天零零總總的計畫卻又充斥在心裡面，一種預期的耗竭感油然而生。對曾經憂鬱的人來說，早上起床的時刻像極了憂鬱症發作時的症狀，並且會引發巨大恐懼，擔心憂鬱症是否要再次降臨。

在這些時刻，我們鼓勵學員開始做呼吸空間練習。做完之後可以問自己：「現在，我如何用最好的方式善待自己？在這一刻，什麼是我可以送給自己的最佳禮物？」探問具體的問題是有幫助的：「我不知道這樣的心情要持續多久；我如何好好照顧自己，一直到這樣的情緒離開？」在這些情境，負向思考總會讓人感到難以招架，學員可以在這個時刻觀察自己的心，看看是否有被拉入反芻式思考的傾向（「為什麼我會有這樣的感覺？」「我是怎麼搞的？」「我應該要比現在更好。」「好的父母應該要精力充沛，幫孩子準備好去上學，我沒做到，我是不是一個不好的家長？」）。

許多學員說這個做法非常有幫助：刻意地將注意力轉移到身體，花些時間，帶著溫柔和好奇心觀察心情如何影響身體感受，在哪個部位產生影響，以便讓我們知道如何「開放」與「柔軟」。這麼一來，學員發現比較容易做出清楚的決定，知道下一步要怎麼做。

在這裡我們試圖要表明的是，當事情變得很艱難時，我們要做的就只是專注在每一刻，「盡你所能，掌握住每一個當下」。處理困難時刻的品質，即使只是轉變一％，那也是重要的轉變，因為此刻的結果會改變下一刻、再改變下一刻，一直下去；一個小的改變能夠對結果產生巨大的影響。

運用在家練習，為課程結束後的日子做準備

這將是最後一次分發在家練習的作業，重要的是，學員要靠自己持續地進行規律練習（在第八週課程，我們會再一次回到這個主題，以提醒學員規律練習的重要性）。從現在到下週的課程之間，我們邀請學員花些時間，為復發預防擬定具體的計畫。

我們要學員從這個課程中所學習過的各種不同型態的正式正念練習當中，選出一個練習的組合，作為他們接下來的幾個星期中（或直到這個課程結束後的第一次後續聚會），每天固定會進行的練習；練習的時間可長可短。選定之後，就將這個練習組合當作是接下來一週的每日練習，並將反應記錄在在家練習記錄表。

我們為三分鐘呼吸空間附加了行動步驟，當學員留意到不愉快的想法或感覺出現時，就可以練習（詳細內容見第七週課程——講義1）。

最後，我們指導學員如何將家人納入，一起預防復發並且明智應對脆弱時刻。我們給學員的任務是，寫下行動計畫的建議，一旦學員或他們的朋友及家人注意到憂鬱症復發的早期警訊，就可以將這個計畫當成調適行動的依循架構。在這個時候，他們會被提醒要留意心的框架（「我知道你可能不會熱衷這個計畫，但是，我仍然認為你應該……」）。例如，學員可以進行正念步行、正念伸展、身體掃描或是相關的正念練習；提醒自己在課程中所學的內容，什麼部分會有幫助；進行正念呼吸，進入觀察身體的反應焦點，檢視想法或深思熟慮後的行動（如果必要的話，恰當地將行動分解成簡單的步驟）；透過閱讀，將自己「重新連結」到自己「睿智的心」，等等。帶領人務必在下一週，也就是最後一堂課，回顧這些觀念。

第七週課程——講義1

第七週課程摘要：「如何用最好的方式照顧自己」

每一個瞬間、每一個小時，乃至一年接著一年，我們實際上所**做**的，對我們的身心健康和善巧處理憂鬱症的能力，會產生非常強大的影響。

你可以試著問自己這些問題：

1. 在我所做的事情當中，哪些是在滋養我，讓我覺得自己真實活著，且活在當下，而非只是存在？（用N代表帶來滋養的活動）
2. 在我所做的事情當中，哪些讓我耗能，減損我真實活在當下的感受，讓我感到自己只是存在，甚至更糟？（用D代表耗能的活動）。
3. 我接受生活中有些部分是我沒有辦法改變的，除此之外，我是否能夠有意識地增加我的時間和精力來投入帶來滋養的活動，並且減少時間和精力去進行耗能的活動？

讓自己有更多的片刻活在當下，在這些片刻當中，念念分明地決定我們真正需要什麼，這樣，我們就能運用所進行的活動來達到更深層的覺察與清醒，並且調節心情。

這個做法適用在一般型態的日常生活，也可以用在可能導致憂鬱症的低落情緒出現的時候——運用每一天的經驗，來發覺並培養特定的日常活動，以便在心情變糟時作為調適的工具。

讓這些工具變得隨手可得，這意味著，面對來自「憂鬱領域」的負面想法時（「何必做這些事情呢？」），就比較有可能不受干擾地持續做這些活動。

例如，照顧身體和心理健康最簡單的方法，就是每天做運動——至少做十分鐘的輕快走路，如果可能的話，進行其他型態的活動如正念伸展、瑜伽、游泳、慢跑等等。當這些運動成了每天固定的例行活動，憂鬱的心情出現時，這些活動就成了可隨手運用的回應工具。

呼吸空間的練習提醒我們，當不愉快的感覺浮現時，便以這些活動來應對。

運用呼吸空間：行動步驟

在呼吸空間練習中連結到擴展開來的覺察之後，你可以進行一些**經過深思後的行動**。以下的活動特別會有助於處理憂鬱的感覺：

1. 做一件愉悅的事
2. 做一件讓你有滿足感或勝任感的事情
3. 帶著正念行動

問自己：此刻，我需要什麼呢？現在我如何用最好的方式照顧自己？

嘗試進行以下這些事：

1. 做一件愉悅的事情

善待你的身體：洗個舒服的熱水澡；小睡片刻；吃愛吃的食物，不需要有罪惡感；喝一杯妳最喜愛的熱飲；做個臉或修指甲。

進行一項你樂在其中的活動：散步（帶你的狗，或跟朋友一起）；拜訪朋友；投入你最喜歡的嗜好；種種花；做點運動；打電話給朋友；花時間跟你喜歡的朋友在一起；好好煮一頓飯；逛街；欣賞有趣或讓人開心的電視節目；閱讀帶給你愉悅感的書籍；聽美好的音樂。

2. 做一件會帶給你勝任感、滿足感、成就感或控制感的事情。

打掃房子；整理廚櫃或抽屜；寫寫信；做一些工作；付帳單；做些你已經拖延很久的事情；做些運動（**請注意**，完成一項任務或部分的任務時，恭喜你自己，這很重要；**將任務拆解成為幾個小的步驟，每一次就只是達成一步**）。

3. **帶著正念行動**（閱讀「活在當下」，第四週課程——講義5）。

將你注意力的全部，就只是放在你正在做……事情上；讓自己處在當下時刻；將你的心放在當下（「現在，我正走下樓梯……現在我可以感受到我的手握住的欄杆……現在我正往廚房走去……現在我正要將電燈打開……」）；當你在做其他事情的時候，覺察你的呼吸；走路時，覺察你的腳和地板的接觸。

記住

試著將你的行動當作是一項實驗，不要預先判斷行動完成之後會有什麼感受。帶著開放的心，來看待行動之後是否帶來幫助。

考慮多一些活動，不要將自己的喜好限制在少數活動。有時候，嘗試新的行為本身就是件有意思的事。「探索」和「探問」經常會削弱「退縮」和「躲避」的反應。

不要期待奇蹟。盡你所能，去執行你已經計畫的事情。但如果期待這麼做會戲劇性地改變事物，這是在為自己添加額外的壓力，而且是不切實際的。相反的，活動的幫助在於建立你的整體控制感來面對心情的轉變。

第七週課程——講義2

當憂鬱症難以抵擋時

有時候你會發現，憂鬱症的來到讓人出乎意料。比方說，你醒來時感覺非常疲倦，無精打采，頭腦中閃過無望的念頭。

當這個狀況發生時，你或許可以告訴自己：「我現在感到憂鬱，並不表示我必須要保持憂鬱。」

當事物像這樣無中生有地出現時，它們會讓每個人浮現負面思考。

如果你過去曾經憂鬱，這可能會激起你固有的思考慣性，而且特別具有破壞性：充滿著過度推論，預期憂鬱將會永遠持續下去，覺得自己又「回到原地」。如果你陷入這樣的想法，如此看待發生在你身上的一切，就會減損你想要採取行動的意願。

出現這些症狀，不代表憂鬱會持續很長的時間，也不代表你已經處在憂鬱症的發作狀態。

問問你自己：「我可以做什麼來照顧好自己，以度過心情的低潮期？」

進行呼吸空間，幫助自己專注。如此你就能從一個更寬廣的視角來看待你的處境。這樣的視角讓你覺察到陳舊的思考習慣正在拉扯著你，也讓你有能力採取善巧的行動。

第七週課程——講義3

耗竭漏斗

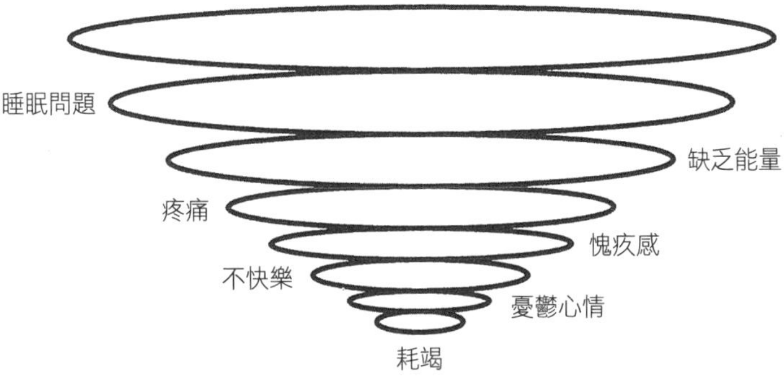

面積越來越小的圓圈，表示當我們放棄我們享受在其中但看來似乎「非必要」的事物，生活就會變得越來越狹窄。結果是，我們停止進行帶來滋養的活動，生活只剩下工作或其它壓力源，以至耗損我們的內在資源。亞斯伯（Marie Asberg）教授指出，會持續向下落入漏斗底端的人，有可能是那些認真工作的人，他們的自信緊密仰賴工作的表現（也就是經常被認為是最佳員工的人，不是懶惰的人）。這個圖也顯示學員所經驗到的「症狀」累積順序，當漏斗逐漸變窄，他也漸漸耗竭了。

第七週課程——講義4

明智處理不愉快和憂鬱——II

明智回應（留意到憂鬱症的第一個訊號時，照顧好你自己）

在第六週課程——講義4，你曾寫下會激發你的心情螺旋向下漩轉的事情，以及在心情向下沉的時候，會注意到的訊號（像是想法、感覺、身體感受）。在這張工作單上，我們要來仔細了解，當你發現自己處在這樣的狀況時，如何善巧回應。你可以回顧課程講義，提醒自己已經學過的內容，看看是否能夠發現有幫助的一些做法。

在過去陷入憂鬱時，你注意到什麼是對你有幫助的？

面對憂鬱症的痛苦，什麼才是善巧的回應？如何回應混亂的想法和感覺，而不讓情況變本加厲（運用你在課程中所學習到的）。

困難和痛苦時，你如何用最好的方式照顧自己（例如，會讓你感到緩和的事物，能夠滋養你的活動，你可以連絡的人，你能夠明智回應壓力的一些小方法）？

你的行動計畫

現在寫下你給自己建議的行動計畫，你可以將此當成調適的架構，一旦你或你的家人朋友們注意到早期的警告訊號時，就可以用來應對。（記得強調那個時候你可能會陷入的心智框架，像是：「我知道你可能不會熱衷這個計畫，但是，我仍然認為，你必須要……」）。舉例來說，你可能會寫下正念伸展、身體掃描或靜坐；接著，提醒自己，在課堂中所學到的有用內容；進行呼吸空間，讓自己可以回顧想法或決定後續行動；透過閱讀，將自己「重新連結」到自己「睿智的心」，等等。

提醒自己，在困難的時刻，你所需要的，就是你在整個課程中已經進行無數次的練習。

第七週課程——講義5

第七週課程後的在家練習

1. 從你已經學過的所有不同形式的正念練習中，安排出一個你想要每天固定進行的組合。請持續進行至我們第一次的後續課程。在接下來這星期的每一天，也請做這個練習組合，並且把你的反應記錄在「在家練習記錄表」中。
2. 完成你的行動計畫（明智處理不愉快和憂鬱——II，第七週課程——講義4），為將來心情變得令人難以承受的時候做預備。如果你願意，也可以將家人或朋友放到這個計畫中。
3. 三分鐘呼吸空間——常規版（錄音音軌8）：在你預先決定的時間當中，一天練習三次。每次練習後，於在家練習記錄表中圈選R；寫下你的心得或困難。
4. 三分鐘呼吸空間——回應版（錄音音軌9）：**每當注意到不愉悅的感覺出現時**，就進行練習。每次練習後，於在家練習記錄表適當的日期中圈選X；寫下你的心得或困難。

第七週課程——講義6

在家練習記錄表——第七週課程

姓名：＿＿＿＿＿＿＿＿＿＿

將每一次的練習經驗，寫在在家練習記錄表。此外，也記下在家練習中出現的各種狀況，以便下一次碰面時討論。

星期／日期	練習（是／否）	心得
星期三 日　期：＿＿＿＿	選擇做哪一種正式練習？ 常規版—R R R 回應版—XXXXXX XXXXXX	
星期四 日　期：＿＿＿＿	選擇做哪一種正式練習？ 常規版—R R R 回應版—XXXXXX XXXXXX	
星期五 日　期：＿＿＿＿	選擇做哪一種正式練習？ 常規版—R R R 回應版—XXXXXX XXXXXX	
星期六 日　期：＿＿＿＿	選擇做哪一種正式練習？ 常規版—R R R 回應版—XXXXXX XXXXXX	

星期日 日　期：________	選擇做哪一種正式練習？ 常規版—R R R 回應版—XXXXXX XXXXXX	
星期一 日　期：________	選擇做哪一種正式練習？ 常規版—R R R 回應版—XXXXXX XXXXXX	
星期二 日　期：________	選擇做哪一種正式練習？ 常規版—R R R 回應版—XXXXXX XXXXXX	
星期三 日　期：________	選擇做哪一種正式練習？ 常規版—R R R 回應版—XXXXXX XXXXXX	

R，三分鐘呼吸空間—常規版；X，三分鐘呼吸空間—回應版。

第十七章

維持與擴展新的學習

第八週課程

如果有一個方法，可以將這個課程所教過的核心概念都匯集在一起，這會是什麼方法呢？或許會是如此：與復發相關的自動化思考型態受到激發時，我們知道如何早一點發現這個狀況，並善巧回應。這些方法不否認問題確實存在，有待我們去處理；但也提醒我們有不同的選擇，其中一個選擇，就是以一種截然不同的方式去面對造成憂鬱症的原因，以及憂鬱症本身。我們不去過度反覆思量問題；不去問一些無法回答的問題如「為何是我？」或「是我哪裡不對勁才會這樣？」；也不會在失敗的想法中繞圈圈——因為我們有另一種選擇。

我們要做的是：將覺察到的一切，包括念頭、感覺和身體感受，放置在一個較為寬廣的覺察空間之中，透過呼吸，定錨在此時此刻。如同過去所見，我們從來不知道自己將會發現什麼！我們終將瞭解，並且在最深入的層次體驗到，我們的心智處理「每日生活事務」的能力遠比我們想像的更有智慧。學會相信我們心智的處理能力，不需要以另一種問題解決導向的心智模式來攪局，這對我們而言是不容易的。

> 我們的心智處理「每日生活事務」的能力遠比我們想像的更有智慧。

用電腦來做個類比或許會有幫助。許多人買電腦來處理相對簡單的工作，像是文書處理或帳戶資料。我們現在知道，一般桌上型電腦的絕大部分計算功能根本沒被使用。現在，想像我們的心理和身體也有類似的狀況：我們的身心系統裡有個「處理器」（「內在超級電腦」），如果你要它運作的話，它能夠協助我們處理生命中所累積的困難和問題；讓它運作，因為比起我們平時的做法，它能夠更睿智、更溫柔地處理事情；而這種不同的心智模式，其實一直都存在我們之中，只是被我們生活中的忙亂所覆蓋了。

不論這個類比是否奏效，真實的狀況是，並非所有的處境，我們都必須做些什麼去改變。在情緒的領域，事情經常不是依照邏輯的方式進行。或許在我們生活中的一些領域，我們越努力就會得到越多成就。但是當我們在處理那些不想要的感覺，或是對自己感到不滿的部分時，這樣的邏輯卻經常行不通。

如果我們把不愉快的感受推開，或者將之抑制，我們會因此而讓這些感受持續存在；這聽起來可能很弔詭。這是我們最不希望得到的結果，事情卻往往變成這樣。如果一心想要避免或「推開」，我們就無法理解這些經驗背後更廣大的脈絡。然而，一旦我們接受自己正在難過或焦慮，立即就會帶來改變。接受我們有某種感受，並不代表我們必須贊同這樣的感受，也不意味著最後會被它打敗，只能投降。恰好相反：接受當下的感覺，我們只是在告訴自己，這就是起始點。事實上，我們因而處在一個更好的位置來決定接下來要怎麼做。

> 如果我們把不愉快的感受推開，或者將之抑制，我們會因此而讓這些感受持續存在。

當然，決定要如何行動（要改變情況或者接受現狀）的能力，取決於許多因素，包括我們是否能在當下覺察到這個處境所需要的是什麼。有時候，**智慧意味著不要行動**。

或許我們的處境真的很困難或很混亂。如果是這樣的話，我們可能只是需要跟這樣的困難或混亂感受「同在」。「同在」並不表示咬緊牙根忍受一切。相反的，這意味著容許自己看清處境，並帶著溫柔和悲憫探索這個困難，以及我們對困難的反應。如此看著處境，可能會帶來不確定感，以及某個程度的焦慮。但是如果我們願意去體驗這「不知的心」，抗拒那些只是因為無法忍受不確定感而採取的行動，那麼我們將更有機會把事情看得清楚明白。

允許自己觀看當下的感覺，我們正提醒自己，**這就是我們的起始點**。我們擁有了更好的位置來決定下一步該怎麼做。

如果我們能夠有意識地去經歷混亂和不確定性，混亂會將我們帶向清明。我們的心傾向於衝動的作為，往往以行動來處理混亂所帶來的痛苦；我們總是可以回到呼吸，為這樣的心智傾向踩煞車。

回到原點

我們以正式的身體掃描練習，來開始這最後一堂課，這有一種回到原點的意味。接著，我們給學員一些時間來檢視他們在第七週課程以及後來的在家練習中，所擬定的復發預防行動計畫。再者，學員透過一項預先安排好的練習，引導他們回想自己在這整個課程的體驗。雖然最後一堂課總會讓人想到結束與分離，但這第八週的課程其實是一個開始，而不是結束。我們這裡所說的，並不受限於時間或期限，就如同卡巴金說的：「真正的第八堂課，是我們此後的生活。」

我們挪出一小段時間給學員，請他們說說身體掃描的經驗，但是不會進行完整的探問。

有意思的是，當學員們來到整個課程即將結束時，他們如何回應這個練習。學員對於如何訓練和掌握注意力，有了更具體的感受，現在他們看待身體掃描練習的方式，已經跟課程初期時不一樣了。這並不是說所有學員都會愛上這項練習。事實上，覺得身體掃描很無聊或冗長乏味的人，還是經常覺得如此。然而，不同的地方在於，他們已經不太會因為無聊而感到困擾。學員學會了用不同的方式來看待自己的心理狀態。他們比較能夠認識到，即便是這樣的「負面」經驗，也正在教導他們如何與無聊或乏味同在，這就是他們此刻的經驗。有些學員則表示身體掃描對他們非常有幫助，在家練習讓他們有機會以某種形式回到身體掃描所帶來的感受。對他們而言，再次在課程中進行身體掃描，能更肯定他們過去七週以來的練習。

筆記 17.1 第八週課程的主題和課程內容

主題

為新的生活方式做計畫。要維持並且擴展一種更為正念和關照的存有方式，需要清楚的意圖和計畫。將常規正念練習的意圖，連結到個人價值或是自我照顧的積極理由，這是有所助益的。

進行項目

- 身體掃描。
- 簡短練習回顧。
- 在家練習回顧（包括早期警訊和復發預防行動計畫）。
- 整體課程回顧：學習到什麼——兩兩一組，然後回到團體分享。
- 分發問卷給學員，以提供對此課程的個人意見。
- 討論如何以最佳的方式，保持七週以來正式與非正式練習中發展出來的動力。
- 檢查與討論計畫，將它們連結到維持練習的積極理由。
- 分發第八週學員講義和書籍（例如《是情緒糟，不是你很糟：穿透憂鬱的內觀力量》[76]）
- 以最後的正念練習（大理石、石頭或念珠），或以學員之間的彼此祝福，結束課程。

個人準備和計畫

除了個人準備，記得帶第八週的問卷。如果要將學員的維持練習和復發預防計畫記錄下來，會需要用到黑板或白板。另外，依你的經驗決定要帶給學員的紀念品或書籍，象徵課程的結束。

第八週學員講義

第八週——講義1　第八週課程摘要：維持與擴展新的學習

第八週——講義2　每日正念

復發預防行動計畫

學員已經在第七週討論過復發預防的行動計畫，在接下來一週的在家練習，他們繼續發展自己的計畫。我們的想法是，如果人們準備好早期警示系統，並且寫下一些有幫助的事情，在需要的時候就能夠即刻用上。學員討論了一些想法，當中許多想法的基礎來自他們上一次憂鬱時**沒有**過類似計畫的經驗。

珍尼弗是位四十五歲左右的女性，她說這個課程讓她更深入瞭解憂鬱症的「領域」，特別是留意到心情原來每一天都在變化。為了要準備好以愉悅及帶來勝任感的活動來應對，最後列出了她所謂的「我的抗憂鬱活動列表」。她將列表存檔，以備不時之需。她的這個列表包含了來自學員講義的內容，還有一句給自己的指導語：「珍，雖然你可能一點都不想要做這些活動，但不管怎麼樣，請選擇至少一項，去做就是了。」

- 今天，做以下這件事吧，就只是因為你喜歡。
  - ○打通電話給朋友
  - ○租一片DVD或下載一段你喜歡的影片
  - ○沖個舒服的熱水澡

○睡個午覺
○吃一頓你最喜愛的東西，不要有罪惡感
○喝一杯你最喜歡的熱飲
○散散步（帶你的狗，或跟朋友一起）
○拜訪朋友
○做你最喜歡的嗜好
○花時間跟你喜歡的朋友在一起
○好好煮一頓飯
○逛街
○欣賞有趣或讓你提振精神的電視節目
○閱讀給你愉悅感受的書籍
○聽聽讓你感覺美好的音樂

● 做些會給你勝任感、滿足感、成就感或控制感的活動。

○打掃家裡的某一個部分（不要超過二十分鐘）
○清理廚櫃或抽屜
○回些應該回的信件
○付帳單
○做點園藝工作
○做些你已經拖延很久的事情

○做點運動

● 請記得，如果你要進行一件較大的任務，將它分解成小步驟（例如只先做十分鐘就好），並在完成後祝賀自己。

你還可以有許多類似這樣的想法。重點在於，這些活動必須搭配著早期警訊系統，只要你決定要在復發過程盡早做預防。請記得，**有想法是不夠的**，關鍵是要將想法轉變成為實際行動（不論行動有多微小）。

回顧課程

針對剛剛的練習或在家練習的回饋討論之後，我們挪出時間讓學員回顧這個課程。我們要求學員花些時間，自己或兩人一組，想一想以下問題：

「回想在最開始的時候，你為何來參加這個課程——你的期待是什麼？留下來的原因是什麼？」

「你想要的，或希望得到的是什麼？」

「這個課程給了你什麼收穫嗎？你學到什麼？」

「你付出的代價是什麼？」

「你繼續練習的最大阻礙是什麼？」

「什麼樣的策略可以幫助你不被困住？」

除了這個練習之外，學員花幾分鐘的時間寫下他們個人對這個課程的意見。我們利用簡單的問卷，要學員以一到十的量尺（一代表**一點都不重要**，十是**極端重要**）來評估這個課程對自己的重要性。之後，我們留給學員空白的頁面，告訴他們：「請說說，為什麼你給了這樣的分數？」

在課程結束之後閱讀這些評語，你不太可能不被學員經驗的共通性所震撼：這過程往往很困難，但我們一次又一次地看見學員說這是一個值得接受的挑戰。

「參加這個課程，讓我有機會學習如何給自己空間放慢下來，讓自己**存在**——尤其是存在於當下。我知道我有個安全的地方——一個內在、安全的地方，在那裡我能做回我自己，沒有來自他人的激烈爭辯、批判等等；我以規律的方式學習賦予它（指的是那空間）優先地位，這樣有助於在內心的負面想法造成更大破壞之前，就將它解除。」

「這個課程幫我確認並且複習了一些我對於憂鬱症所知的事；但更有用的是，能夠和理解憂鬱是怎麼一回事的人一同走過這個歷程。」

「有好的，也有不是太好的經驗——對我來說，學著去了解自己，接受所有的想法和感覺，無疑是個重要的開始。呼吸帶來出乎意料的收穫。」

「我發現了內在的力量。」

「感到心情低落／憂鬱症開始時，現在的我有處理的策略了。」

「這個課程，去除了我對過去的憂鬱與焦慮所產生的羞恥感受，因此，給了我更大的自我接納。」

「我已經發現方法，可以進入到內在平靜／平衡的地方。」

「憂鬱和連帶而來的焦慮，使我很不快樂……現在我能真正享受，並活在當下……我瞭解我只需要活在此時此刻……因此，我可以更平靜、更沉著地擁抱當下，而不需要一直擔心著未來與失敗的過去。這讓我知道了是什麼造成我的憂鬱……也學會了如何認出這些因素，希望能減緩未來的復發。」

「正念練習帶出很多陌生的情緒，我剛開始有點擔心，但現在我瞭解了，這些只是我先前壓抑好幾年的情緒，若要真正地活出我的生命，就必須去感受它們。雖然我可能還會心情低落，但我對人生的整體觀點已經改變。」

這些是在第八週的課程中，相當具有代表性的立即反應，都是當帶領人在一旁的時候寫下的。在這樣的狀況下，學員往往比較想多說一些他們在課程中的受益，而比較少提及遇到的困難。因此，幾個月之後再訪談學員時，聽他們如何描述課程經驗，是很有意思的。研究人員奧利弗．麥森（Oliver Mason）訪談了學員，了解結業後的學員如何回顧這個課程。

我們選取了第一次的訪談中，學員跟奧利弗討論他們在課程初期進行正式練習的經驗。

學員：我當時每天做身體掃描，就跟別人一樣，我覺得這很放鬆，也許太放鬆了。但那也有好處，因為憂鬱時面對的問題之一，就是很難放鬆、睡覺以讓自己恢復。你似乎感受到有個馬達不停在身體裡過度運轉。因此，能帶來深層放鬆，在當時和現在都相當重要。但在其餘的練習，我有做到該做的事。

奧利弗：也就是說你體驗了整個課程。有任何明顯的發現或驚喜嗎？

學員：整體的關鍵是，通常出現在心裡的內容，只是心理現象。它們只是想法，就這樣，只不過是想法而已，不一定是事實。而你的確可以選擇要追隨哪些想法。我的意思是，並不是說這很容易做到，但我覺得這個觀念非常、非常有幫助：你並不是頭腦裡這些想法的受害者，無助的受害者只能隨著想法上下起伏。你能夠選擇忽略一些想法而更仔細觀察另一些想法，並且檢視為什麼這些想法經常且持續出現。

學員接著描述，他現在更有能力對他的想法和感覺採取更寬廣的觀點，將自己抽離開來，看待這些反應。

奧利弗：你現在不那麼靠近這些問題了，不是嗎？問題還存在，但你不等於那些問題？

學員：沒錯，問題不只是發生在你身上，你還可以看著問題發生到你身上。我覺得兩者差別很大。我一直覺得，當你心情低落時，最大的挑戰就會冒出來，因為在這種時刻，不太容易做正念練習。我發現情緒低落時，比較沒有動機練習，但其實卻是更需要練習。我認為，順心的時候可以不做太多正式的正念練習，但當事情不順利時，這變得很重要，因為練習會把自己和整個課程，及其背後的精神特質重新連接起來，而這些在你心情開始低落時，卻很容易被遺忘。

這一點連結到了第七堂課討論過的議題：如何認出復發的跡象？

奧利弗：那麼，你如何注意到自己開始心情低落？

學員：對我而言，我覺得會引發憂鬱的事物包括懶散感、睡眠困難、徹夜不斷醒來、徒勞無功的努力和無望感。雖然這些感受不是很劇烈，但卻會讓人鬥志消沉，還有種身體的緩慢感，和瀰漫在事物間的虛弱感。

奧利弗：這些會讓你馬上回歸到正念練習嗎？

學員：不是馬上，至少不一定如此。這當然會觸發我去做一些事情，但我不一定要贊同這樣的衝動，不一定要對它做出反應。但是上這個課之前，我只能被它拖著走、往下拉，我會覺得更絕望，就好像沒有支撐或後盾，除了吃藥，沒有別的方法。

奧利弗：所以，現在你感覺到至少能做些事情？

學員：是的，這並不保證能治好憂鬱症，但這是個處理憂鬱的策略，讓人對發生在自己身上的事情有些控制感。我猜想這才是真正的關鍵。

這位學員似乎對他的憂鬱症感受不一樣了。知道了憂鬱症逼近時有什麼訊號，並且懂得將它們視為提示，於是他就能夠開始談及「選擇」。他也坦承，當心情逐漸低落時，很容易就會忘記在課程中學到的內容，但是他能夠運用練習，「重新連結到整個課程」。基本上，他跟想法的關係已經改變：「……出現在心裡的內容，只是心理現象。它們只是想法，就這樣，只不過是想法而已，不一定是事實。而你的確可以選擇要追隨哪些想法。」對於自己的心情與想法，他展現出一種探索的精神。最後，他對未來，以及對於「治癒」憂鬱，不抱有幻想。

這位學員的經驗是，即便是在課程結束幾個月之後，他覺得仍然能夠用一種不激發嚴重憂鬱的方式來處理令人沮喪的事件，這是過去做不到的。對他來說，這個課程確實可以預防重度憂鬱症的復發。他的經驗提起兩個重要的議題：第一，課程結束之後，如何能夠繼續保持練習；第二，如何能夠有效、善巧地處理未來的情緒低落。

展望未來

當不再有每週課程的時候，要找到恰當的方式來設定且持續練習，是所有學員要面對的挑戰。抽出一些時間，聽聽學員敘說他們決定未來將要進行哪些練習，這很重要。學員有好幾個可選擇的練習，所以大家的計畫也都不同。可以將學員的選擇列在白板上。有些學員說他們將會每天固定持續練習三十分鐘，有些人則說他們將交替進行靜坐修習和瑜伽。通常，學員表示他們不知道自己是否能夠維持跟上課時一樣投入的練習。他們也可以試著在平時一整天當中運用呼吸空間，然後在週末或是當他們覺得需要「複習」時，進行較長時間的正式練習。也有人發現，在眾多的正念練習當中，第六週課程中所進行的一項引導式正念練習，特別有幫助。另一些學員則說，只有鈴聲的音軌錄音就足以提供他們足夠的架構，進行沒有引導的靜坐練習。不管學員提出什麼樣的計畫，最重要的是必須務實。

偶爾，這個問題會出現：如果你一次可以靜坐很久，是否只要在週末靜坐就好了？帶領人給予學員選擇和引導時，必須要敏感。學員當然可以自己決定，但是經驗告訴我們，有規律、每日、短暫的練習，比起長時間但低頻率做練習，還要來得好。練習的「日常性」（不管時間多短）是很重要的。持續地建立、維持動機與動力。對經驗念念分明，這樣的狀態並非屬於憂鬱心智的「領域」，所以我們需要竭盡所能，獲得協助，以便連繫到這個清明狀態。人們需要任何他們能夠給予自己的支持，像是他們所喜愛的CD、特定的語錄，或任何可以提醒他們的東西。這就好像學習外語一樣：最好能夠把握每一個機會多說，並且固定練習。

帶領人要花這麼多的時間在這個主題上，主要的理由之一是因為壓力難以預測。沒有人知道憂鬱症會在何時何地出現。然而，我們也從認知治療以及MBCT／MBSR的研究中得知，回家勤做練習的人從治療中獲益最多。[101]如果可以讓練習保持在精力充沛的狀態，每天練習、每週練習，那麼你就更容易上手，而不是讓練習的感覺逐漸變淡。我們需要給工具上好油，這樣當我們實際有需要時，就可以隨時使用。這意味著，如果學員決定將呼吸空間作為常規練習，最好在每一天的固定時間練習一次或兩次。當我們需要回應一天當中的困難和壓力時，就會變得更熟練。

為了支持學員繼續練習，多數教授正念的中心會開辦一系列的後續課程和一日練習，讓上過八週課程的學員參加。每一個班級也會有後續的同學聚會，即便某個人不能夠參加，也能讓老師有機會與學員連繫，關注後來的練習狀況。許多正念認知治療課程在第六週和第七週之間，進行一日的禁語練習，過去曾經上過課程的學員也受邀參加。一些中心則有固定的靜坐共同練習（請見第十五章）。

給自己持續練習的理由

我們的經驗是，不管提供多麼好的練習方案，除非它們被賦予正面的執行理由，否則很難被學員採納。因此，我們要學員想出一項維持練習的積極原因，並做好復發預防策略。背後的想法是，將每天的練習連結到學員真正在乎的事情。

因此，在進行較短的正念修習時，我們要學員把以下的問題放到心中，就如同把小石頭投入一口深井：

「在我的生命中，有哪些對我最重要（我最珍視）的東西，能透過練習而獲得幫助？」

一段時間的靜默之後，答案可能會出現，而我們允許這顆小石頭再往下沉入，直到井底。你心中出現什麼答案？

在這個簡短（二或三分鐘）的練習之後，學員在卡片中寫下任何出現在心中的答案。只為自己而寫，不需要跟其他人分享，儘管有些學員想要說出心中的答案。

學員喬安發現，在課程期間她似乎有更多的時間給孩子，更「有空」跟孩子在一起，並且享受這樣的時光。她覺得這是出乎意料的，因為在課程初期，她很在意正式練習會占用她和孩子及先生相處的時間。每天持續練習的計畫，以及得到更多與孩子相處的時間，喬安把這兩件事情扣上關聯。

持續在練習中得到滋養並執行復發預防的策略，根本之處的核心理由在於：「因為我在乎我自己。」當然，無法照顧好自己，是憂鬱症的根本問題。關於這件事，喬安發現了什麼呢？

在威爾斯語中，有一個字 trugaredd，源自於 caru 這個字根，意思是「去愛」。但因為它也包含了慈愛和永久不衰的意涵，所以通常翻譯為「仁慈」或「慈心」，意思比較接近對自己或他人的慈悲。這個詞精確帶出了我們所說過的，所有正念課程中的必要特徵；這品質體現在帶領人身上，由學員在課堂中「捕抓」（第八章）。

憂鬱症帶來的卻是 trugaredd 的對立面，我們感受到的是自我批評、自我貶損，甚至是自我嫌惡的態度。憂鬱症削弱了我們想要對自己仁慈的動機，同時也就失去對他人付出的能力。正念取向邀請人們，帶著具有 trugaredd 的關注品質，用不同的方式來看待自己和世界。Trugaredd，慈心，從來不會只是單向作用。令喬安訝異的是，她發現如果她照顧好自己，就變得更能將時間付出給周遭的人：對自己有更慈悲，同時也就對他人更慈悲——這樣的改變不只是學員的經驗，研究發現也證實這看法。

這看起來似乎是個不可能的目標，但是我們在這裡所說的並非要追逐這個目標；我們所說的是一種意圖：持續探索如何在每一個當下覺察到「我們在何處」；探索如何進入「同在」模式而非「行動」模式。這包括一天當中的正念練習。以下是賴瑞・羅森柏格提供的一點訣竅：

1. 如果可能，一次只做一件事情。
2. 全然專注於你正在做的事情。
3. 當發現你的心從正在做的事情遊移開來，就將心帶回來。
4. 重複步驟三次，直至千百萬次。

5. 探究你的分心。[95] (pp. 168-170)

非預期的好處

值得注意的是，這個課程對學員所帶來的深遠影響，涵蓋的並非只是每週課程中明確的「進行項目」。特別是，從普通的日常生活事件中去培養更寬廣的視角，正念修習就會以一種非預期的方式普遍化到生活之中。聆聽以下這位學員的經驗，他回顧自己對待正念練習的方式如何改變。他先是用正念來面對每天生活中平凡固定的事物；接著，當他父親過世時，正念練習幫助他度過生命中這一段非常困難的時期。

學員：今天早上就是很好的例子。像平時一樣我今早有許多事情要做。今天是星期一，早上要倒垃圾，我只有大約半小時做這些事，噢老天，我發現自己進入一種狀態，我停下來，無法往任何方向前進。彷彿我的心過度負載了。我心想：「喔，等等。」這就像是一個心裡的開關，現在，它好像在說：「等等，停下來。提起正念，我們就從這個小地方開始。」這就像是自動矯正。不讓自己陷入心思的泥淖、不要像過去一樣一開始就試著做一大堆事情而讓自己超載……現在我有能力後退一步，並且呵護自己的心。排列順序，照著事情原本的樣子，然後只挑出一件事來做。我猜想這就是它的功能，總是能讓我專注。因為我們很容易被心裡的種種事情淹沒。

帶領人：即使心情低落的時候，還是有這個能力嗎？

學員：的確是。我不知道它是怎麼辦到的，很強大卻又如此單純……我可以透過正念練習進入這個狀態，然後安住或跟眼前所發生的一切同在。如果我心情低落，例如去年我失去父親，非常悲傷……我可以帶著那樣的悲傷進行正念練習，確實看著或感覺著悲傷的浮現，並且允許它在那裡。我以前有壓抑情緒的毛病，但現在，當我因失去父親而感到難過時，我可以靜靜坐著，允許悲傷浮現，然後好好哭一場。以前我沒有辦法哭出來，只在心裡感到痛苦。現在我能夠只是坐著，只是觀察情緒浮現，這就是練習的功效之一……這樣的悲傷很有價值，也很誠實、很純粹。我現在發現，想到父親時比較沒有失落感和悲傷，而有更多對他的敬意，就這方面而言，還不錯。雖然我仍想念他，但這不一樣。

請注意到這是怎麼回事。我們並沒有特定的課程安排來處理像這位學員對過去失落和哀傷的反應，或是處理強烈情緒給他帶來的脆弱處境。然而，他經驗到的是某種根本的改變。回想在一開始時，我們想要發展的治療取向，是可以運用在易於罹患憂鬱症但目前處於健康狀態的人。我們選擇探索正念取向，因為比起其他的方法，正念似乎能讓人們利用每一個當下的日常生活事件來學習某種技巧，然後用來回應生命中更困難的事件，或更糟糕的情緒。這位學員的經驗顯示，對他來說這個方法奏效了。如同我們早先讀到的學員經驗，正念認知治療能夠幫助他應付生活中的事件，協助他逃過了重度憂鬱復發的危機。問題在於，這個「預防」效果是否出現在多數學員身上，讓我們有信心確認這樣的經驗並非只是孤立事件？這個問題，只有當我們完成了針對整個課程的統計評估，才能回答，因此我們將在第十九章再回到這個主題。

結束課程

最後一堂課該如何結束？就只是說「再見，祝你順利」似乎有點不夠。人們總會想要記得彼此，希望大家過得好。我們本來想要送每位學員一樣小禮物（如一小顆大理石、石頭或念珠），然後帶領大家進行一個簡短的正念練習，讓學員好好檢視這個禮物，就如同我們在第一堂課對葡萄乾所做的練習那樣。這小禮物提醒學員他們曾經參加過這課程，提醒他們在過去八週以來所做的努力，也讓他們想起曾經跟他們分享經驗的夥伴。可以有許多方式來結束這個課程。*有的課程會邀請學員環顧團體成員，從左邊的學員開始，大家的視線從一個學員移到下一個學員，一個呼吸接著一個呼吸，靜默地傳送對每個人的祝福。

可以用各種不同的方式結束課程，但所有方式都在提醒學員，要延續這個練習的歷程，去發現一種可以更貼近自己脆弱那一面的生活方式，並且以最溫柔和關愛的方式來回應自己的脆弱。

*在牛津，我們還送學員一本書作為最後一週的禮物：《是情緒糟，不是你很糟：穿透憂鬱的內觀力量》，讓成員能夠運用這本書支持他們走向未來——書中有新的練習引導語，有新的文字來解釋每一個練習，以補充正念認知治療課程中的講義內容。

第八週課程——講義1

第八週課程摘要：維持與擴展新的學習

覺察、接納和念念分明地**回應**我們的處境，而不是立即地被拉進預先設定好的自動化**反應**，這是整個課程一再出現的主題。

以某種善巧的行動改變你的內在和外在世界，第一步往往是接納。然而，也有一些情境和感覺可能非常難以改變，或實際上根本不可能改變。這樣的狀態下最危險的是，我們想要嘗試去解決一個無法解決的問題，或拒絕接受我們所處的情境，因為這樣一來我們可能最後「將自己的頭撞向磚牆」，讓自己變得精疲力竭，同時激起了無望感與憂鬱。在這些情境底下，**你仍然能做出有意識、正念的決定，不要試圖控制，可能的話，以仁慈的態度，如其所是地接受當下的情境以及你對此情境的反應，這麼做能讓你保有某種程度的自尊感和控制**。比起一再失敗之後被迫放棄想要控制的努力，**選擇**不要行動比較可能不會增加你的憂鬱。

在所謂的「寧靜禱告」（Serenity Prayer）中，我們懇求**恩典**，**讓我們有寧靜的心接受不可改變的事情，有勇氣去改變能夠改變的事情，並且有智慧去區分可改變與不可改變的事**。

從哪裡能夠找到這樣的恩典、這樣的勇氣、這樣的智慧？在某個層面上，我們**已經**具備這所有的品質——我們要做的是，去實現它們（使它們成為真實），而每一個剎那的正念覺察，是唯一之道。

未來

現在，請決定在接下來幾週，一直到我們再次碰面時，你的常規練習型態是什麼，然後在這一段期間，盡你所能堅持執行。注意並且記下你遇到的任何困難，以便讓我們下次碰面時可以討論。

也請記得，常規的呼吸空間練習可以在一天之中讓你有幾次機會「檢查一下自己」。也讓呼吸空間，成為你在面對困難時刻、壓力和不愉快時的第一反應——繼續呼吸吧！

第八週課程——講義2

每日正念

- 早上醒來時，起床之前，將你的注意力帶到呼吸。觀察五次正念呼吸。
- 留意你身體姿勢的改變。當你從躺著，到坐著，到站著，到走路，清楚覺察你的身體和內心感受有什麼變化。每一次，當你從一個姿勢過渡到另一個姿勢時，留意過程的變化。
- 無論何時，當你聽到電話響起、小鳥歌唱、火車開過、笑聲、汽車的喇叭聲、風聲、關門聲——將任何聲音當成是正念的鈴聲。確實聆聽，活在當下，內心清醒。
- 在一整天當中，花些時間將注意力帶到呼吸。觀察五次正念呼吸。
- 無論何時，當你吃或喝東西時，花一分鐘專注呼吸。看著你的食物，清楚明白背後滋養食物的一切。你看到陽光、雨水、大地、農夫和賣菜的人嗎？專注地進食，有意識地為了你的健康而吃。將你的覺察帶到觀看食物，以及嗅聞、品嘗、咀嚼和吞嚥食物。
- 走路或站著的時候，留意你的身體。花一點時間注意你的姿勢，專注在雙腳和地板的接觸。當你走路的時候，感覺到臉頰旁的空氣，覺察你的手臂、雙腳。你很匆促嗎？

- 將你的覺察帶到傾聽與說話。傾聽時，放下同意與不同意、喜歡與不喜歡，也不要盤算著輪到你的時候要說什麼。當你在說話時，只說你需要說出來的，不過於誇大、不過於保守。你能夠注意到心和身體的感覺嗎？
- 排隊時，利用這個時間注意你的站姿和呼吸。感覺雙腳跟地板的接觸，以及身體的感覺。將注意力放到腹部的起伏。你正感到不耐煩嗎？
- 在一整天當中，覺察任何身體緊繃的點，看看是否能夠將呼吸帶到這個部位，當你吐氣時，放掉過多的壓力。緊繃的狀態是否還存在身體的任何地方？例如你的脖子、肩膀、胃、下顎，或是腰？如果可能，每天做一次伸展或瑜伽。
- 專注進行每天的例行活動，例如刷牙、洗手、洗臉、梳頭髮、擺放鞋子，或工作。將正念帶到每個活動之中。
- 睡覺前用幾分鐘的時間，將注意力放到呼吸。觀察五次正念呼吸。

第十八章

複習

MBCT的主軸：三分鐘呼吸空間

在一九九〇年代早期，正念認知治療剛開始發展時，我們非常注重課程中正念練習的完整性，並且釐清將它們納入課程的原因。我們請學員做的，幾乎已經超出了一個以認知治療為焦點的簡短預防性療法所該做的標準。我們希望納入認知治療的練習，不只是因為有充足的證據顯示它們有助於憂鬱症病人，同時也因為認知治療強調在治療時間之外的持續練習，這與我們正在發展的新取向是並行一致的。正式的正念練習，在正念認知治療當中占有重要地位；但我們並沒有將正念練習視為療效指標，而是當作一種培養專注、好奇心與仁慈的訓練，幫助學員回應每天生活當中真實的挑戰。認知治療師總是強調，新的學習需要不斷練習，尤其是在情緒性困難情境中練習。這就是把新的療癒學習鞏固下來的方法。認知治療的研究文獻中有許多證據顯示，在兩週課程之間勤於在家練習的學員，獲得較好的治療結果[102]。為了讓正念認知治療課程的學員有同樣的機會，我們發展了「三分鐘呼吸空間」（3-minute breathing space, 3MBS）。現在，你已經看過了三分鐘呼吸空間的不同形式，讓我們暫停一下，深思一下這個簡短的練習，以及它在課程整體中的重要作用。這麼做，我們也就複習了整體正念認知治療的基本主題和策略。

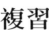

三分鐘呼吸空間：概要

三分鐘呼吸空間是一項「迷你正念練習」，把較長時間的正式靜坐所帶來的洞察力，帶入學員的日常生活中。這是處理困難情境和感覺的第一步。從許多方面來看，呼吸空間是正念認知治療的主軸，因為它可以在不同的情境中使用，學員們有需要的時候即可透過這個練習快速、有效地讓自己轉換到「同在模式」；在這個課程的不同階段，三分鐘呼吸空間也能夠融入較長的正式靜坐或其他的練習當中。

三分鐘呼吸空間所培養的，是兩種專注力的意圖與彈性：一種是開放、廣角的專注力，另一種則是聚焦、窄角的專注力。預備進入練習時，邀請學員留意並調整姿勢，以體現一種從自動導航模式中「覺醒」的姿態，願意去關照每分每秒內心所生起的一切。這個練習以三個步驟來進行。步驟一著重在覺察，重點是指認並且明白自己當下的經驗。步驟二強調集中，特別是將注意力帶到身體某個部位的呼吸感受。步驟三是將覺察擴展到身體的整體，用呼吸的具體感受作為定錨，同時運用覺察力涵括經驗中的一切內容。教學中可以使用這樣的類比，將三分鐘呼吸練習中的注意力移動，比喻成沙漏的路徑——從廣口開始，移向較細的頸狀，然後再一次變大成為寬的基底。這個練習的指導語相對精簡，以便讓學員有足夠的時間來進行每一個步驟。新手帶領人可能會不經意地加入了其他時間較長的練習中所借來的引導，而忽略了呼吸空間練習的重點就在於直接而簡單。在課堂中挪出一些時間，讓大家討論什麼時候可以實際運用這個練習；這樣的安排有助於學員把三分鐘呼吸空間整合到日常生活中。其中一個方法是把這項練習定錨在某個日常活動中（例如早晨的咖啡、餐前或餐後、接送小孩上下學，或坐在電腦前面時）。

用這樣一種「指令式」且簡化的三步驟架構，來引導一個如此注重開放與好奇心的練習，其實並非偶然。過於簡短，可能會讓練習淪為危機中的暫時脫身法，而不是帶來當下最重要的心智轉換——從行動模式轉換到同在模式。引導三分鐘呼吸練習時，重要的是指導語要仔細地瞄準當下的意圖——刻意地轉變態度來面對所發生的一切。帶領三分鐘練習的早期階段，帶領人要清楚、明確地引導出這三個步驟，甚至加以標記（步驟一、步驟二、步驟三），這樣學員才能夠明確知道他們正處於過程中的哪個位置。

更具體來說，雖然「呼吸空間」一詞意味著注意力的主要焦點在呼吸，但是呼吸一直要到練習的中段才會成為主角。如前所述，學員要先刻意地將注意力轉換到身體姿勢，特別是覺察到姿勢正在體現警覺和覺醒的品質，如此練習才開始。簡單的改變站或坐的姿勢都可能帶來深刻的內在訊息，傳遞我們面對經驗的態度。在這之後，步驟一才算開始，學員接著覺察所浮現的一切想法、感覺或身體感受，容許它們就在那裡。步驟二開始縮小專注範圍，把注意力集中到呼吸的感受。由此可見，即便是在這簡短的練習當中，將覺察帶到呼吸之前，會先清楚地感受到停頓和預備、開放並且承認現狀；這樣的順序呼應了整個課程——練習開始前，先引導學員跳出既有的自動導航模式。

除了討論如何進行，還必須清楚知道三分鐘呼吸空間背後的意圖。尤其是對於這樣一個需要投入精力去堅持的練習，會想要從中尋求回報也是很自然的。然而，如同其他的正念修習，太過於目標導向會導致我們從同在模式掉回到行動模式，因此減少了學習的機會。帶領人在課堂的中間進行三分鐘呼吸空間，是對練習意圖的有力示範。例如，當團體感受到正在陷入一段冗長的討論，或當強烈的感覺或反應出現時，帶領人可能會希望轉換一下狀態或引入新的洞察。三分鐘呼吸空間能夠彈性地整合到教學之中，而不必要預期特定的治療效果，這是很有用的示範，提示學員如何將這個練習運用到生活當中。

最後，提醒學員不必在意投入練習的確切時間。雖然，一開始的練習設定是三分鐘，但在往後的練習中，可能有的時間只來得及做幾次呼吸。當不愉快的感覺或感受出現時，我們可以在不同的情境下，以不同程度的方式運用三分鐘呼吸空間。

三分鐘呼吸空間：ＭＢＣＴ課程的主軸

隨著八週課程的進展，使用三分鐘呼吸空間的方式也越來越細緻：

- 預先設定好練習時間，一天三次（第三週課程之後）。

  預設的呼吸空間練習，持續到八週課程結束；以下各項作為輔助：

- 留意到不愉快感覺出現時，進行「回應版」呼吸空間（第四週課程之後——「重新進入」）。
- 留意到不愉快的感覺出現時，進行「回應版」呼吸空間，並且透過身體「開放迎接困難」（第五週課程之後——「身體之門」）。
- 對想法採取更寬廣的觀點之前，進行「回應版」呼吸空間為「第一步驟」（第六週課程之後——「念頭之門」）。
- 無論何時，留意到不愉快的感覺或想法出現時，進行「回應版」呼吸空間為「第一步驟」，然後再採取正念的行動（第七週課程之後——「行動之門」）。

在整個課程當中，我們請學員考慮將三分鐘呼吸空間作為自然的第一步，讓自己更能念念分明地回應不愉悅的感覺。這樣的比喻相當有用——呼吸空間是一道門，我們從心裡的「炙熱、陰鬱、狹窄、『受驅動』的地帶，透過這道門走向較明亮、清爽，舒適的空間」[76]。這一刻的心理特質會影響下一刻的想法、情緒和行為，因此有了三分鐘呼吸空間，我們能夠用新的方式進入下一刻。一旦我們打開這道門，連結到心裡面另一個不同的空間，那麼你也就同時看到了其他不同的門。當你被卡在習慣的自動化傾向中動彈不得，或受到困難念頭的影響，或決定要好好照顧自己時，每一道門都提供了不同的選擇，讓你正念地回應當下的艱難處境。讓我們仔細看一下這幾道可運用的「門」。

重新進入

最簡單的一種選項是：完成三個步驟的呼吸空間之後，練習完成。這讓我們在心理上「重新進入」當初引發我們做呼吸空間的原始情境，但卻帶著新的心智模式。不愉快的感覺、想法或感受可能依舊存在那裡，然而在同在模式中，透過一個更寬廣的觀點重新和它們相遇，會讓一切變得不同。重新進入，我們得以更直接靠近這些經驗，避免火上加油的狹小觀點和自動化反應；這樣，我們就能釐清下一步是什麼。「重新進入」的概念明確指向事件發生之前和之後，有特定的時間順序，但帶領人可以告訴學員，做三分鐘呼吸空間永遠不會太遲，即便是在事實發生之後！「重新進入」也可以指向事件結束後的狀況，因此這時候進行三分鐘呼吸空間還是有意義的。因為，我們要訓練的是一種取向、一種實踐的意願，下一次需要提起覺察力的時候，三分鐘正念呼吸就比較可能成為善巧的選擇。

身體之門

既然我們經常面對的困難和負面感覺有關，當呼吸空間結束後，不妨對仍然存在的情緒多下一點功夫。我們已經知道，強烈情緒出現時，對情緒的嫌惡反應或抗拒會透過身體感受表現出來，例如張力、緊繃或壓迫感。要智慧地處理這些狀況，我們可以將注意力引導到身體的感受。開始時，我們將開放和友善的注意力帶到身體感受最為明顯的部位，同時回到我們做身體掃描所學到的架構，運用吸氣將注意力帶到感受明顯的地方，呼氣時將空氣由這個地方吐出。有時候，只要將覺察放在抗拒感（「我不想要」），就可以改變這些感受的強度。另外一個轉向感受的選擇，就是將注意力直接移向不舒服的區塊，花一些時間探索這些感受的品質，或許可以輕微地留意一下，感受是連續還是間歇的？是強烈還是細微的？尖銳還是隱晦的？如果你的感受變得過於強烈，可以轉換到「在邊緣下功夫」的策略，也就是將注意力移到強烈感受的邊緣，不要直接進入這個感受，試著去覺察它的大小和形狀，或從你所選定的感受移開。這麼做，我們依舊保持「面向」經驗的姿態，但不需要一下子就「潛入其中」。任何時候，只要我們感到難以承受，都可以帶著仁慈的心將注意力轉換到基礎或中性的專注點，例如呼吸或腳底。不管我們使用哪種方法，透過身體之門，我們對強烈的不愉快經驗培養一種更具「寬容」的關係。

念頭之門

在三分鐘呼吸空間的第一步驟，覺察力擴展開來時，我們可能會注意到，判斷與自我批判的念頭是當下經驗最明顯的特徵；儘管這些方式令人痛苦，卻是我們熟悉且反覆出現的模式。

如果完成三分鐘呼吸空間之後，這些想法的型態還持續存在，那麼我們就有另一個選擇——透過「念頭之門」，有意識地以不同的方式來看待思考。可以嘗試以下的方式：將這些想法寫在紙上；在心中觀察念頭來去；試著將它們看成是心理活動，而非事實；檢查念頭源自於哪種特定的情緒狀態（像是焦慮、難過、孤單或疲憊）；檢視一下這些念頭，是不是我們所熟悉的其中一種心智模式，即便它們採用「偽裝」的方式出現。也可以溫柔地問問自己，這些想法是不是在我們很累或被擊倒的時候，才會出現在我們的心裡，而我們是否總是直接跳到結論，或總是採用非黑即白的方式來思考。

通過念頭之門，我們知道有一些方法，可以讓我們用不同的方式，或更有創意的方式，來看待這些擾人的念頭。這些策略直接來自於學員先前的正念修習，所有練習都在強調同一個核心訊息——念頭不代表我們，念頭也不是事實。漸漸的，這個洞察將會協助你減輕想法的脅迫，讓負面的念頭比較自由地穿過內心，而不是耗費心理能量將它們固定在某個地方。

善巧行動之門

完成三分鐘呼吸空間之後，最後一個可用的選項是打開「善巧行動之門」。在第三步驟，用開放和接納的態度來面對不愉快經驗時，積極主動是不可或缺的一部分。進入這一道門也意味著，有時候「承認」只是自我照顧的第一步。但我們需要的是什麼樣的行動呢？感謝的是，在三分鐘呼吸空間之後所獲得的寬闊視角，能夠協助學員基於更大的覺察力，而非基於看待眼前問題的狹小角度，來決定行動。這時候所需要的，往往是能讓我們照顧自己、善待自己的活動。

由於心情低落會削弱我們享受事物的能力，也讓我們無法達到生活中的各種要求；以下兩種型態的活動，適合用來幫助我們照顧自己。呼吸空間之後，我們可以選擇做一件曾經帶來愉悅或享受的事情，例如在回家路上買一杯特別的咖啡、和朋友吃頓飯，或聽聽讓我們感到舒服的音樂。另外，也可以做些為我們帶來勝任感或滿足感的事，這讓我們覺得自己沒有放掉日常事務。任何小事情就算付帳單、載同事去上班、拿回洗好的衣服、洗車子等等事情，都可帶來勝任感，讓我們開始感受自己的行動對周遭的世界有所作用。帶領人也要瞭解，善巧的行動不需要等到我們想要去做的時候才行動。實際上，這些事不能等到我們想要做才開始。當學員處在提不起勁或自我放棄的狀態時，這些行動都需要試著去做，才能讓情緒脫離當下的狀態。

重點在投入而非活動的大小，強調自我照顧的意圖而非結果有多大，這樣，善巧行動之門也就總結了課程之中或之後進行呼吸空間練習的意圖——面對舊有的思考與感覺型態浮現時，呼吸空間是一個體現自我悲憫以及帶來選擇的重要機會。

【第三部】

評價與宣傳

第十九章

正念認知治療有效嗎？

在中東的寓言故事中，常出現一位裝瘋賣傻的智者——穆拉．那斯魯丁。他在房子周圍灑了些麵包屑，旁觀者疑惑地問他在做什麼。「把老虎趕走，」穆拉答道。「但這邊確實沒有老虎。」這位觀看的人說。穆拉會意地眉開眼笑，答道：「沒錯。很有效，不是嗎？」

如故事中所提到的，我們採取預防動作來避開不想要的結果，但總是無法確定是否有效，因為事情根本沒有發生，也許永遠都不會發生。所以，用正念認知治療預防未來的憂鬱症復發，我們如何得知這個方法是否達到預期的效果？顯然，如果我們請康復者參加團體課程，然後計算在未來一年中的憂鬱症復發案例，這麼做並沒多大意義——如果有少數病人復發，也許這些人無論如何都會復發；如果有許多人復發，這數字還是有可能少於病人若沒有接受課程的復發人數。

可想而知，我們並不是第一個遭遇這個問題的人。幸好有一套精密的方法，可以用來評估心理治療或更廣泛的臨床介入方法的效益。這個方法的核心，是像丟銅板一樣的隨機過程。

隨機化的妙用

採用隨機對照實驗（Random controlled trial, RCT）來評估臨床介入的有效性，是二十世紀臨床與社區醫學最重要的發展之一。以RCT來比較兩種治療的有效性，任何一位病人要接受特定的治療（A或B療法），都會透過擲銅板的方式決定（也可使用電腦產生的隨機序列）——如果銅板出現背面，病人就接受A療法；若出現正面，病人就接受B療法。之後，病人接受被分配到的治療方法（病人事前同意以此隨機法決定治療方式）。接著，所有的病人都接受評估，以確定他們後來的臨床狀況，然後以分數記下他們的狀態或改善的程度。透過A療法得到改善的人數，和B療法做比較。由於這樣的差異也有可能因隨機而造成，所以我們可以說明，在一定的信賴水準之下，A比B有效、B比A有效，或者A與B的差異並不會比隨機狀態下所造成的差異大。越多病人進入研究，我們就越有把握聲稱，在既有的人數下，A與B兩種治療方法之間的差異並非只是隨機造成。同樣的，接受研究的病人數目越多，我們就更有把握沒有錯失這兩種療法之間可能產生的微小但重要的差異；在病人數少的研究中，我們常將這樣的差異歸因於隨機。

在醫療領域進行新藥評估時，RCT所比較的，通常是有待評估的新藥物，以及一種外型和味道近似新藥，但不具有效化學成分的安慰劑。如果RCT結果顯示，病人服用新藥後改善情況較服用安慰劑者佳，那麼我們就比較有信心認為這是新藥的有效化學成分所達到的效果。當然，這樣的實驗中很重要的是，評估病人的研究人員不知道任何一個病人所接受的是哪一種治療方式（A或B）；否則，評估的結果會因為研究人員對兩種治療方法的信念，而產生有意識或無意識的偏誤——如果評估的人對其中一種治療方法有金錢上或個人的投資，例如對療法的研發有多年的投入，問題就更明顯了。因此，進行RCT的評估時，必須由不知道治療狀況的評估者來進行；也就是說，需要花費很大的功夫，不讓評估人員知道或發現病人實際接受的治療方法。

隨機對照實驗和MBCT

透過RCT這個簡單有效的方法，我們能夠克服那斯魯丁的錯誤，也就是在預防不想要的結果發生時，只是因為結果沒有發生，就錯誤地以為所採用的方法有效。將復原後的憂鬱症病人，隨機分配接受正念認知治療或其他的對照療程，隨後再追蹤這兩組中的復發人數，我們就能知道，投注在發展這個療程的努力是否有成果。

但是，要用哪一種對照的治療方法來做比較？事實上，在RCT中適當的對照療程，通常取決於特定領域在特定時間點的知識程度。當初我們進行第一次正念認知治療的RCT時，還沒有公開發表的證據顯示，為憂鬱症康復者提供哪一種心理介入方法能夠減低未來的復發率。因此，我們比較容易選擇作為對照的療法；因為第一步，也是最重要的一步，就是瞭解MBCT所產生的結果是否比病人原本接受的治療還要好。因此，我們完成了RCT的設計——病人被隨機分配，一組維持原來的治療，另一組則在原來的治療外，也參與MBCT課程。

制定了基本策略來評估MBCT，我們實際上做了什麼？又有什麼發現？

MBCT的首次臨床實驗

我們的實驗目的（詳情請參考蒂斯岱等人的論文[103]）是要回答這個問題：MBCT對於降低重鬱症康復者復發與再發機率的效果，是否優於他們一般狀態下所接受的治療？我們初步的估算認為，需要大量的病人進入研究，我們才比較有可能對這問題提出明確的答案。考慮統計的解釋力，如果ＭＢＣＴ實際上將復發率從五〇％降到二八％，那麼最少需要一百二十位病人完成兩種療程，我們才有八〇％的把握來確定這個差異。不可避免的，有一定比例的病人會在療程結束前退出，所以實際上我們的實驗所需的病人數大於這個數目。要達到這個數目，唯一的方法就是我們三個人分別在各自的工作地點，即多倫多、班戈（北威爾斯）及劍橋，對適當的病人提供ＭＢＣＴ，最後再整合結果。

我們做了什麼？

三個中心對ＭＢＣＴ進行評估的臨床實驗中，我們招募了一百四十五位重鬱症的康復者，也就是說，病人先前經歷過重鬱症發作，但恢復健康狀態已至少三個月，且沒有憂鬱症狀，健康狀態無異於一般人。這些病人被隨機分配到兩組中的其中一種。第一組的病人維持原本的療法（Treatment as usual, TAU），需要的時候也會尋求其他協助，例如家庭醫師。第二組的病人接受原本的治療以外，還參加了八週的ＭＢＣＴ課程。參與這項臨床實驗的病人，最少經歷過兩次的重鬱症發作（事實上，七七％的病人曾經歷三次或以上的重鬱症發作）。所有病人都曾接受過抗憂鬱劑藥物治療，但進入試驗時必須已經停藥最少三個月。

敘述結果之前，我們需要先說明有關臨床實驗的其中一個面向。在我們所進行的臨床實驗中，隨機分配病人到不同治療方法之前，會根據某些變項先將病人分類，而這些變項和我們所要探討的主要臨床結果相關。這個步驟稱為「分層」，這是為了確保兩組中的病人那些攸關結果的個人特質，都是可以相互比較的。我們知道，憂鬱症研究的科學文獻已定義出兩個主要因素，因此我們決定以此來進行分層：（1）最近一次憂鬱症發作的時間，以及（2）病人經歷過的重鬱症發作次數（「兩次」vs.「三次或更多」）。

有什麼發現？

最讓我們感興趣的結果是，病人在基本線評估後的六十週之中，憂鬱症是否復發。依循慣例，在進行主要的統計分析之前，我們首先檢視，在分層法所產生的不同組別（階層）中，病人所得到的治療效果是否相同。我們因此發現，相較於TAU組，只經歷過兩次重鬱症發作的病人接受MBCT的效果，不如經歷過三次或以上重鬱症的病人來得好；MBCT減少復發率的效果比TAU組好，但是MBCT作用在這兩個階層（兩次病發或超過兩次病發）的療效有顯著的統計差異。經歷三次或以上重鬱症的病人（占總病人數的七七%），MBCT明顯比TAU更有效降低復發率。而只經歷兩次重鬱症的病人（占病人總數的二三%），兩種治療法之間並沒有明顯差異。換言之，正念認知治療的效果，僅出現在經歷多次憂鬱症的病人身上。雖說隨機分配前基於這個變項來進行分層，是很重要的環節，但我們之前沒有預期有這樣的結果：也就是說，此結果可視為主要分析的一部分，而不只是次要的事後檢測。之後，我們會針對這個有趣的發現，提出可能的解釋。現在，我們先將重點放在發作過三次或以上的重鬱症病人，他們是這個研究樣本的多數（見圖19.1）。

其中，只維持原本治療的病人，在六十週的研究期間，復發率有六六%；反之，接受MBCT的病人，復發率則是三七%。這麼大的差異，純粹隨機出現（即是說實際上並沒有差異）的機率低於二百分之一。維持原有治療的同時接受MBCT，可將復發風險減半。而且，在MBCT組中，病人使用抗憂鬱劑跟這一組的治療效果並沒有關係；在研究期間，MBCT

組中使用抗憂鬱劑的病人比率，實際上低於TAU組。

這樣的結果非常令人振奮。思考這個結果的意涵時，我們必須記住，正念認知治療是特別為過去曾經歷憂鬱，但接受課程前已經恢復到相對健康狀況的病人而設計。解讀這研究發現時特別要很謹慎，不要因此而認為MBCT適合應用在急性憂鬱症病人身上。當時，並無證據顯示MBCT對此族群有治療效果（雖然以下我們會提到難治型憂鬱症病人，或是部分緩解中的病人）。實際上，我們認為MBCT不太可能對急性憂鬱症產生治療效果，因為無法專注以及強烈的負面思考等因素，讓病人很難發展出課程中極為重要的專注技巧。

總而言之，對於經歷三次或以上憂鬱症發作的病人，我們已發展出一個更有經濟效益的新方法，來減低憂鬱症復發／再發的風險。但是，為何MBCT無法幫助只經歷兩次憂鬱症發作的病人？

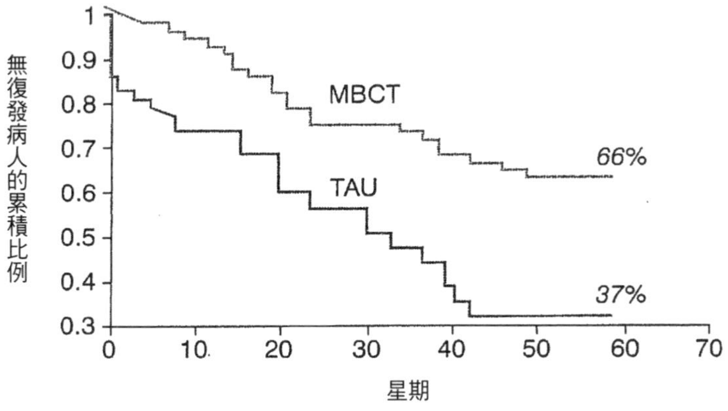

圖19.1 過去經歷三次以上重鬱症的病人，維持原有治療（TAU）與接受正念認知治療（MBCT）之後是否再復發的「存活曲線」。

一九九八年，馬淑華（Helen Ma）來到位於劍橋的認知與腦科學中心（Cognition and Brain Sciences Unit），與蒂斯岱（John Teasdale）展開合作。這讓劍橋的工作團隊有大好的機會，將研究向前推進。但下一步該怎麼走？他們可以進行拆解型研究（dismantling study），來檢驗ＭＢＣＴ的哪個構成要素最為必要。他們可以進行包含在家練習或不做在家練習的ＭＢＣＴ，以回答非常實際的問題——例如：治療效果在多大的程度上有賴於學員本身的努力。

最後，他們決定採取一個簡單卻極為重要的做法——對蒂斯岱及其同僚在二〇〇〇年所做的研究，進行「程序複製」[104]。他們能夠耐得住性子，堅持研究中的七十五位病人皆符合二〇〇〇年研究的收案標準，因而這成為了具有指標性的研究。為什麼呢？因為這個研究的結果，也完全複製了二〇〇〇年的研究結果。這一次，進入此研究前曾經歷三次或以上憂鬱症發作的病人當中，未接受ＭＢＣＴ（也就是只維持原本的一般療法）的組別復發率為七八％，接受ＭＢＣＴ者復發率則只有三六％。[104]

然而，同樣的，只經歷兩次憂鬱症發作的病人，ＭＢＣＴ並沒有帶來這樣的效果；如果將這次的研究結果和第一次的結果放在一起，看來正念甚至可能對只發作過兩次的憂鬱症病人帶來**害處**。這個新的實驗有助於回答一個非常急迫的問題：為什麼對發作三次以上的病人，和只經歷兩次發作的病人，治療效果大相逕庭？這個問題真的只是跟憂鬱症發作次數有關嗎？還是這些資料背後隱藏著另一個更重要的變數？

為何ＭＢＣＴ無法幫助只經歷兩次憂鬱症發作的病人？

在第一次實驗中，我們並沒有預期正念認知治療的效果僅出現在發作過三次以上的病人身上。當時，我們只能對此提出一些看似合理的解釋，但我們必須承認，這樣的解釋只不過是未經證實的直覺，還有待我們對所觀察到的結果作進一步的驗證與探索。既然這只是在一次實驗中所發現的模式，我們不清楚這樣的模式會不會只是偶爾發生的「單一」事件，即是說，可能再也不會發生。因此，第二次實驗中最重要的結果，就在於它複製了之前的發現——擁有最長憂鬱症病史的人，最有可能從這個方法得到好處，而只復發過兩次的病人，ＭＢＣＴ並沒有為他帶來改善，甚至有稍微惡化的情況。

這樣的發現很有趣，尤其是關係到ＭＢＣＴ的理論和背景[54、57]。如同我們在第二章所描述的，ＭＢＣＴ課程是特別設計來減緩，因難過情緒所激發出的憂鬱思考型態進一步變成憂鬱症復發／再發的因子。我們假定，和難過情緒相連結的思考，是源自於一次又一次的發作期間，憂鬱狀態和典型的負向思考型態兩者之間重複建立的連結。憂鬱症重複發作之後，這樣的連結強度有可能會增加，進而讓復發變得更自主、自動地產生，因此越來越小的刺激就能夠引發憂鬱症狀。博斯特（Post）的觀察和肯德勒（Kendler）等人的研究，也支持我們這個看法，認為隨著憂鬱症發作次數的增加，環境壓力似乎對於憂鬱症的復發／再發所扮演的角色就越來就越不重要了[34、105]。

這次ＭＢＣＴ實驗的發現，可能表示：（1）復發過三次以上的病人，他們較高的復發風險，很大部分是來自於難過的心情而重新活化出憂鬱的思考模式，進而導致自動的復發過程；（2）ＭＢＣＴ產生效果，主要是因為潛在的復發／再發過程在形成的階段就受到破壞。

在這樣的分析底下，過去只發作過兩次的憂鬱症病人，他們實際上很可能並不是因為這個自動復發過程的重新活化（即是，舊習慣中失能的思考型態又重新出現）而復發，反而是因為生活上發生的重大事件如失業、家人重病、死亡，或分手等等。現在，可以仔細檢測病人的憂鬱症復發與生活事件之間的關係，這正是馬淑華與蒂斯岱的研究所做的[104]。首先，他們發現，相較於只經歷兩次及未曾得憂鬱症的人，發作過三次或以上的病人報告比較多負面的**早期**生活經驗。相形之下，只經歷兩次憂鬱症的病人，報告早期負面經驗的比率與未曾罹患憂鬱的人無異。再者，曾經歷兩次憂鬱症的病人，雖然他們的兒童與青少年時期並沒有遭遇重大壓力，但當病人在研究期間憂鬱症復發，極有可能是發生在重大生活事件之後。反之，發作過三次或以上的憂鬱症的病人，他們的復發比較傾向於自發性，總是出其不意地出現。

這樣的發現強烈指出，發作過兩次以及發作過三次或以上的憂鬱症患者之間的差異，是因為這兩組病人根本來自兩個不同的「族群」：也就是說，他們所罹患的是不同型態的憂鬱症。更重要的是，憂鬱症發作的次數作為研究指標，實際上指向另一個更關鍵的變數：憂鬱症是自發產生，或者由重大的生活事件所激發。換言之，病人的發作次數「只有兩次」或「三次或以上」，並不代表他們處在同一個憂鬱「軌道」上的不同點。

為什麼這很重要？首先，這讓我們變得謹慎，對於經歷嚴重生命事件之後罹患憂鬱症的病人，不輕易將MBCT作為首選方法。當然，原本長期修習冥想的病人，會發現正念練習有助於他們面對困難處境，因為他們較為瞭解這個方法什麼時候會有幫助，何時則該停止。但我們的病人並未受過正念修習的訓練，因此，對於遭逢生命巨變而憂鬱的病人，如何在恢復之後提供他們最好的幫助，這仍是個重要的問題。

其次，對發作過三次或以上，而且從青少年時期或成年早期至今經歷了二十年病史的病人而言，這個發現有重要意涵。這隱含著一個可能性：MBCT或許對**早發型**憂鬱症，或對有憂鬱症傾向的青少年有幫助，即使他們還沒有經歷到三次的發作。這是未來優先的研究方向。

MBCT的後續臨床實驗

到目前為止，我們對MBCT的療效，以及得到最佳治療效果的對象，似乎有了可靠的發現。但是還有另一個問題——這些研究發現，都由我們，即治療方法的發展者單方面發表。據美國的標準，我們的療法僅是「可能有效」，仍未符合確實有效的最高標準，除非這個治療方法由別人操作時也一樣有效。在瑞士[106]所進行的一項控制實驗，似乎有一些暧昧的結果。該實驗僅招募發作過三次或以上的憂鬱症病人，十二個月後的結果顯示，接受MBCT與維持原有療法的差異性不大；然而，MBCT比起TAU組，憂鬱症復發顯著延緩十九週，這一點倒是異常地比其他實驗表現得好。另一個在比利時根特（Ghent）[107]進行的實驗，結果較為清楚。該實驗一樣是招募經歷三次以上憂鬱發作的病人，結果發現，在十二個月之中MBCT將復發率從六八%降至三〇%。截至目前為止共有四個實驗，其中兩個由MBCT的發展人以外的研究者獨立進行。對於有長期憂鬱症復發病史的人，MBCT被視為一個強而有效的方法。

從另一方面來看，比利時的實驗很有意思。還在服用抗憂鬱藥物的病人第一次被允許參與實驗，且在試驗之初，每組皆有四分之三的病人使用抗憂鬱藥物。然而，這個研究的結果與先前那些針對沒服用藥物者的研究結果相同。這個發現很重要，顯示病人不需要在MBCT與藥物之間做選擇，兩者可同時進行。然而，這個研究並非用來檢視MBCT相對於單獨使用抗憂鬱藥物的效果。這需要不同的研究設計，而很幸運的，有兩個分別在英國和加拿大的研究，探討的就是這個問題。到了這個時間點，研究的焦點需要轉向，將MBCT與另一種更強力、更有效的療法比較——即保健型的抗憂鬱藥物治療。

與抗憂鬱劑相比，ＭＢＣＴ的防護效果如何？

在一九八〇年代初期，認知行為療法對於憂鬱症治療的有效性，建立在跟抗憂鬱劑的平行對照之上；同樣的，如果要建立ＭＢＣＴ真正的臨床價值，就必須瞭解，對照於現今提供給緩解期病人的標準治療，ＭＢＣＴ成效如何。在進入康復期之後，持續以抗憂鬱劑來預防復發，可降低三〇％——四〇％的復發率[22]；而且，因為受到臨床診療指引的高度認可，這是目前醫生最廣為使用的治療方式。凱肯（Willem Kuyken）與他在艾賽司特大學（University of Exeter）的團隊[22]，首度對一百二十三位憂鬱症復發的病人進行兩種療法的比較，所有病人都接受過抗憂鬱劑治療六個月以上，目前處於緩解或部分緩解狀態。為了研究病人停藥後的反應，他們將病人隨機分配，接受ＭＢＣＴ的病人同意在課程開始後的六個月內停止用藥，另一組病人則繼續接受藥物治療十五個月。在十五個月內的復發率，兩組沒有顯著差異，藥物治療組六〇％，ＭＢＣＴ則四七％；即使在ＭＢＣＴ組的病人，有七五％已完全停藥。這個重要的發現顯示，正念認知治療與現行的憂鬱復發預防治療，一樣具有療效。甚至更讓人印象深刻的是，ＭＢＣＴ比藥物更有效減輕殘餘的憂鬱症狀以及具有共病性的精神疾病，也更能改善生活品質。這兩個組別的年平均成本，並沒有不同。

回答這個問題的另一個取徑，則是研究抗憂鬱劑與ＭＢＣＴ接續使用的效果，如此一來，病人在急性憂鬱症狀出現時接受藥物治療，停止用藥後再以ＭＢＣＴ預防復發。實際上，大多數醫生確實傾向於在病人的症狀好轉後即讓他們停藥——有高達四〇％的病人太早停藥，有可能因為藥物的副作用，或是心理抗拒長年服藥[36]。ＭＢＣＴ是否可填補這個需求，提供這樣的病人進一步的防護？西格爾及其同僚[109]的研究直接面對這議題，他們首先單獨採用藥物治療一百六十位憂鬱症病人，接著將八十四位進入緩解期的病人，隨機分配到三個實驗組。第一組，停藥並接受ＭＢＣＴ；第二組，一樣是停藥，但給予安慰劑（外型與病人在憂鬱急性期所使用的藥物相同，但無有效化學成分）；第三組，持續藥物治療十八個月。此研究的新穎之處，就是讓研究者能夠比較，連續的藥物治療與心理治療，跟長時間持續使用同樣的抗憂鬱藥物治療，兩者之間的有效性差異。

由於西格爾等人[109]在研究中招募並且治療急性期的病人，因此我們可以檢視病人的改善狀況，也就是藥物控制憂鬱症的成效，和後來病人所接受的預防治療型態，兩者的互動關係[110]。換言之，我們可以觀察到，在第一階段的治療狀況是否對第二階段的治療產生影響。事實上，這正是此研究的發現。在急性期經歷週期性混亂症狀（會有不穩定的緩解期），但已經好轉的病人，他們在停藥之後接受ＭＢＣＴ，復發與再發的風險顯著降低（二八％）——與持續只接受藥物治療的病人沒有差別（二七％）。相比之下，不穩定緩解期的病人停藥後進入安慰劑組，復發比率顯著增加（七一％；見圖19.2）。治療反應良好、緩解期穩定，意即憂鬱症狀沒有在短時間內升高的病人，三組的預防效果類似（四〇——五〇％）。

這個研究結果在現實中有極重要的影響，因為相當多的病人不願意或不能忍受保健型的藥物治療。我們現在知道ＭＢＣＴ可以對他們帶來一樣的復發預防效果。先接受藥物治療再接受心理治療，這雖然是個新觀念，但事實上這個做法有助於讓更多病人繼續接受治療，並提供他們長期的防護，因此值得更廣泛運用。

整合分析、MBCT與預防復發

憂鬱症病人想要繼續保持健康狀態，經常要面臨二元的抉擇——繼續，或終止接下來的療程。要從個別的隨機實驗來尋求指引，可能不是一個有用的做法，因為這些研究回應的往往是更大範圍的議題。解決這個兩難抉擇的方法之一，就是使用統計將不同研究的結果，簡化成單一數據，以反應某種個別治療所帶來的好處。如果研究人員在報告類似的臨床結果時，使用同樣

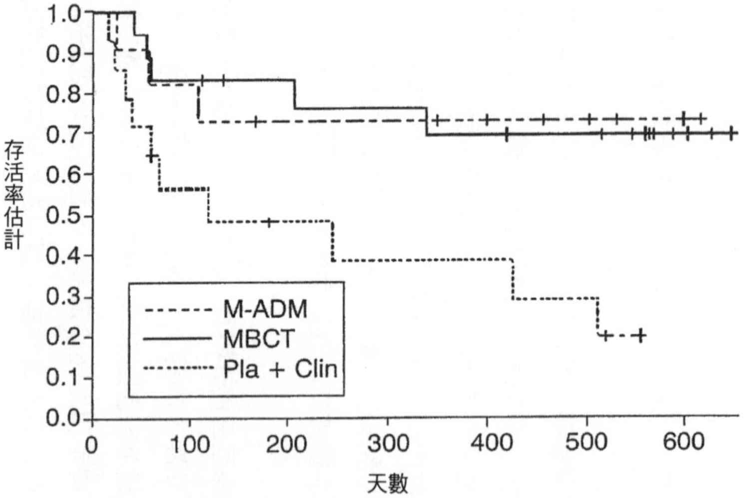

圖19.2 不穩定緩解期病人，在保健期／追蹤期時，沒有復發的存活累計比例。M-ADM：保健型抗憂鬱劑單一療法；Pla + Clin：安慰劑加上臨床管理。

的問卷來評分，或從訪談中來評比臨床上的改善情形，那麼這樣的計算工作就會比較容易。

撰寫這本書的第一版時，我們面臨的問題是，研究數量太少以致無法進行廣泛的綜合論述。當MBCT的研究數量增加，這個做法就變得可行了。「整合分析」（Meta-analysis）指的是一種統計程序，從多種臨床實驗中，產生一個加權平均的結果。這個指標稱之為「效應值」（effect size），小的效應值表示所接受的治療沒有帶來好處，而大的效應值則表示介入措施增加了治療效益。整合分析提供數據化的指標來說明治療帶來的影響；相較於其他種類的臨床證據評估，作者的結論大部分出自於主觀的評價，整合分析越來越受到喜愛。

丹麥歐湖市（Aarhus）的一個團隊，以六組隨機實驗對五百九十三位病人進行整合分析。將MBCT和控制組做比較，相較於一般的照顧方式，MBCT顯著降低三五%的復發風險，而有三次以上憂鬱發作的病人，則降低了四四%[111]。該團隊亦指出，MBCT與抗憂鬱劑降低復發風險的程度相當。在第二個整合分析中，霍夫曼（Hoffman）及其同僚[112]以不同的角度探討這個問題。他們詳加檢視一千一百四十位接受MBCT來處理各種不同心理健康問題的人，檢測的是焦慮及憂鬱症狀是否減輕，而非病人是否復發。他們探討的治療以正念訓練為主，而MBCT是其中一個主要的方法，得到的結果是相當高的效應值，針對焦慮症是〇・九七，針對憂鬱症則是〇・九五。該團隊也發現，鼓勵病人將正念練習當作日常的生活技巧，這樣，當病人已經不再接受治療之後，治療所帶來的益處還是能夠繼續維持[97]。

最令人信服的認可，或許是來自於英國國家健康暨臨床醫學研究院（NICE, United Kingdom's National Institute for Health and Clinical Excellence）。NICE作為獨立的國家機構，為使用國家保健服務的病人提供以實證為基礎的臨床照顧指引。他們對特定的醫療或精神議題進行嚴謹的實證與臨床研究回顧，再提出指引方針，所推薦的治療選擇也依據受研究支持的程度排列。從二〇〇四年開始，NICE 對單極性憂鬱症的照顧引導，一直都將ＭＢＣＴ列為有效預防憂鬱症復發與再發的方法，可作為病人額外的資源以獲得完整的憂鬱症照顧[9]。

憂鬱症復發預防之外的ＭＢＣＴ

最後，ＭＢＣＴ在預防憂鬱症復發方面獲得強大支持，因此也引發許多嘗試，想把這個架構應用到其他的臨床議題上。如我們所預期的，在這眾多的治療取徑中，ＭＢＣＴ八週課程的架構經過修改，成為治療特定失調症狀的方法。其中大有前景的例子有：針對兒童的ＭＢＣＴ[113]、[114]；以正念為基礎的藥物濫用復發預防[115]；針對有憂鬱風險孕婦的ＭＢＣＴ[116]；針對慮病症[117]、慢性疲憊症[118]、耳鳴[119]、幻聽[120]、失眠[121]、社交恐懼症[122]、廣泛性焦慮症[123]、恐慌症[124]，以及在治療中的憂鬱症患者的ＭＢＣＴ[125]；還有針對癌症病人的ＭＢＣＴ[126]、[127]。普遍而言，ＭＢＣＴ被認為可增加正面情緒，減少負面情緒[128]、[129]，協助釐清人生目標[130]，並對實驗情境所引發的恐懼與焦慮增加具有適應性的調節[131]。

讓我們回到情感障礙的部分。越來越多人關注，ＭＢＣＴ可否運用在治療難治型憂鬱症或慢性憂鬱症。有兩項無對照組研究[132]、[133]，和兩項隨機對照實驗[134]、[135]，都顯示這是一個值得更進一步探索的領域。同樣的，由於ＭＢＣＴ有降低焦慮和增進執行功能的效果，這個方法可能有助於正在服用情緒穩定劑的躁鬱症病人[136-139]。假以時日，我們應該會有充足的新資訊，來確認這些具有前景的趨勢所具有的持久力。

第二十章

正念認知治療如何達到效果？

正念認知治療可以顯著降低憂鬱症的復發／再發率，這個結果讓它的臨床應用及推廣獲得支持。然而，我們如何得知這效果背後的主要成分是什麼？人們認為實際上對他們產生幫助的是什麼東西？其中一個線索，也是最直接的來源——是MBCT課程的最後一堂課所收集的病人回饋，敘述這個課程如何幫助他們。兩位病人寫道：「我現在比較能夠辨識，何時我即將要進入『列車失事』的思考地帶，然後將自己抽離出來。」以及：「我已經學到了提升覺察想法和身體反應的策略。即使我無法停止自動化的反應，但我比較能覺察到它，並且將自己帶回來，或『重新開始』。」處理困難的情緒，是病人回饋當中常出現的另一個主題：「現在我可以區別感覺好和感覺不好有何差別……我不再害怕不好的感覺出現，因為我有信心可以找出處理它的方法。」病人也指出，MBCT幫助他們發展出一種更仁慈的方式來看待自己的經驗：「這個課程，協助我發展出對內在感受與外在處境產生接納與悲憫的品質……在參加課程之前，我都沒有這些品質。」

從這些評論中，我們可以知道多少？作為臨床醫生，聽到這些話當然很開心，但是這些都是在課程結束時從大家的分享所蒐集而來的，學員說的這些話有可能是為了取悅帶領人。採用系統性的做法，不受老師影響之下獨立收集這些資訊，可能是比較好。艾倫（Allen）跟他的同事完成的即是這樣的研究[140]，他們訪問曾經參與凱肯（Kuyken）及其同事[108]所進行的臨床實驗病人，訪問在課程結束後一年進行。這個研究為MBCT的效益提供了一個罕見的長期觀察。回顧課程結束後的這段時間，病人描述他們比較能察覺出引起復發的刺激物，一旦受到憂鬱症狀威脅，他們會啟動並且改善他們與這些刺激因素的關係品質。例如，當病人明顯覺察到身體和認知層面出現初期憂鬱症狀的訊號，而且心情低落時，他們就會刻意從事中性或積極的活動如整理花園、遛狗，或練習三分鐘呼吸空間。在人際關係方面，病人覺得與朋友或家人變得更親近，更懂得同情他人所處的困境。特別跟MBCT背後原理相關的是，病人描述自己更能夠將憂鬱症「對象化」，漸漸地將注意力轉為：（1）把念頭視為念頭，並且（2）清楚知道憂鬱症「不是我」。在正念認知治療課程期間，學員有機會認識曾經罹患憂鬱症的人，聽聽他們談論憂鬱的經驗，這讓病人比較容易接受憂鬱的症狀，並將其視為情緒障礙的一部分（「我還以為是我瘋了……令人訝異的是，有多少人也在那裡想著同樣的事」），而不是將症狀視為對自己的評判（「要知道，你的想法並非真正地反映出你是誰，這真的很重要」）。從這個新的觀點出發來接近憂鬱現象，比較不容易去評斷或陷入想法的內容之中：「這幾乎就像是，你獲得覺察，你已經知道自己有這一面……我們將這一面稱為我們的念頭……我認為這是非常有幫助的。」

雖然這個研究顯示病人的轉變令人印象深刻，我們也必須注意到，這些質性的說明並不足以說服我們精明冷靜的同事。這些同事認為，光靠病人的報告，並不足以回答「在MBCT課程中，病人學到最重要的事情是什麼」。畢竟，這些資料並未受到嚴格的控制，也不可能在學員不知道自己正在受訪的情況下取得資料。我們如何知道，這些回饋所反應的，只是病人對MBCT課程感到熱衷的部分，或是他們努力的部分，而不一定是課程產生影響的關鍵成分？要對正念認知治療課程背後的機制建構一套科學說明，這樣的挑戰在於，分辨出哪些改變是可靠的，並且伴隨治療而產生。

正念認知治療的改變歷程是什麼？

學員對自己經驗的解釋，以及採用較正式的自陳式問卷研究，都顯示了這八週課程中心理功能的重要改變。學員報告的改變包括憂鬱、焦慮、反芻式思考、失眠和緊張程度降低了，而正念、悲憫、專注、韌性、樂觀和生活品質則提升了[141]。認知的改變也會產生：相較於控制組，MBCT的受試者過度概化的記憶（overgeneral memory）降低。這潛在的重要性在於，過度概化的記憶和憂鬱症發作的風險相關，也會讓憂鬱症狀更持續[142-144]。然而，問題仍然存在：參加MBCT之後的所有改變當中，哪一些才是達成憂鬱症狀復發機率降低，並且可以解釋這效果的重要變項？

要嘗試了解到底是**哪些**因素讓憂鬱症不再復發，這是個相當複雜的議題，特別是當很多變數都在改變的時候。為什麼這是一個問題？其中一個原因在於，如果沒有辦法從眾多的改變當中區辨出重要的成分，那麼要改善MBCT，讓教學更精準，或想要將它運用到其他心理問題時，我們的能力就會受限。為了更能了解治療如何運作，研究者轉而使用「調節變項分析」的統計方法。

讓我們以MBCT可以減低反芻式思考為例子來說明。我們知道，過度的反覆思量會讓憂鬱症更容易故態復萌，但是降低這個變項，可能是，也可能不是MBCT發揮憂鬱症預防效果的**關鍵**。或許反芻式思考只是一個代理（proxy）變項，這個變項降低會讓人比較有正念，而這才是實際上對病人產生保護作用的改變。就技術上的定義而言，一個變數被視為調節變項，必須符合兩個條件：它在MBCT組的改變，必須大於在控制組的改變，而且它必須能解釋主要治療效果對結果的影響。回到反芻式思考，我們要測試ＭＢＣＴ組中的病人，反芻式思考的降低是否大於控制組；然後，在統計上將反芻式思考這個變項去除，再比較ＭＢＣＴ組與控制組，檢視復發率有什麼變化。如果ＭＢＣＴ組的病人失去了保護效果，或者跟控制組的效果比較時不再有差別，我們就能確定地說，正念認知治療透過降低反芻式思考，對憂鬱症復原病人產生效果。如果ＭＢＣＴ組的結果仍舊沒有改變，那麼我們結論就會是：反芻式思考確實會在正念認知治療後產生改變，但它並沒有扮演關鍵的調節角色。

凱肯及其同事所進行的研究[145]，是第一次全面檢視正念認知治療效果中的調節因素；他們利用二〇〇八年的研究發現，來檢視幾個經由理論建構而來的不同變項，在追蹤的十五個月期間，這些變項的改變是否調節了ＭＢＣＴ減輕憂鬱症狀的效果。有兩種測量特別引起注意。第一個是肯塔基正念技巧量表（the Kentucky Inventory of Mindfulness Skills）[146]，用來評估正念的四個面向：觀察——「我注意到東西的氣味和香味」；描述——「即使在我非常挫折的時候，我還是可以找到方式把挫折感說出來」；帶有覺察的行動——「當我在做某件事時，我只是專注於這件事上面，不會想到其他事」；以及接受、不評斷——「我注意到，我的情緒如何影響思考和行為」。第二，凱肯及同事使用克利斯汀．內芙（Kristen Neff）[147]發展出來的量表來評估慈心，其中要素包括「當我感覺到情緒的痛苦時，我試著去愛我自己」，以及「我嘗試容忍自己的缺點和不足。」

凱肯等人[145]的研究結果顯示，ＭＢＣＴ組在八週的課程中，正念和慈心都大幅增加，在這段時間內，繼續採用保健型抗憂鬱藥物治療的控制組，改變則不大。更進一步來說，即使把治療的效果以及背景症狀都列入考慮，所增加的正念與慈心還是顯著地預測了十三個月後的憂鬱程度。這些發現的強度在於它們的先驗狀態：這項結果是藉由MBCT發展背後的理論模式所預測，同時在統計上也是顯著的。沒有獲得正念或慈心能力的病人，有較高的機會發展出憂鬱症狀，這樣的事實強烈證明了：病人從八週課程中所獲得的益處，正念和慈心扮演著重要的角色。除此之外，這些發現對帶領人而言也有直接的意涵：正念認知治療的最主要目標在於培養正念、心的「同在模式」以及教授的「內容」，現在有了明確的實證基礎；而最重要的是，體現慈悲的品質，作為「如何」教授正念的重要面向，如今也受到量化資料的支持。

然而，凱肯等人[145]的研究結果，有個更令人矚目的部分。他們要求病人參與心情挑戰實驗，這個實驗類似於西格爾及同事在一九九九和二〇〇六年（已於第二章描述）[53]、[54]針對憂鬱症脆弱因子的早期研究。他們把完成MBCT的病人，以及繼續服藥組的成員，在相對應的時間點帶入實驗接受評估。所有人都接受難過情緒的誘發，包括聽悲傷的音樂，回想過去令他們傷心的個人事件。在情緒誘發之前和之後，他們評估受試者的功能失調態度。回想西格爾等人（在一九九九和二〇〇六年）的發現，經過情緒挑戰後，在問卷中的分數增加越多（即是病人有更多類似「我應該要一直都快樂」的想法），病人就越有可能在未來經驗憂鬱症復發。

凱肯和同事的研究結果令人驚奇。他們發現，藥物治療組當中對這個實驗的反應「很差」（顯示功能失調態度大幅增加）的病人，在接下來的幾年比較可能會再度憂鬱。相對的，MBCT組中的病人，在情緒誘發實驗中即使出現相同程度（或更高程度）的反應，對未來的復發也並沒有任何預測效力。這就是說，MBCT組的病人雖然沒有減低對負面刺激的第一反應，但他們學會了如何避免這些反應升高而導致憂鬱症復發。正念組的病人學到什麼，以致會產生這樣的效應？圖20.1已清楚顯示了數據：慈心程度的改變越多，保護的效用越大。

已經學會對自己悲憫的人，雖然在心情挑戰實驗中可能經歷等量，或甚至更高程度的反應性，但他們卻較有可能在未來免於承受憂鬱症復發。

第二個調節變項分析是由貝林（Beiling）等人進行[148]，他們測驗憂鬱症病人一組相似的變項，這些病人一開始接受抗憂鬱藥物治療，接著在復原後，被指派參加MBCT課程、保健型藥物治療，以及安慰劑藥物，就如同西格爾等人的實驗[109]。除了測量正念，他們也完成「經驗問卷」[149]。這是一種「後設認知覺察」的測量，也就是測量一個人能夠在不被捲入其中的狀態下觀察想法和感覺的能力。量表上的項目包括「我可以觀察不愉快的感覺，而不被捲入其中」，及「我可以清楚地看到，我並不我的想法」。結果顯示，MBCT組的病人在八週課程後，正念及後設認知技巧增加，而服用抗憂鬱藥物或安慰劑組的分數則沒有增加。跟調節變項分析一致的是，這些改變也與六個月後的低憂鬱分數相關。

相當有意思的是，這兩組發現所描繪出來的圖像，就是預防憂鬱症復發兩個同樣有效的做法。儘管抗憂鬱藥物治療的機制大致上都是藥理性的，提升正念、慈心，以及指認出負面情緒且不被它淹沒[150]、[151]，則是參加MBCT課程的病人比較可能採用的技巧，同時也是具有保護效益的重要因素。當我們將病人的質性描述也納入考量，諸如他們在正念認知治療中學會如何處理情緒與認知反應，或病人對於自己改變的心理感受，這些似乎也都呼應著研究的結果。

正念練習如何影響大腦？

數十年前，大腦科學的主流看法認為，我們的主觀經驗，是掌管個別功能的大腦區域或網絡活動的產物。這個關係被視為像是一條單向道——杏仁核作用的時候，我們就會突然感到恐懼。如果問是否可以反向運作，也就是心智訓練導致大腦迴路重新佈線，這個想法過去常被認為是對大腦運作的根本誤解。然而，「神經可塑性」的概念，也就是特定形式的心智持續訓練能夠改變大腦活動，這樣的看法現今在神經科學內部已經占有一席之地。研究人員現在探問的是這個情況如何發生，而不是「會不會」發生。

最早檢視正念練習與神經改變的相關研究之一，是由戴維森（Davidson）和他的同事[152]所進行，他們使用腦電圖（electroencephalography）評估

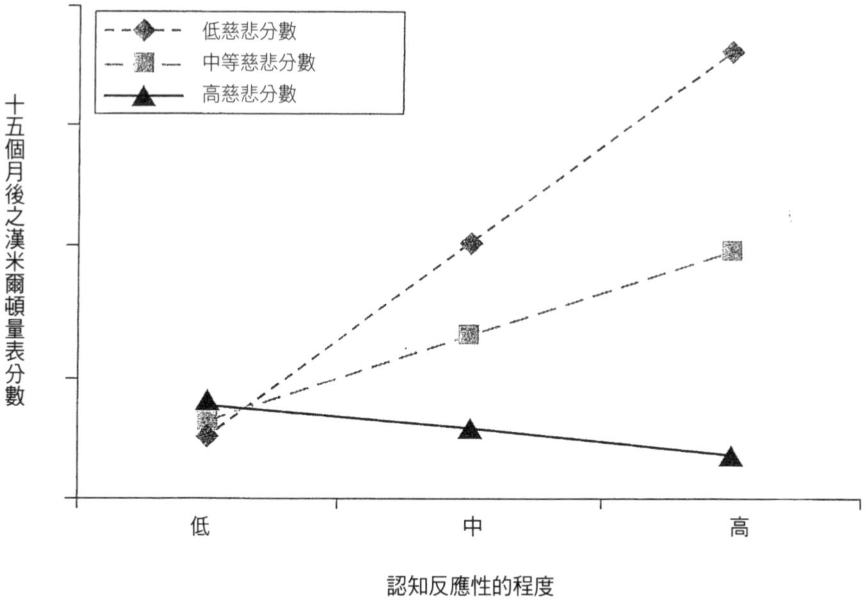

圖20.1　在正念認知治療中，慈悲分數的改變，降低對憂鬱認知的反應性程度。註：HRSD，漢米爾頓憂鬱量表（Hamilton Rating Scale for Depression）。

八週正念減壓課程之前及之後的腦波形態。這個研究工作的背景是，相對於右腦，左腦前額葉區域的活動量越大，與正向情感形態相關——在這樣的個人情緒反應定點中，喜歡接近正向情感，而非逃避或處於負向情感。相反的型態則是負面情緒的標記。正念修習已經被證明可增進情緒調節，甚至增加快樂的能力，那麼正念修習是否會對情感形態的生物測量產生影響呢？這個研究中的參與者並不是有臨床問題的人，而是某個中型生物科技公司的健康計畫參與者。這個研究結果發現，上了八週課程之後，相較於沒有練習的控制組成員，正念練習者顯示出較大程度的左側不對稱活化，這個反應型態顯示出一種朝向正向情緒的變化，其效果持續六個月，更重要的是，即使成員經歷了心情挑戰的實驗，效果仍然維持。也就是說，上過正念減壓課程之後，參與者還是會經驗到同樣的難過情緒，但他們能夠維持「開放」，而這個方式讓他們知道，難過很可能只是短暫的。

班霍夫（Barnhofer）等人[153]複製這個臨床實驗，二十二位先前有憂鬱症且曾有自殺意念的病人，隨機被分派到接受ＭＢＣＴ或一般照護組。所有的病人在研究開始時都處於健康狀態，但有高復發風險。治療前，腦電圖的結果顯示兩組病人左右兩邊前額葉的活化程度相同；但是在八週課程之後，一般照護組在這個指標上出現明顯的下降，但ＭＢＣＴ組的病人則維持治療前的程度。作者指出，對患有情緒性失調的病人來說，正念練習或許不會增加，但能保持負責調節正向情緒的大腦區域的平衡活化。

這兩個研究顯示，心智訓練不只有能力改變大腦，它的作用甚至延伸到與情緒調節密切相關的過程。對於情緒疾患的病人來說，能夠在這些範圍中讓神經有新的學習，是非常寶貴的。

訓練你的心，改變你的腦

腦波活動的測量，提供了神經學領域的重要線索，這些線索關係到正念的練習，但這個方法有其侷限，因為它的解析程度太廣。腦電圖的記錄，可以指出大腦左、右、前、後出現的效果，但是對特定腦部結構的細節，就比較不容易看出來。隨著神經影像的進展，與正念練習相關的腦神經改變，能夠以不同的方式被偵查出來，例如測量腦部結構大小的變化，或者觀察某個腦區域在執行特定任務時出現更多或更少的激發。薩拉・拉扎爾（Sara Lazar）及同事利用磁振造影（magnetic resonance imaging, MRI）所獲得的高品質腦部影像，來檢視這個問題。

拉扎爾等人[154]的報告指出，做正念練習可以增進腦部區域控制專注力和感覺的處理功能，特別是前額葉及右前腦島。有做正念練習的人，這些腦部區域明顯增厚許多。這個驚人的發現顯示，有規律的正念練習，和這些腦部區域大小的增加，存在相關性。這是因為腦細胞的成長，或突觸之間的鏈結增加，還是因為樹狀細胞的增長，目前仍無法確定，但是這樣的原理已經確立。他們的研究也發現，這些區域的增厚程度，與練習經驗的多寡有關，而非僅是有無練習的簡單二分法。這是訓練效果的強力證明。

關於正念訓練對腦神經的影響，另一個更深入的重要研究來自赫澤爾（Hölzel）及其同事[155]。他們研究的對象是沒有正念修習經驗的病人，比較他們與另一個在等待名單的控制組，在上了正念減壓八週課程前後的狀況。她發現，即使只有這麼短暫的時間，增厚的大腦皮質還是出現在左邊的海馬體、後扣帶皮質和顳頂葉交界區，這些都是與自我相關的處理歷程、情感學習和記憶的大腦區域。這是到目前為止最強力的證據，顯示正念認知治療和正念減壓課程所提供的正念練習，教會人們創造腦部結構改變的技巧。

正念練習可以重新產生神經連結，並增加腦部區域大小，這樣的願景是一個非常令人興奮的發展，這顯然不是這本書第一版出版時所能想像的發展。展望未來，我們必須思考的是，這些發現如何協助我們將ＭＢＣＴ的效益最大化，讓病人學習處理負面情緒的方式，而這個方式可預備神經的重組，並且有效降低復發風險。因此，我們必須瞭解，在感到難過時練習正念，大腦會產生什麼變化。

正念與難過情緒的神經表達

ＭＢＣＴ一再強調的重點是：正念的訓練可以幫助病人區分難過的暫時性主觀經驗，以及關於難過的概念分析。既然幫助病人體認到這一點，是ＭＢＣＴ教學的一項重點，那麼若能從神經學的角度來描述這項特徵，我們就能確認特定的大腦區域在哪種模式中有較為活躍的標示。但是我們如何開始從掃描儀器中著手探究這兩種模式呢？

法布（Norman Farb）及其同事[156]使用功能性的磁振造影（一種可以在受測者從事腦力工作時測量大腦活動的磁振造影），訓練受試者在進行掃描的時候，問自己一些與自我描述相關的形容。他們引用沃金斯（Watkins）和蒂斯代[157]先前的研究，這些問題反映出一種敘述／分析的模式（「這說了我什麼？」「這是好還是不好？」）或者一種經驗性／具體的模式（「此刻到下一刻，發生了什麼事？」或「我在自己的身體覺察到什麼？」）。受試者受過訓練後，我們就有可能檢視正念訓練如何跟這兩種模式產生互動，以及看看每一種互動會不會帶來特別的神經訊號。兩組人接受測驗，第一組還沒參加ＭＢＣＴ課程，第二組則完成了課程。

這個結果顯示，受過正念訓練的受試者，他們中間的前額葉皮質（通常是關連到與自我相關的素材分析——**關於**自我的思考）的活動顯著減少，而右側化的網絡，包括外側面的前額葉皮質、內臟體區域（viscerosomatic）如腦島（連接到每個當下的直接感官經驗）、次級軀體感覺皮質，以及頂下小葉（inferior parietal lobule）的活動量則增加了。對於這些腦部區域的連接強度分析顯示，沒有接受過正念訓練的人，右腦島與中間前額葉皮層有很強的連結，而接受過正念課程的人，這個連結被「解開了」。在學習正念之前，這些區域是連結在一起的，因此對一般人來說，要專注在當下的身體的經驗是很困難的，因為通常出現的是**關於**自己的思考。但是，接受正念練習之後，這個連結解開了，意味著這個人現在能夠將注意力放在自己的身體經驗上，而不會自動去啟動關於自己的「故事」。這些資料非常重要，是第一批證據，顯示兩種不同模式的自我覺察之間（即敘述模式和經驗模式），存在一種基本的神經分離；這兩種模式依原本習慣而被結合在一起，但正念訓練能將兩者解開。

我們說明了，正念訓練可以加強敘事模式和經驗模式之間的對比，因而降低我們對相關事物的反應性（reactivity）；接下來，對於ＭＢＣＴ這樣的預防處置，最重要的問題在於，當病人感到難過時，他們是否學會這樣做。

法布等人[158]直接檢視這個問題，他們讓即將開始ＭＢＣＴ課程的人，和最近剛完成此課程的人，在進行大腦掃瞄時看一段令人難過的影片，以及一段中性的影片。所有的受試者，受挑撥出來的難過情緒都與額葉皮質中間部位的前、後部分的活化相關，同時也和語言或概念的運作中心相關。這幾個區域所負責的是分析式的思考形態以及自我聚焦（self-focus），以一再地重新評估為特徵。活動度比較低的區域出現在軀體感覺皮質及右腦島，這些區域所傳達的訊息是與情緒相關的身體感受。然而，當研究者檢視正念訓練產生的影響時，相對於尚未接受訓練的人，完成八週課程的受試者對於受激發的難過情緒，表現出較少的神經反應性。原來的反應型態改變了：負責自我聚焦的額葉區域表現得較不活化，而此刻的腦島區則是非常活躍。

正如我們見到的，經驗難過的時候，能評估身體出現的訊息，在情緒出現時，能夠看著它浮現而不陷入思考情緒，這正是正念減壓和正念認知治療練習所培養的核心技巧。它也可能是一個路徑，透過這個路徑，當我們在日常生活中因為壓力或挫折而陷入思考情緒時，正念可以幫助我們在分析式（反芻式）的情感表現和以身體為基礎的感情表現這兩個神經網路之間取得平衡。

總結來說，我們要強調的是，雖然我們不想高估從腦科學領域所得到的訊息，然而目前的研究和病人的報告卻有相當驚人的連貫性。從我們談論正念認知治療如何有效時，當我們透過質性訪問及量化方法的檢視而發現，正念覺察與悲憫的行動，兩者是同樣重要的。這些改變也是理論中的重要元素所提示的。在這樣的基礎上，腦部影像資料顯現的是，課程中所引導的專注力轉換，即是從敘事模式移轉到經驗模式，在神經學上也是可被辨識出來的；即使當難過的想法或感受存在，正念訓練仍可帶來這樣的轉換。未來的研究者或許會發現正念認知治療中的其他重要機制，但是現今不同研究的交會結果，對於課程中所具備以及所體現的高階教學重點，已提供了引人注目的支持。

第二十一章

從書頁到臨床

對MBCT帶領人及其病人的支持

若你對於整合正念訓練與認知治療作為減少痛苦並增進幸福感的方法感到興趣，這裡有許多不同的資源供你運用。本書初版問世時，情況並非如此；但近年來正念廣受關注，要涉入這個主題也較以往容易。在此，我們提供一些建議，以引導你做更深入的探索。

開始自己的正念練習

MBCT的核心訊息是，要實行這個方法的治療師，自己應該要做正念練習。然而，這項基本原則卻在心理治療領域中激起一些爭議，也許是因為正念訓練並不包含在心理治療師的標準課程之中。

若你希望稍做體驗，並想要在進行個人練習之前，對正念有更多了解，你可以參考以下幾個很棒的資源，以獲取更進一步的資訊。喬．卡巴金博士[66]的《當下，繁花盛開》（*Wherever You Go, There You Are*）一書，展現的是將正念帶進日常體驗的精神，以及對不同練習的建議。約瑟夫．葛斯汀（Joseph Goldstein）和傑克．康菲爾德（Jack Kornfeld）所著的《尋找智慧的心靈：內觀冥想之路》（*Seeking the Heart of Wisdom: The Path of Insight Meditation*）一書，對於內觀有較詳細的描述，而這個傳統則是正念的臨床應用最直接的根源。[159]

另一方面，也許你已準備要深入且直接體驗正念訓練。最佳的方式，是找一位有經驗的禪修老師面對面上課（稍後的細節會提到如何覓得老師）。然而，你或許想在一開始時「自行嘗試」，你可以使用 www.guilford.com/MBCT_materials 網站下載的引導式正念修習教學。這不僅可以協助你養成固定的練習，更能直接體驗病人在課程中所做的練習（其他的資料，可參看

http://oxfordmindfulness.org/learn/resources）。

理想狀況下，學習正念修習是透過有經驗的正念老師親身教導。正念修習的形式有很多種。因此，如果想要預備讓自己成為ＭＢＣＴ的帶領人，重要的是選擇一種與這個課程的精神和形式相契合的傳統和老師。實際上，你要探索的是與西方內觀傳統相關的中心所提供的教學內容。你可以從以下網站得到有關這些中心的資訊：北美洲有麻州巴爾（Barre）的內觀禪學社（the Insight Meditation Society, www.dharma.org），或加州伍德埃克（Woodacre）的精神磐石中心（Spirit Rock, www.spiritrock.org）；歐洲有在英格蘭德文郡（Devon）的蓋亞之家（www.gaiahouse.co.uk）；澳洲則有澳洲內觀網（www.dharma.org.au）。

ＭＢＣＴ帶領人的訓練指引

如果你是心理治療師或諮商師，有興趣想要將正念運用到你的臨床工作，那麼，對於正念認知治療的現有訓練機會，最恰當的描述是：這些機會正在萌芽階段，但持續成長。牛津大學和艾希特（Exeter）大學提供研究生訓練，可授予ＭＢＣＴ碩士學位；而班戈（Bangor）大學則提供正念的碩士學位，正念減壓和正念認知治療都是課程重點。所有這些位於英國的課程，都是以在職進修的形式提供給專業人士，課程一般二至三年，內容涵蓋正念認知治療的體驗和教學元素，以及這項療法的實證基礎。

尤其對居住在北美的帶領人而言，較有可能的情況是參與ＭＢＣＴ的臨床工作坊、參加為治療師所開設的禁語正念靜修、向執業的ＭＢＣＴ帶領人尋求督導機會，或者成立同儕督導團體。這些都是很有用的經驗，但若要掌握自己在過程中的進展，最好還是要有一張指引地圖。因此，我們決定列出，我們認為採用ＭＢＣＴ處理情緒失調所需具備的最低要求（見圖表21.1）。我們的目的是協助帶領人在模組化的訓練經驗中設立自己的持續專業教育，鞏固他們的ＭＢＣＴ帶領技巧。我們的第二個動機，則是要避免某些正念修習經驗有限的人，以為讀過這本手冊就能勝任帶領ＭＢＣＴ的工作。（見圖表21.1）。

支持我們的病人

我們已經發展出一本正念認知治療的工作手冊[160]，供病人在八週課程期間練習使用（也可以在課程之外使用，不論是否有治療師帶領）。除了闡述每週的課程內容，病人也可從中得知不同練習背後的原理，以及有益於練習的實用提示。這本作業簿是一項重要的資源，把所有課程講義、回家練習工作單、日程表、詩、ＣＤ，和其他涵蓋在八週課程中的內容整合在一起。

有些人感興趣的是，如果想要瞭解如何延伸正念練習以處理較溫和但普遍的心理狀態，如擔憂和不快樂，《是情緒糟，不是你很糟：穿透憂鬱的內觀力量》（*The Mindful Way through Depression*）[76]這本書非常有幫助。書中有七個由喬．卡巴金帶領的引導式正念練習；關於這些練習的背景，書中闡述的內容會比ＭＢＣＴ課程所提供的更廣泛。為了強化學員持續投入ＭＢＣＴ的原則和實踐，有一些中心會在團體課程結束時把這本書送給學員。馬克．威廉斯（Mark Williams）和丹尼．潘曼（Danny Penman）所著的《正念：八週靜心計畫，找回心的喜悅》（*Mindfulness: A Practical Guide to Finding Peace in a Frantic World*）[161]，讓讀者嘗試較短的正念練習，看看這樣的練習是不是他們希望投入完整的MBCT課程中以做進一步的探究。這本書也包含了威廉斯旁述的正念練習（參看 www.franticworld.com 以及 www.oxfordmindfulness.org）。

與《是情緒糟，不是你很糟：穿透憂鬱的內觀力量》[76]的形式相似，《穿透焦慮的內觀力量》（*The Mindful Way Through Anxiety*）[162]一書適用於正在受困於恐懼和焦慮之苦的人，學習如何將傳統暴露療法和正念訓練整合，協助他們更完整地過生活。《自我疼惜的正念之道》（*The Mindful Path to Self-Compassion*）[163]指引如何在應對困難時發展正念及慈悲反應，以處理自責、批判和完美主義的傾向。

這些是教導MBCT來處理情緒失調所需的一般最低要求。

1. 持續投入個人的正念修習，每天進行正式和非正式練習。
2. 具備臨床執業和心理健康訓練的專業資格，包含結構性、以實證為基礎的情緒疾患治療方法（例如認知行為治療、人際取向心理治療、行為活化）。
3. 對於MBCT實施的對象具備知識和經驗，包含教學經驗、治療或其他團體與個人的照護提供。
4. 完成一項深入、嚴謹的正念教師訓練課程，或至少十二個月的督導經歷（「督導經歷」可能包含三次的八週課程，第一次以學員身分參加，第二次是受訓者，第三次則是共同教學的老師；也可能是參加有關教授核心練習與課程所需之理論與實務工作坊。）
5. 持續依循自身專業所規範的倫理行為架構。
6. 與有經驗的正念老師一起進行持續的同儕督導歷程，應包含：有經驗的正念老師透過錄影定期給予反饋，以督導身分列席教學課程，或是包含課程回饋環節的共同教學。

為了持續專業發展的目標，我們推薦：

1. 參與需住宿的、有老師引導的正念靜修。
2. 與受正念訓練的同事持續進行同儕督導，分享經驗與合作學習。
3. 參與進階訓練，以培養實施正念取向的技巧和理解，持續跟上支持正念方法的最新實證研究。

圖表21.1　帶領正念認知治療的訓練指引

後記

我們已經到了這本書的尾聲。我們一直以來的目的，是要描述我們先前的研究和臨床工作，如何讓我們了解這個事實的迫切性：憂鬱症已經成為全球性的問題，而且需要新的處理方式。我們敘述了我們如何關注喬．卡巴金在麻州大學發展出來的正念方法，接著我們又如何回歸到心理學的科學，來引導ＭＢＣＴ的發展。因此，我們在此提供如織錦一般的訊息——將從研究而來的新理解，交織到實踐這些理解的臨床教學中。

本書是我們自身經驗的成果，希望能提供你一張地圖，在旅途上作為引導和鼓勵。若你希望教授ＭＢＣＴ（或想要深化你在任何情境下的正念教學），你將會發現，要維持教學，你需要透過一次又一次地回歸到兩個必要的基礎：學習來自於你每天的練習，也來自於這個取向在心理科學領域中的實證基礎。

此後，我們希望你自己的理解、練習和個人對此題材的投入，讓你能夠引導前來向你求助的人；你會覺得更有能力協助他們了解如何汲取自身強大的內在資源，培養仁慈和自我疼惜的行動。假以時日，參與你的課程、受你的教學所引導的人，會珍惜這一切所帶來的巨大力量：除了能使他們走出反芻式的思考迴路，或知道如何回應警告徵象，練習的實踐能協助他們在每一個當下提升生活品質與體會，不再以恐懼，也不再靠著不斷思索過去，而是透過比想像中更大的勇氣、慈悲和喜悅，來擁抱「充滿災禍」的生命。

在這本書第二版的最後，我們要向許多學員致敬，在這段非凡的旅程中，我們有此榮幸與他們相遇，無論在課程中，或在我們的研究當中；無論他們是否知情，他們已是我們的老師和指引者，他們的經驗也形塑了這個領域。他們的勇氣，讓我們對憂鬱症的瞭解方式，以及我們對受苦於憂鬱症的病人所提供的協助，也變得不一樣了。

參考文獻

1. Lepine JP, Gastpar M, Mendlewicz J, Tylee A. Depression in the community: The first pan-European study DEPRES. *International Clinical Psychopharmacology* 1997; *12*:19–29.
2. Parikh SV, Wasylenki D, Goering P, Wong J. Mood disorders: Rural/urban differences in prevalence, health care utilization and disability in Ontario. *Journal of Affective Disorders* 1996; *38*:57–65.
3. Weissman MM, Bruce LM, Leaf PJ. Affective disorders. In Robins LN, Regier DA, eds. *Psychiatric disorders in America: The Epidemiologic Catchment Area study.* New York: Free Press, 1990:53–80.
4. Kessler RC, Berglund P, Demler O, Jin R, Koretz D, Merikangas KR, Rush AJ, Walters EE, Wang PS. The epidemiology of major depressive disorder: Results from the National Comorbidity Survey Replication (NCS-R). *Journal of the American Medical Association* 2003; *289*:3095–3105.
5. Hasin DS, Goodwin RD, Stinson FS, Grant BF. Epidemiology of major depressive disorder: Results from the National Epidemiologic Survey on Alcoholism and Related Conditions. *Archives of General Psychiatry* 2005; *62*:1097–1106.
6. Keller MB, Lavori PW, Mueller TI, Coryell W, Hirschfeld RMA, Shea MT. Time to recovery, chronicity and levels of psychopathology in major depression. *Archives of General Psychiatry* 1992; *49*:809–816.
7. Sargeant JK, Bruce ML, Florio LP, Weissman MM. Factors associated with 1-year outcome for major depression in the community. *Archives of General Psychiatry* 1990; *47*:519–526.
8. Boyd JH, Burke JD, Gruneberg E, Holzer CE III, Rae DS, George LK, Karno M, Stoltzman R, McEvoy L, Nestadt G. Exclusion criteria of DSM-III: A study of co-occurrence of hierarchy-free syndromes. *Archives of General Psychiatry* 1984; *41*:983–959.
9. National Institute for Health and Clinical Excellence. *Depression: The treatment and management of depression in adults*. NICE guidance, Clinical Guidelines CG90, 2009.

10. Wells KB, Sturm R, Sherbourne CD, Meredith LS. *Caring for depression*. Boston: Harvard University Press, 1996.
11. Broadhead WE, Blazer DG, George LK, Tse CK. Depression, disability days and days lost from work in a prospective epidemiological survey. *Journal of the American Medical Association* 1990; *264*:2524–2528.
12. Adler DA, McLaughlin TJ, Rogers WH, Chang H, Lapitsky L, Lerner D. Job performance deficits due to depression. *American Journal of Psychiatry* 2006; *163*:1569–1576.
13. Murray CL, Lopez AD. *The global burden of disease: A comprehensive assessment of mortality and disability from disease, injuries and risk factors in 1990 and projected to 2020*. Boston: Harvard University Press, 1998.
14. Nathan KI, Musselman DL, Schatzberg AF, Nemeroff CB. Biology of mood disorders. In Nemeroff CB, ed. *The American Psychiatric Press textbook of psychopharmacology*. Washington, DC: American Psychiatric Press, 1995:439–478.
15. Healy D. *The antidepressant era*. Cambridge, MA: Harvard University Press, 1997.
16. Fournier JC, DeRubeis RJ, Hollon SD, Dimidjian S, Amsterdam JD, Shelton RC, Fawcett J. Antidepressant drug effects and depression severity: A patient-level meta-analysis. *Journal of the American Medical Association* 2010; *303*:47–53.
17. Fava GA, Offidani E. The mechanisms of tolerance in antidepressant action. *Progress in Neuro-Psychopharmacology and Biological Psychiatry* 2011; *35*:1593–1602.
18. Lewinsohn PM, Antonuccio DO, Steinmetz JL, Teri L. *The Coping with Depression course: A psychoeducational intervention for unipolar depression*. Eugene, OR: Castalia Press, 1984.
19. Becker RE, Heimberg RG, Bellack AS. *Social skills training treatment for depression*. Elmsford, NY: Pergamon Press, 1987.

20. Beck AT, Rush AJ, Shaw BF, Emery G. *Cognitive therapy of depression*. New York: Guilford Press, 1979.
21. Klerman GL, Weissman MM, Rounsaville BJ, Chevron E. *Interpersonal psychotherapy of depression*. New York: Basic Books, 1984.
22. Hollon SD, Stewart M, Strunk, D. Enduring effects for cognitive behavior therapy in the treatment of depression and anxiety. *Annual Review of Psychology* 2006; *57*:285-315.
23. Keller MB, Lavori PW, Lewis CE, Klerman GL. Predictors of relapse in major depressive disorder. *Journal of the American Medical Association* 1983; *250*:3299–3304.
24. Kessler RC, Demler O, Frank RG, Olfson M, Pincus HA, Walters EE, Wang P, Wells KB, Zaslavsky AM. Prevalence and treatment of mental disorders, 1990 to 2003. *New England Journal of Medicine* 2005; *352*:2515–2523.
25. Judd LL. The clinical course of unipolar major depressive disorders. *Archives of General Psychiatry* 1997; *54*:989–991.
26. Kupfer DJ. Long-term treatment of depression. *Journal of Clinical Psychiatry* 1991; *52 Suppl*:28–34.
27. Coryell W, Endicott J, Keller MB. Outcome of patients with chronic affective

disorder: A five year follow up. *American Journal of Psychiatry* 1990; *147*:1627–1633.

28. American Psychiatric Association. *Diagnostic and statistical manual of mental disorders* (4th ed., text rev.). Washington, DC: American Psychiatric Publishing, 2000.
29. Glen AI, Johnson AL, Shepherd M. Continuation therapy with lithium and amitriptyline in unipolar depressive illness: A randomized, double blind, controlled trial. *Psychological Medicine* 1984; *14*:37–50.
30. Frank E, Prien RF, Jarrett RB, Keller MB, Kupfer DJ, Lavori PW, Rush AJ, Weissman MM. Conceptualization and rationale for consensus definitions of terms in major depressive disorder. *Archives of General Psychiatry* 1991; *48*:851–855.
31. Gelenberg A, Freeman M, Markowitz J, Rosenbaum J, Thase M, Trivedi M, Van Rhoads R. *Practice guideline for the assessment and treatment of major depressive disorder* (3rd ed.). Washington, DC: American Psychiatric Publishing, 2006.
32. Hollon SD, DeRubeis RJ, Shelton RC, Amsterdam JD, Salomon RM, O'Reardon JP, Lovett ML, Young PR, Haman KL, Freeman BB, Gallop R. Prevention of relapse following cognitive therapy vs medications in moderate to severe depression. *Archives of General Psychiatry* 2005; *62*:417–422.
33. Rush AJ, Trivedi MH, Wisniewski SR, Nierenberg AA, Stewart JW, Warden D, Niederehe G, Thase ME, Lavori PW, Lebowitz BD, McGrath PJ, Rosenbaum JF, Sackeim HA, Kupfer DJ, Luther J, Fava M. Acute and longer-term outcomes in depressed outpatients requiring one or several treatment steps: A STAR*D report. *American Journal of Psychiatry* 2006; *163*:1905–1917.
34. Post RM. Transduction of psychosocial stress into the neurobiology of recurrent affective disorder. *American Journal of Psychiatry* 1992; *149*:999–1010.
35. Lin EH, Von Korff M, Katon W, Bush T, Simon GE, Walker E, Robinson P. The role of the primary care physician in patients' adherence to antidepressant therapy. *Medical Care* 1995; *33*:67–74.
36. Lewis E, Marcus SC, Olfson M, Druss BG, Pincus HA. Patients' early discontinuation of antidepressant prescriptions. *Psychiatric Services* 2004; *55*:494.
37. Reuters/Health. Few patients satisfied with antidepressants, 1999. Available at *www.reuters.com.*
38. Frank E, Kupfer DJ, Perel JM, Cornes C, Jarrett DB, Mallinger AG, Thas ME, McEachran AB, Grochocinski VJ. Three year outcomes for maintenance therapies in recurrent depression. *Archives of General Psychiatry* 1990; *47*:1093–1099.
39. Blackburn IM, Eunson KM, Bishop S. A two-year naturalistic follow-up of depressed patients treated with cognitive therapy, pharmacotherapy, and a combination of both. *Journal of Affective Disorders* 1986; *10*:67–75.
40. Evans MD, Hollon SD, DeRubeis J, Piasecki JM, Grove WM, Tuason VB. Differential relapse following cognitive therapy and pharmacotherapy for depression. *Archives of General Psychiatry* 1992; *49*:802–808.
41. Shea MT, Elkin I, Imber S, Sotsky SM, Watkins JT, Collins JF, Pilkonis PA, Beckham E, Glass DR, Dolan RT, et al. Course of depressive symptoms over follow

up: Findings from the NIMH Treatment of Depression Collaborative Research Program. *Archives of General Psychiatry* 1992; *49*:782–787.
42. Simons A, Murphy G, Levine J, Wetzel R. Cognitive therapy and pharmacotherapy for depression: Sustained improvement over one year. *Archives of General Psychiatry* 1986; *43*:43–50.
43. Vittengl JR, Clark LA, Dunn TW, Jarrett RB. Reducing relapse and recurrence in unipolar depression: A comparative meta-analysis of cognitive-behavioral therapy's effects. *Journal of Consulting and Clinical Psychology* 2007; *75*:475–488.
44. Beck AT. *Cognitive therapy and the emotional disorders*. New York: International Universities Press, 1976.
45. Kovacs MB, Beck AT. Maladaptive cognitive structures in depression. *American Journal of Psychiatry* 1978; *135*:525–533.
46. Weissman M, Beck AT. *Development and validation of the Dysfunctional Attitude Scale*. Paper presented at the meeting of the Association for Advancement of Behavior Therapy, Chicago, 1978.
47. Ingram RE, Atchley RA, Segal ZV. *Vulnerability to depression: From cognitive neuroscience to prevention and treatment*. New York: Guilford Press, 2011.
48. Teasdale JD. Negative thinking in depression: Cause, effect or reciprocal relationship? *Advances in Behaviour Research and Therapy* 1983; *5*:3–25.
49. Teasdale JD. Cognitive vulnerability to persistent depression. *Cognition and Emotion* 1988; *2*:247–274.
50. Segal ZV, Ingram RE. Mood priming and construct activation in tests of cognitive vulnerability to unipolar depression. *Clinical Psychology Review* 1994; *14*:663–695.
51. Miranda J, Persons JB. Dysfunctional attitudes are mood state dependent. *Journal of Abnormal Psychology* 1988; *97*:76–79.
52. Miranda J, Persons JB, Byers C. Endorsement of dysfunctional beliefs depends on current mood state. *Journal of Abnormal Psychology* 1990; *99*:237–241.
53. Segal ZV, Gemar MC, Williams S. Differential cognitive response to a mood challenge following successful cognitive therapy or pharmacotherapy for unipolar depression. *Journal of Abnormal Psychology* 1999; *108*:3–10.
54. Segal ZV, Kennedy S, Gemar M, Hood K, Pedersen R, Buis T. Cognitive reactivity to sad mood provocation and the prediction of depressive relapse. *Archives of General Psychiatry* 2006; *63*:749–755.
55. Kendler KS, Thornton LM, Gardner CO. Stressful life events and previous episodes in the etiology of major depression in women: An evaluation of the "kindling" hypothesis. *American Journal of Psychiatry* 2000; *157*:1243–1251.
56. Segal ZV, Williams JMG, Teasdale JD, Gemar MC. A cognitive science perspective on kindling and episode sensitization in recurrent affective disorder. *Psychological Medicine* 1996; *26*:371–380.
57. Nolen-Hoeksema S, Morrow J. A prospective study of depression and posttraumatic stress symptoms after a natural disaster: The 1989 Loma Prieta earthquake. *Journal of Personality and Social Psychology* 1991; *61*:115–121.

58. Treynor W, Gonzalez R, Nolen-Hoeksema, S. Rumination reconsidered: A psychometric analysis. *Cognitive Therapy and Research* 2003; *27*:247–259.
59. Lyubomirsky S, Nolen-Hoeksema S. Effects of self-focused rumination on negative thinking and interpersonal problem solving. *Journal of Personality and Social Psychology* 1995; *69*:176–190.
60. Teasdale JD, Segal ZV, Williams JMG. How does cognitive therapy prevent relapse and why should attentional control (mindfulness) training help? *Behaviour Research and Therapy* 1995; *33*:225–239.
61. Barber JP, DeRubeis, R. On second thought: Where the action is in cognitive therapy. *Cognitive Therapy and Research* 1989; *13*:441–457.
62. Simons AD, Garfield S, Murphy G. The process of change in cognitive therapy and pharmacotherapy for depression. *Archives of General Psychiatry* 1984; *49*:45–51.
63. Ingram RE, Hollon SD. Cognitive therapy for depression from an information processing perspective. In Ingram RE, ed. *Information processing approaches to clinical psychology*. Orlando, FL: Academic Press, 1986:261–284.
64. Teasdale JD. The impact of experimental research on clinical practice. In Emmelkamp PMG, Everaerd WTAM, Kraaimmaat F, van Son MJM, eds. *Advances in theory and practice in behaviour therapy*. Amsterdam: Swets & Zeitlinger, 1988:1–18.
65. Linehan MM, Armstrong HE, Suarez A, Allmon D, Heard H. Cognitive-behavioral treatment of chronically parasuicidal borderline patients. *Archives of General Psychiatry* 1991; *48*:1060–1064.
66. Kabat-Zinn J. *Wherever you go, there you are: Mindfulness meditation in everyday life*. New York: Hyperion, 1994.
67. Kabat-Zinn J. *Full castastrophe living: Using the wisdom of your body and mind to face stress, pain, and illness*. New York: Dell, 1990.
68. Kabat-Zinn J, Lipworth L, Burney R, Sellers W. Four-year follow-up of a meditation-based program for self-regulation of chronic pain: Treatment outcomes and compliance. *Clinical Journal of Pain* 1986; *2*:159–173.
69. Kabat-Zinn J, Massion AO, Kristeller J, Peterson LG, Fletcher KE, Pbert L, Lenderking WR, Santorelli SF. Effectiveness of a meditation-based stress reduction program in the treatment of anxiety disorders. *American Journal of Psychiatry* 1992; *149*:936–943.
70. Miller J, Fletcher K, Kabat-Zinn J. Three year follow-up and clinical implications of a mindfulness-based stress reduction intervention in the treatment of anxiety disorders. *General Hospital Psychiatry* 1995; *17*:192–200.
71. McLean P, Hakstian A. Clinical depression: Relative efficacy of outpatient treatments. *Journal of Consulting and Clinical Psychology* 1979; *47*:818–836.
72. Öst L-G. Efficacy of the third wave of behavioral therapies: A systematic review and meta-analysis. *Behaviour Research and Therapy* 2008; *46*:296–321.
73. Watzlawick P, Fisch R, Weakland J. *Change: Principles of problem formation and problem resolution*. New York: Norton, 1974.

74. Linehan MM. *Cognitive-behavioral treatment of borderline personality disorder.* New York: Guilford Press, 1993.
75. Wegner D. Ironic processes of mental control. *Psychological Review* 1994; *101*:34–52.
76. Williams JMG, Teasdale JD, Segal ZV, Kabat-Zinn J. *The mindful way through depression: Freeing yourself from chronic unhappiness.* New York: Guilford Press, 2007.
77. Miller WR, Rose GS. Toward a theory of motivational interviewing. *American Psychologist* 2009; *64*:527–537.
78. Crane C, Williams JMG. Factors associated with attrition from mindfulness based cognitive therapy for suicidal depression. *Mindfulness* 2010; *1*:10–20.
79. Feldman C. *The Buddhist path to simplicity.* London: Thorsons, 2001.
80. Salzberg S. Mindfulness and loving kindness. *Contemporary Buddhism* 2011; *12*:177–182.
81. Feldman C, Kuyken W. Compassion in the landscape of suffering. *Contemporary Buddhism* 2011; *12*:143–155.
82. Kabat-Zinn J. *Coming to our senses.* New York: Hyperion, 2006.
83. Barnhofer T, Chittka T, Nightingale H, Visser C, Crane C. State effects of two forms of meditation on prefrontal EEG asymmetry in previously depressed individuals. *Mindfulness* 2010; *1*:21–27.
84. Germer CK. *The mindful path to self compassion: Freeing yourself from destructive thoughts and emotions.* New York: Guilford Press, 2009.
85. Friedman RS, Förster J. Implicit affective cues and attentional tuning: An integrative review. *Psychological Bulletin* 2010; *136*:875–893.
86. Hayes SC, Wilson KG, Gifford EV, Follette VM, Strosahl K. Experimental avoidance and behavioral disorders: A functional dimensional approach to diagnosis and treatment. *Journal of Consulting and Clinical Psychology* 1996; *64*:1152–1168.
87. Oliver M. *Dream work.* Boston: Grove/Atlantic, 1986.
88. Hollon SD, Kendall P. Cognitive self-statements in depression: Development of an Automatic Thoughts Questionnaire. *Cognitive Therapy and Research* 1980; *4*:383–395.
89. Goldstein J. *Insight meditation: The practice of freedom.* Boston: Shambhala, 1994.
90. Crane R. *Mindfulness-based cognitive therapy.* London: Routledge, 2009.
91. Kolb DA. *Experiential learning: Experience as a source of learning and development.* Englewood Cliffs, NJ: Prentice Hall, 1984.
92. Padesky C. *Socratic questioning: Changing minds or guiding discovery?* London: European Congress of Behavioural and Cognitive Therapies, 1993.
93. Santorelli S. *Heal thyself: Lessons on mindfulness in medicine.* New York: Bell Tower, 1999.
94. Barks C, Moyne J. *The essential Rumi.* San Francisco: Harper, 1997.
95. Rosenberg L. *Breath by breath.* Boston: Shambhala, 1998.
96. Fennell M. Depression. In Hawton K, Salkovskis P, Kirk J, Clark D, eds. *Cognitive*

behaviour therapy for psychiatric problems. Oxford, UK: Oxford University Press, 1989:169–234.

97. Mathew KL, Whitney HS, Kenny MA, Denson LA. The long-term effects of mindfulness-based cognitive therapy as a relapse prevention treatment for major depressive disorder. *Behavioural and Cognitive Psychotherapy* 2010; *38*:561–576.
98. Dobson KS, Hollon SD, Dimidjian S, Schmaling KB, Kohlenberg RJ, Gallop RJ, Rizvi SL, Gollan JK, Dunner DL, Jacobson NS. Randomized trial of behavioral activation, cognitive therapy, and antidepressant medication in the prevention of relapse and recurrence in major depression. *Journal of Consulting and Clinical Psychology* 2008; *76*(3):468–477.
99. Bennett-Levy J, Butler G, Fennell M, Hackmann A, Meuller M, Westbrook, D. *Oxford guide to behavioural experiments in cognitive therapy*. Oxford, UK: Oxford University Press, 2004.
100. Oliver M. *House of light*. Boston: Beacon Press, 1990.
101. Carmody J, Baer RA. Relationships between mindfulness practice and levels of mindfulness, medical and psychological symptoms and well-being in a mindfulness-based stress reduction program. *Journal of Behavioral Medicine* 2008; *31*:23–33.
102. Mausbach BT, Moore R, Roesch S, Cardenas V, Patterson TL. The relationship between homework compliance and therapy outcomes: An updated meta-analysis. *Cognitive Therapy and Research* 2010; *34*:429–438.
103. Teasdale JD, Segal ZV, Williams JMG, Ridgeway V, Soulsby J, Lau M. Prevention of relapse/recurrence in major depression by mindfulness-based cognitive therapy. *Journal of Consulting and Clinical Psychology* 2000; *68*:615–623.
104. Ma SH, Teasdale JD. Mindfulness-based cognitive therapy for depression: Replication and exploration of differential relapse prevention effects. *Journal of Consulting and Clinical Psychology* 2004; *72*:31–40.
105. Kendler KS, Thornton LM, Gardner CO. Stressful life events and previous episodes in the etiology of major depression in women: An evaluation of the "kindling" hypothesis. *American Journal of Psychiatry* 2000; *157*:1243–1251.
106. Bondolfi G, Jermann F, der Linden MV, Gex-Fabry M, Bizzini L, Rouget BW, Myers-Arrazola L, Gonzalez C, Segal Z, Aubry JM, Bertschy G. Depression relapse prophylaxis with mindfulness-based cognitive therapy: Replication and extension in the Swiss health care system. *Journal of Affective Disorders* 2010; *122*:224–231.
107. Godfrin KA, van Heeringen C. The effects of mindfulness-based cognitive therapy on recurrence of depressive episodes, mental health and quality of life: A randomized controlled study. *Behaviour Research and Therapy* 2010; *48*:738–746.
108. Kuyken W, Byford S, Taylor RS, Watkins E, Holden E, White K, Barrett B, Byng R, Evans A, Mullan E, Teasdale JD. Mindfulness-based cognitive therapy to prevent relapse in recurrent depression. *Journal of Consulting and Clinical Psychology* 2008; *76*:966–978.
109. Segal ZV, Bieling P, Young T, MacQueen G, Cooke R, Martin L, Bloch R,

Levitan RD. Antidepressant monotherapy vs sequential pharmacotherapy and mindfulness-based cognitive therapy, or placebo, for relapse prophylaxis in recurrent depression. *Archives of General Psychiatry* 2010; *67*:1256–1264.

110. Jarrett RB, Kraft D, Doyle J, Foster BM, Eaves GG, Silver PC. Preventing recurrent depression using cognitive therapy with and without a continuation phase. *Archives of General Psychiatry* 2001; *58*:381–388.
111. Piet J, Hougaard E. The effect of mindfulness-based cognitive therapy for prevention of relapse in recurrent major depressive disorder: A systematic review and meta-analysis. *Clinical Psychology Review* 2011; *31*:1032–1040.
112. Hofmann SG, Sawyer AT, Witt AA, Oh D. The effect of mindfulness-based therapy on anxiety and depression: A meta-analytic review. *Journal of Consulting and Clinical Psychology* 2010; *78*:169–183.
113. Semple R, Lee J. *Mindfulness-based cognitive therapy for anxious children.* Oakland, CA: New Harbinger, 2011.
114. Bogels S, Hoogstad B, van Dun L, de Schutter S, Restifo K. Mindfulness training for adolescents with externalizing disorders and their parents. *Behavioural and Cognitive Psychotherapy* 2008, *36*:193–209.
115. Bowen S, Chawla N, Marlatt GA. *Mindfulness-based relapse prevention for addictive behaviors: A clinician's guide.* New York: Guilford Press, 2011.
116. Dimidjian S, Goodman SH. Nonpharmacological interventions and prevention strategies for depression during pregnancy and the postpartum. *Clinical Obstetrics and Gynecology* 2009; *52*:498–515.
117. McManus F, Muse K, Surawy, C, Williams JMG. A randomized clinical trial of mindfulness-based cognitive therapy vs. unrestricted services for health anxiety. *Journal of Consulting and Clinical Psychology* in press.

118. Rimes K, Wingrove J. Mindfulness-based cognitive therapy for people with chronic fatigue syndrome still experiencing excessive fatigue after cognitive behaviour therapy: A pilot randomized study. *Clinical Psychology and Psychotherapy* in press.
119. Philippot P, Nef F, Clauw L, Romrée M, Segal Z. A randomized controlled trial of mindfulness-based cognitive therapy for treating tinnitus. *Clinical Psychology and Psychotherapy* in press.
120. Chadwick P, Hughes S, Russell D, Russell I, Dagnan D. Mindfulness groups for distressing voices and paranoia: A replication and randomized feasibility trial. *Behavioural and Cognitive Psychotherapy* 2009; *37*:403–412.
121. Britton WB, Haynes PL, Fridel KW, Bootzin RR. Polysomnographic and subjective profiles of sleep continuity before and after mindfulness-based cognitive therapy in partially remitted depression. *Psychosomatic Medicine* 2010; *72*:539–548.
122. Piet J, Hougaard E, Hecksher MS, Rosenberg NK. A randomized pilot study of mindfulness-based cognitive therapy and group cognitive-behavioral therapy for young adults with social phobia. *Scandinavian Journal of Psychology* 2010; *51*:403–410.

123. Craigie MA, Rees CS, Marsh A, Nathan P. Mindfulness-based cognitive therapy for generalized anxiety disorder: A preliminary evaluation. *Behavioural and Cognitive Psychotherapy* 2008; *36*:553–568.
124. Kim B, Lee S-H, Kim YW, Choi TK, Yook K, Suh SY, Cho SJ, Yook K-H. Effectiveness of a mindfulness-based cognitive therapy program as an adjunct to pharmacotherapy in patients with panic disorder. *Journal of Anxiety Disorders* 2010; *24*:590–595.
125. Shawyer F, Meadows GN, Judd F, Martin PR, Segal Z, Piterman L. The DARE study of relapse prevention in depression: Design for a phase 1/2 translational randomised controlled trial involving mindfulness-based cognitive therapy and supported self monitoring. *BMC Psychiatry* 2012; *12*:3.
126. Foley E, Baillie A, Huxter M, Price M, Sinclair E. Mindfulness-based cognitive therapy for individuals whose lives have been affected by cancer: A randomized controlled trial. *Journal of Consulting and Clinical Psychology* 2010; *78*:72–79.
127. Bartley T. *Mindfulness-based cognitive therapy for cancer.* Hoboken, NJ: Wiley-Blackwell, 2011.
128. Schroevers MJ, Brandsma R. Is learning mindfulness associated with improved affect after mindfulness-based cognitive therapy? *British Journal of Psychology* 2010; *101*:95–107.
129. Geschwind N, Peeters F, Drukker M, van Os J, Wichers M. Mindfulness training increases momentary positive emotions and reward experience in adults vulnerable to depression: A randomized controlled trial. *Journal of Consulting and Clinical Psychology* 2011; *79*:618–628.
130. Crane C, Winder R, Hargus E, Amarasinghe M, Barnhofer T. Effects of mindfulness-based cognitive therapy on specificity of life goals. *Cognitive Therapy and Research* 2012; *36*:182–189.
131. Arch J, Craske, M. Mechanisms of mindfulness: Emotion regulation following a focused breathing induction. *Behaviour Research and Therapy* 2006; *44*:1849–1858.
132. Kenny M, Williams M. Treatment-resistant depressed patients show a good response to mindfulness-based cognitive therapy. *Behaviour Research and Therapy* 2007; *45*:617–625.
133. Eisendrath SJ, Delucchi K, Bitner R, Fenimore P, Smit M, McLane M. Mindfulness-based cognitive therapy for treatment-resistant depression: A pilot study. *Psychotherapy and Psychosomatics* 2008; *77*:319–320.
134. Barnhofer T, Crane C, Hargus E, Amarasinghe M, Winder, R Williams JMG. Mindfulness-based cognitive therapy as a treatment for chronic depression: A preliminary study. *Behaviour Research and Therapy* 2009; *47*:366–373.
135. van Aalderen J, Donders A, Giommi F, Spinhoven P, Barendregt H, Speckens A. The efficacy of mindfulness-based cognitive therapy in recurrent depressed patients with and without a current depressive episode: A randomized controlled trial. *Psychological Medicine* 2011; *3*:1–13.

136. Williams JMG, Alatiq Y, Crane C, Barnhofer T, Fennell MJV, Duggan DS, Hepburn S, Goodwin GM. Mindfulness-based cognitive therapy (MBCT) in bipolar disorder: Preliminary evaluation of immediate effects on between-episode functioning. *Journal of Affective Disorders* 2008; *107*:275–279.
137. Stange P, Eisner LR, Hölzel B, Peckham A, Dougherty D, Rauch SL, Nierenberg A, Lazar S, Deckersbach T. Mindfulness-based cognitive therapy for bipolar disorder: Effects on cognitive functioning. *Journal of Psychiatric Practice* 2011; *17*:410–419.
138. Weber B, Jermann F, Gex-Fabry M, Nallet A, Bondolfi G, & Aubry JM. Mindfulness-based cognitive therapy for bipolar disorder: A feasibility trial. *European Psychiatry* 2010; *25*:334–337.
139. Miklowitz DJ, Alatiq Y, Goodwin GM, Geddes JR, Fennell MJV, Dimidjian S, Hauser M, Williams JMG. A pilot study of a mindfulness-based cognitive therapy for bipolar disorder. *International Journal of Cognitive Therapy* 2009; *4*:373–382.
140. Allen M, Bromley A, Kuyken W, Sonnenberg SJ. Participants' experiences of mindfulness-based cognitive therapy: "It changed me in just about every way possible." *Behavioural and Cognitive Psychotherapy* 2009; *37*:413–430.
141. Dimidjian S, Segal Z. The clinical science of mindfulness training: Patient outcomes and change mechanisms. *American Psychologist* in press.
142. Williams JMG, Teasdale J, Segal Z, Soulsby J. Mindfulness-based cognitive therapy reduces overgeneral autobiographical memory in formerly depressed patients. *Journal of Abnormal Psychology* 2000; *109*:150–155.
143. Hargus E, Crane C, Barnhofer T, Williams JM. Effects of mindfulness on meta-awareness and specificity of describing prodromal symptoms in suicidal depression. *Emotion* 2010; *10*:34–42.

144. Heeren A, Van Broeck N, Philippot P. The effects of mindfulness on executive processes and autobiographical memory specificity. *Behaviour Research and Therapy* 2010; *47*:403–409.
145. Kuyken W, Watkins E, Holden E, White K, Taylor RS, Byford S, Evans A, Radford S, Teasdale JD, Dalgleish T. How does mindfulness-based cognitive therapy work? *Behaviour Research and Therapy* 2010; *48*:1105–1112.
146. Baer RA, Smith GT, Allen KB. Assessment of mindfulness by self-report: The Kentucky Inventory of Mindfulness Skills. *Assessment* 2004, *11*:191–206.
147. Neff K. The development and validation of a scale to measure self-compassion. *Self and Identity* 2003; *2*:223–250.
148. Beiling P, Hawley L, Corcoran K, Bloch R, Levitan R, Young T, MacQueen G, Segal Z. Mediators of treatment efficacy in mindfulness-based cognitive therapy, antidepressant pharmacotherapy, or placebo for prevention of depressive relapse. *Journal of Consulting and Clinical Psychology* 2012; *80*:365–372.
149. Fresco DM, Moore MT, van Dulmen MH, Segal ZV, Ma SH, Teasdale JD, Williams JM. Initial psychometric properties of the Experiences Questionnaire: Validation of a self-report measure of decentering. *Behavior Therapy* 2007; *38*:234–246.

150. Leary MR, Tate EB, Adams CE, Allen AB, Hancock J. Self-compassion and reactions to unpleasant self-relevant events: The implications of treating oneself kindly. *Journal of Personality and Social Psychology* 2007; *92*:887–904.
151. Raes F, DeWulf D, Van Heeringen C, Williams JMG. Mindfulness and reduced cognitive reactivity to sad mood: Evidence from a correlational study and a non-randomized waiting list controlled study. *Behaviour Research and Therapy* 2009; *47*:623–627.
152. Davidson RJ, Kabat-Zinn J, Schumacher J, Rosenkranz M, Muller D, Santorelli SF, Urbanowski F, Harrington A, Bonus K, Sheridan JF. Alterations in brain and immune function produced by mindfulness meditation. *Psychosomatic Medicine* 2003; *65*:564–570.
153. Barnhofer T, Duggan D, Crane C, Hepburn S, Fennell MJ, Williams JM. Effects of meditation on frontal alpha-asymmetry in previously suicidal individuals. *NeuroReport* 2007; *18*:709–712.
154. Lazar SW, Kerr C, Wasserman RH, Gray JR, Greve D, Treadway MT, McGarvey M, Quinn BT, Dusek JA, Benson H, Rauch SL, Moore CI, Fischl B. Meditation experience is associated with increased cortical thickness. *NeuroReport* 2005; *16*:1893–1897.
155. Hölzel BK, Carmody J, Vangel M, Congleton C, Yerramsetti SM, Gard T, Lazar SW. Mindfulness practice leads to increases in regional brain gray matter density. *Psychiatry Research: Neuroimaging* 2011; *191*:36–42.
156. Farb NAS, Segal ZV, Mayberg H, Bean J, McKeon D, Fatima Z, Anderson AK. Attending to the present: Mindfulness meditation reveals distinct neural modes of self-reference. *Social Cognitive and Affective Neuroscience* 2007; *2*:313–322.
157. Watkins E, Teasdale JD. Rumination and overgeneral memory in depression: Effects of self-focus and analytic thinking. *Journal of Abnormal Psychology* 2001; *110*:353–357.
158. Farb NAS, Anderson AK, Mayberg H, Bean J, McKeon D, Segal ZV. Minding emotions: Mindfulness training alters the neural expression of sadness. *Emotion* 2010; *10*:25–33.
159. Goldstein J, Kornfeld J. *Seeking the heart of wisdom: The path of insight meditation.* Boston: Shambhala, 1987.
160. Teasdale JD, Williams JMG, Segal, ZV. *The mindfulness-based cognitive therapy workbook.* New York: Guilford Press. Manuscript in preparation.
161. Williams JMG, Penman D. *Mindfulness: A practical guide to finding peace in a frantic world.* London: Piatkus Books, 2011.
162. Orsillo SM, Roemer L. *The mindful way through anxiety: Break free from chronic worry and reclaim your life.* New York: Guilford Press, 2011.
163. Germer CK. *The mindful path to self-compassion: Freeing yourself from destructive thoughts and emotions.* New York: Guilford Press, 2009.

心靈工坊 PsyGarden
Holistic 096

找回內心的寧靜：憂鬱症的正念認知療法（第二版）

Mindfulness-Based Cognitive Therapy for Depression (Second Edition)

作者—辛德·西格爾（Zindel V. Segal）、馬克·威廉斯（J. Mark G. Williams）、
約翰·蒂斯岱（John D. Teasdale）
譯者—石世明

出版者—心靈工坊文化事業股份有限公司
發行人—王浩威　總編輯—徐嘉俊
特約編輯—陳民傑　責任編輯—徐嘉俊　內文排版—李宜芝
通訊地址—10684台北市大安區信義路四段53巷8號2樓
郵政劃撥—19546215　戶名—心靈工坊文化事業股份有限公司
電話—02）2702-9186　傳真—02）2702-9286
Email—service@psygarden.com.tw　網址—www.psygarden.com.tw

製版•印刷—中茂製版分色印刷事業股份有限公司
總經銷—大和書報圖書股份有限公司
電話—02）8990-2588　傳真—02）2290-1658
通訊地址—248台北縣五股工業區五工五路二號
初版一刷—2015年9月　初版八刷—2024年9月
ISBN—978-986-357-037-0　定價—750 元

國家圖書館出版品預行編目資料

找回內心的寧靜：憂鬱症的正念認知療法（第二版）/ 辛德.西格爾(Zindel V. Segal),
馬克.威廉斯(J. Mark G. Williams), 約翰.蒂斯岱(John D. Teasdale)著；石世明譯. -- 初版. –
臺北市：心靈工坊文化, 2015.09　面；　公分

譯自：Mindfulness-based cognitive therapy for depression, 2nd ed.

ISBN 978-986-357-037-0(平裝)

1.憂鬱症　2.心理治療

415.985　　104016396